基于
解剖学与生物力学
的
瑜伽体式精解

THE YOGA ENGINEER'S MANUAL

The Anatomy and Mechanics of a Sustainable Practice

［英］里歇尔·里卡德（Richelle Ricard） 著

邱源 许婕 译

人民邮电出版社

北 京

图书在版编目（CIP）数据

基于解剖学与生物力学的瑜伽体式精解 ／（英）里歇
尔·里卡德（Richelle Ricard）著；邱源，许婕译. --
北京：人民邮电出版社，2025.8
ISBN 978-7-115-61022-5

Ⅰ．①基… Ⅱ．①里… ②邱… ③许… Ⅲ．①瑜伽—
图解 Ⅳ．①R793.51-64

中国国家版本馆CIP数据核字（2023）第014226号

版权声明

免责声明

作者和出版商都已尽可能确保本书技术上的准确性以及合理性，并特别声明，不会承担由于使用本出版物中的材料而遭受的任何损伤所直接或间接产生的与个人或团体相关的一切责任、损失或风险。

内容提要

本书首先介绍了人体的基础解剖学结构、力量传递要素及过程，然后分别对脊柱与核心、下肢、上肢的解剖学结构和运动功能进行了讲解，同时对不同体式中骨骼的对位要点、关节的运动模式和幅度、肌肉的收缩方向和感受进行了解析。此外，本书还提供了大量关于正确身体姿势的解析，以及错误身体姿势的评估与纠正方法，不论是专业的瑜伽教练，还是瑜伽爱好者，都可以从中获益。

◆ 著　　　　[英]里歇尔·里卡德（Richelle Ricard）
　　译　　　　邱　源　许　婕
　　责任编辑　刘　蕊
　　责任印制　马振武
◆ 人民邮电出版社出版发行　　北京市丰台区成寿寺路 11 号
　　邮编　100164　电子邮件　315@ptpress.com.cn
　　网址　https://www.ptpress.com.cn
　　北京市艺辉印刷有限公司印刷
◆ 开本：700×1000　1/16
　　印张：19　　　　　　　　　　2025 年 8 月第 1 版
　　字数：358 千字　　　　　　　2025 年 8 月北京第 1 次印刷
　　著作权合同登记号　图字：01-2022-0293 号

定价：98.00 元

读者服务热线：(010)81055296　印装质量热线：(010)81055316
反盗版热线：(010)81055315

前言

很难相信我已经在运动、健身和医疗健康的世界里学习和工作超过了25年。这是一个发人深思的数字。我很幸运,在年轻的时候就偶然发现了我人生的使命。高中过后,我开始了为期几十年的生理学、物理治疗、健身和运动科学的学习工作之路。这条道路蜿蜒曲折:高中运动队、高端水疗中心、按摩诊所、健身学校、整脊治疗室、健身房、瑜伽馆、奥林匹克训练队、世界各地的瑜伽教师培训……

我既是一名治疗师,又是一名引导者。我努力帮助每个人深刻地认识自我。我想帮助教师用更清晰的眼光看问题,让他们用最真实的声音说话。当从业者找到他们坚实的基础并打算从那里成长起来时,我想在场帮他们建立这个基础。

我想激发你的智慧,激发你的好奇心。我想加深你对人体的理解,同时让你在功能性应用中使用它,即你可以在瑜伽垫上或在课堂上使用这些知识。

本书不仅是指导瑜伽教学的手册或指南,还是一本关于我作为一名按摩师和瑜伽教师的工作生活回忆录。本书记录了我如何在人体解剖学中观察相关运动,并花时间了解当下的身体。

不管你的瑜伽风格或流派如何,瑜伽垫上都会出现一个身体——你的或你的学生的。这个身体由具有特殊设计和功能的组织组成。这些组织和功能都有适用于它们的规则,规定了它们与周围世界互动的方式,以及它们与重力和环境的物理学关系。我们每个人都受同样的规则约束,但我们每个人都有单独的诉求,以及在重力场中对姿势的个人需求。让这些规则适用于瑜伽学生和教师,是我撰写本书的目标之一。

目录

第一章
练习与教学

本书表达的对瑜伽练习和教学的观点不同于许多主流的瑜伽体系。我感兴趣的是把关于身体的真知和瑜伽训练合一，而不仅仅是把瑜伽体式强加给身体。后面的几章会让你了解上述内容的具体含义及其在练习和教学方面的重要性。

为什么要把学习解剖学作为瑜伽练习的一部分

在瑜伽的练习过程中，我们的考核和练习涉及运动系统和神经系统。它们既可以独立使用，也可以协同工作。在童年时期，我们似乎都在通过触觉、味觉、听觉、发声及"感受所有的感觉"来努力了解世界，有时甚至也因此感受到痛苦。这之后我们弄清楚了什么是可行的，什么是痛苦的，还有一些虽然是痛苦的但似乎值得一试。然而，许多人在成年后，经过各种各样生理和心理情感的活动，已经将自己从觉知中分离出来，以至于必须重新学习：如何观察、如何感受和如何判断。身体的感受需要大量的能量，而忙碌的生活让我们多余的能量所剩无几。

重新连接、重新唤醒我们的内在意识需要时间和实践。对瑜伽的练习过程和遇到的障碍要有耐心，而解剖学正是开启这段体验的基石。学习人体结构的基础知识，对人体本质的理解便能加深。这种理解随着时间的推移逐渐演变为我们对外部世界的体验，通过对体验的解读、感受，我们对与这个世界联系的能量机制有了更好的感知，以及最终对内在自我有了纯粹的理解。

在我作为一名生理学者、按摩师、瑜伽教师，以及体态、运动塑形教师的职业生涯中，我一直致力于鼓励人们对"人体工程学"有更清晰、更明确的认知。

- 人体结构如何发挥它的功能？

- 如何定义这些功能？

- 这些功能与瑜伽练习有什么关联？

本书会一一给出答案，并鼓励你进行更多的交流、探索、学习和提升。本书去除了许多在瑜伽体式中很普遍但不符合生物力学的表述。因此，本书将从结构和功能的角度来研究人体。

这些信息是生理学和运动学基本概念的基础。即便是用这种新潮方法，同样能对人体结构和运动进行更深入的思考。你对某个问题了解得越多，就越不会忽略细节。

教授瑜伽：是科学还是艺术

我相信教授瑜伽既是一门艺术，也是一门科学。教授瑜伽体式就像教授建筑学。一名建筑师必须在拥有大量技术知识的同时努力发挥令人惊叹的创造力。如果你没有艺术天赋，你设计的建筑就不会被人带着羡慕、惊讶或好奇的眼光看待……它们不会激发人们的灵感。如果没有进行正确的数学计算，也没有满足物理结构要求（可能是有限的），你设计的建筑将经受不住时间的考验。这很有可能会带来严重的安全隐患。

举个例子，一座漂亮的新房子外表看起来很现代、别致，建筑线条优美且刷着色彩华丽的油漆。但在一次季风过后，它倒塌了，这是因为它是用树枝和泥土建造的而不是钢筋和混凝土。相反，一个公寓小区很可能永远不会倒塌，但你很难将它与优雅、美丽联系起来……这纯粹是一种追求效率的建筑。

作为瑜伽教师，我们必须明白同样的道理。无论偏好如何，我们必须在科学与艺术之间维持平衡，某些科学规则确实适用于人体运动。因此，我们必须做好准备，对人体力学及其与中立位的关系有清晰、直接的理解，再在此基础上融入创造力和激情。这两个部分缺一不可，只有其中一个部分意味着无法成为一名优秀的瑜伽教师。

本书强调的解剖学内容与其他以肌肉为主的课程有何不同

本书当然不是唯一一本写给瑜伽练习者的涉及解剖学知识的图书。但一部分图书注重于展示单个体式使用到的肌肉，提供好看的图片来强调拉伸的部位及其起到的作用。另一部分图书则以平淡的语气讲述可能适用或不适用于个人瑜伽练习的一些专业细节。一方面，我相信对人体的方方面面了解得越多，益处就越多。另一方面，我不确定这些特定的信息是否能对瑜伽实践产生任何实际的精进或提升效果。

本书采用了不同的方法。我更感兴趣的是身体在瑜伽垫上或瑜伽垫外移动时是如何"工作"的。我认为，如果人们了解组织的功能和关节的位置，就更有可能关注人体是如何在空间里伸展打开及移动的，而不仅仅聚焦在有拉伸感的部位。（我也确信，练习者能确切地知道在任何体式下，哪个部位有拉伸感，而不仅是因为书上一张照片的展示。）如果了解人体和中立位之间的关系，就更有可能精确地"顶起"关节，并以最有效的方式用肌肉支撑这些关节。这种方法刚开始听起来可能令人感到不可思议和笨拙，但我保证，当你学会同时保持有力和打开身体时，优美就随之而来，你就能够有控制地移动身体。相比之下，打开音乐播放列表并随意地将身体摆放在瑜伽垫上更不安全。

大多数时候，专业课程枯燥至极。

传递信息的方法才是关键。如果你在大学里选修了解剖学和生理学课程，即使你对这两门课很感兴趣，在课堂上也很难听得津津有味。除非你有一位出色的教师，否则你可能会感到十分乏味，很难牢固且长期地吸收知识。我擅长在研讨会上将一些非常枯燥的信息转化为有用的、可操作的课程，调动起大家对学习一些原本沉闷乏味的内容的热情，让学习充满趣味。我会像猴子一样手舞足蹈，将故事表演出来……面对面时，这会有很强的沉浸感。我试图在写作中体现这种感觉。本书非常适合那些通过阅读来学习细节的练习者，同时也适合那些喜欢互动学习体验的人。

本书的目的是让你清楚地了解人体的"内部运作"，这对瑜伽练习有着直接的影响。如果你是一名瑜伽教师，本书将进一步引导你学会如何将这些乏味的知识有效地带到课堂，而不会让你的学生对铺天盖地的专业细节感到厌烦。本书是以手册的形式编写的，旨在一步一步、一层一层地

揭示人体的奥秘。在瑜伽体式的练习中，身体和能量建立了连接。本书将讨论呼吸方法及其对神经系统和身体能量的直接或间接影响。无论你是家庭练习者还是接受瑜伽教师培训的练习者，都可以轻松地使用这些信息。

关于个体差异的说明

虽然学生经常问我，但我不愿意尝试去定义我的瑜伽风格。我知道许多练习者对不同的流派有基本的了解，所以他们参加我的课程只是因为好奇这门课程是否符合他们的需求。另外，我在设想如果人们都只是随机选择体验某节课，做一些不同的尝试以判断适不适合自己、认识到自己某方面的不足，这会产生怎样的结果。虽然我承认自己也会迅速判断并避开那些听起来不像是我正在寻找的方法，但事实上我们可以在舒适区之外多体验，来看看还存在哪些可能性。毕竟，未知是需要被发掘的。

之所以提到这些，是因为在我的课堂上，体式动作是非常精确的。在许多方面，我羡慕某些教师，他们任由学生随意地在瑜伽垫上运动，随性地跟着自己的节奏移动。但不那么幸运的是，在我查阅大量的资料后发现，许多"身体感觉良好"的运动随着时间的推移会对身体造成一定的伤害。如果不小心，这会导致受伤、功能障碍，甚至残疾。程度轻一点，也会肩颈疼痛、腰痛或关节僵硬，这是由于我们根本

没有意识到问题。最坏的情况可能会导致终身伤害和身体失调。我相信身体就像车子一样，是我们在这个世界上行走的载体，无论目的地在哪，我们都应该让这辆车尽可能平稳而顺利地运行。

事实上，我们每个人像雪花一样，都是奇妙的个体，每个人都是独一无二的。然而，必须非常精确地满足大气条件才能下雪，而不是雨、不是雨夹雪，也不是冰雹。如果压力、温度或风向不对，雪就不会作为晶体存在。人体也是如此。人类的身体由相似的组织构成，排列方式也非常相似，但每个人的身体各有特点，具有唯一性。例如，我们都有骨，但骨的形状是各式各样的；我们都有韧带，但这些韧带或长或短，具体取决于基因和发育；我们都有肌肉，但肌肉的形状是因人而异的，并且每个人的大脑与肌肉的连接都有着特定的方式。然而，这些个体差异并不妨碍我们遵循组织运作或关节移动的普遍规律。如果打算在晚年保持这些结构的安全和健康，这些普遍规律是我们必须要遵循的。

练习的内外统一

虽然在体式练习中，身体练习绝不是瑜伽练习的全部和终点，但它确实是大多数人的入门练习。有时我认为，细节化的教学风格有可能被归为身体练习，老实说，这与事实相差甚远。

我相信人们练习体式的主要原因之一是培养与内在自我的联系。身体的运动是建立这一联系的起点。当你了解自我时，你对身体的探索将更深入、深刻。但是为了能够和内在的自我对话，你必须首先建立与它的共同语言，而我们的身体是大多数人开始学习这种语言的最佳参考。想想父母是如何教婴儿学习语言的：首先指着婴儿的身体部位（"这是你的鼻子，这是你的手指"），接着让他们去感知这些部位（"摸摸你的鼻子"），最后使这些部位与外在世界产生联系（"不要碰热咖啡"）。

我希望通过精简在物质世界的意识来获得必要的方法以增加对更深层和内在的能量的感知。这使我们有切实的理由来更多地了解人体。

因此，如果我们能够深入了解如何安全地运动，从细节和严格遵循规律开始，产生和传递力量，并能真正感知到微妙之处，我们就可以开始更自由和自发地运动，甚至最终可能会不再严格遵循规律。但前提是我们能充分意识到如何适应这一过程及可能会采取的调整措施。我们必须始终问自己冒这种风险是否能获得相应的回报，必须与身体进行持续的对话，不断地重新评估"如何做"及"为什么要做"。

因为大多数人都与内在的自我隔了一座山，而身体是通向内在的理想之门。如果足够关注身体的方方面面，我们就能保持身体健康，防止身体衰弱。我希望本书能够成为一个理想的工具，帮助你重新认识你自认为了解的身体。

第二章
如何使用本书

本书适用于很多读者。你也许是瑜伽新手并很关注如何进行瑜伽练习。本书有助于你洞察自己的身体和机能，并了解身体在瑜伽中是如何运动的。如果你是一名有经验的瑜伽练习者，本书揭示了在瑜伽练习中一些常见的错误，以及找到自己的瑜伽对位和姿势的方法。由于瑜伽教师培训（YTT）如今比较常见，本书为参与瑜伽教师培训的读者提供了可深入学习的课程，将生理学原理直接应用于练习和未来的教学当中。你也许教授瑜伽已经有一段时间了，但你要认识到对解剖学和生理学的理解不足将无法保证学生的安全，也无法让他们应对更难的挑战。本书会告诉你如何避免关节和组织受伤，同时也解释了为什么要专门教授这一内容。

对好奇的瑜伽学生

无论是在家里还是在课堂上，无论是第一次还是第四百次踏上瑜伽垫，每一次你都需要邀请自己的身体来练习瑜伽。如果你对身体的理解仅仅停留于高中时的健康课，抑或是大学时的解剖学和生理学课程，那么你对身体在结缔组织和关节层面的了解，以及你对变换体式时身体变化的了解甚少。本书提供了一个深入而实用的视角了解身体的运动，并解释了为什么瑜伽的体位练习对每个人来说都是独特的。

对正在接受培训的瑜伽教师

成为一名瑜伽教师的道路是漫长的，

需要多年的学习和实践。本书将发挥解剖学和生理学教科书的作用，同时也是教师进行教学的指南。我并没有用新的语言取代旧的修辞，我致力于以身体基本规律为基础教授和串联体式。这意味着需要抛弃曾经可能在每节瑜伽课上都会听到的东西，并将它们换成一种以学生身体为基础的教学方法。

对瑜伽教师

当你处于教师的位置时，你肩负对学生的责任。你无法感受到他们的感受，也无法为他们选择参与的深度，但你可以使用一种语言来激发他们的批判性思维和身体感受。作为教师，你有机会帮助他们在身体、动作、呼吸和探索内心之间建立更深层的联系，这需要将实践方式从身体练习转变为内在练习。你可以在本书找到建立这种联系的细节引导。通过生理学和物理学的视角，你将更清楚地看到身体及其排列。通过更好地理解关节和组织的局限性、了解个人对位的差异、学习能培养学生灵活性和稳定性的教学语言，你可以构建更安全、更有感染力的课程。

对瑜伽练习者

无论你属于哪个流派，有一件事是肯定的：本书不是为了让你的工作更加容易。它将帮助你找到内在更深层的智慧，让你与自己的身体建立更亲密的联系，通过并超越身体来推进你的练习，同时减少受伤的风险。

这将是一条很长的路，你将面临很多不同的挑战。本书将引导你了解专业的细微差别和身体的移动，这些与瑜伽练习直接相关。本书将穿插介绍不同的概念，最终形成一个连贯的整体。当然，本书也可以作为查找特定信息的参考书。如果你愿意，可以直接跳到你想查看的章节。

在本书中，你会发现一些内容是对特定肌肉、关节、身体活动和体式的详细的观察。一些内容会驳斥长期以来被人们认可的观点，除此之外的内容会从特定的学科角度提供观点和看法。无论你是从教师还是学生的角度阅读，所有内容都与你息息相关。

你可以在每章的"体验式学习"部分找到机会提升自己的观察能力，丰富教学词汇和语言表达。除此之外，本书还讲述了关于校正和改进的内容。虽然这些起初似乎是针对教师的内容，但也有益于学生。例如，对于一段描述，教师会更注重指令文字上的调整，而学生可以想象这些调整是如何直接运用到自己身体上的。

体式名称

每一个体式在文中详细介绍或第一次出现时，会括注英文和梵文名称（如有）。其他情况下，为了让文字不那么凌乱且便于阅读，将只使用体式的中文名称。

瑜伽体式日志

如果记录体式还没有成为你练习瑜伽的一部分，那么随着深入地练习瑜伽，写自己的瑜伽体式日志对你来说可能是很有价值的。像其他日志一样，这是终身的记录。它的形式可以非常多样：活页笔记本、精装笔记本……你可以根据自己的风格和审美随心所欲地选择。我的体式日志是两本软皮日记本，上面有黏性便签，方便我将不同的体式分类。

这么做的目的是建立一个关于体式本身的知识概要。拿我自己举个例子，首先我会标注一个体式的英文和梵文名称，接着画一张体式图（或者从互联网上复制粘贴一张图片），然后列出精进这个体式所需的做法（可以是直接在图片做文字备注或画出箭头），最后我会反复尝试并确认哪种方法对我最合适。此外，我会记录自己了解到的关于这些体式的其他内容。例如：

- 我可以用什么词来描述这个体式的内在能量或影响？

- 这个体式的准备动作和平衡体式是什么？

- 这个体式的禁忌证是什么？

- 有没有需要注意的具体风险因素？

- 常见的错位有哪些？

- 它是在传统的阿斯汤加序列中，还是在"现代"瑜伽练习中发展起来的？

瑜伽体式日志的记录没有硬性的规定，也没有特定的目的。这么做是为了提供一个深入挖掘的机会，将思考带入体验当中。如果你是一名教师或正在参加瑜伽教师培训，你可以在每次课后根据你对学生的观察做笔记。这让你能抛开来自学生的压力，有机会学习体式的细节并精进它。无论关注身体还是内在能量，体式日志可以帮助你围绕每个体式本身和课堂上不同体式的准备方式来提升自己的表达能力。如果你想将这些用于自己的体式练习，你可以写下在课堂上听到的新指令或取得的突破，或者记下教师对你多年练习的某个方面的新看法。在完成一天的体力劳动后，这会变成一种强化思考的练习，或者说可以提升你的质疑能力。

在你的一生中，这本日志的内容将不断扩充和变化。它的目的可能会随着时间的推移而改变，但只要它能继续帮助你进行瑜伽练习，它就有存在的意义。当你做笔记时，你可能会惊讶于之前记录下的那些刚开始让你最感兴趣的方面。它可能会引导你走上一条你以前从来都不知道的路。

下面是我的日志的体式分组方法：

- 后弯；

- 前屈；

- 扭转；

- 站立（中立位）；

- 站立（髋外展）；

- 平衡；

- 侧弯；

- 倒立；

- 手臂支撑；

- 捆绑；

- 修复。

以上只是一个参考，也不是体式分类的准确方式。这种分类对我个人来说很有意义。也许你的分类方式会更加简单：坐式、站式和卧式。对你有用才是最重要的，而是否有用要过一段时间才会体现出来。

第三章
解剖学术语

为了更好地理解这门课程，你必须习惯于这门课程的语言。就瑜伽而言，学习基本的梵文，能够让你更深入了解瑜伽体式的起源及运动发展的背景。这些体式的梵文名称体现了它们的起源故事，英文翻译会漏掉这个细节，甚至有时会混淆了意图。例如梵文体式名称Balasana被翻译为简短的短拜式、祈祷式或婴儿式。这就是问题所在。

你或许更喜欢用英文或母语授课，但是当用梵文来解析这些体式时，大脑会以不同的方式参与其中。

解剖学也是如此。你可以整天使用非专业术语，也许这在课堂上是很适合的，但我依然认为学习专业术语是很重要的。如果缺乏对专业术语的基本理解，就只能传达半真半假的内容，这肯定不是你想要的。你的目标是尽可能清晰地与学生沟通交流，这意味着你得从清晰、一致、准确的词汇开始。

此外，你还将学习必要的生理学知识，以更好地理解你该如何做以及为什么这样做。

基本术语

专业术语并不总是适合课堂教学，但是了解人体的结构和功能后能提升理解力。

方位术语

- **解剖学姿势：** 基本上所有的方位术语都是以此姿势定义的。

- **内侧（内）：** 朝向中线（胸骨位于肋骨内侧）。

- **外侧（外）**：远离中线（髋关节在耻骨外侧）。

- **上**：高于当前参考点（肋骨相对骨盆为上）。

- **下**：低于当前参考点（肋骨相对颅骨为下）。

- **前**：身体前部或朝向前。

- **后**：身体后部或朝向后。

- **远侧**：特定用于四肢，远离躯干（手在肘部的远侧）。

- **近侧**：特定用于四肢，靠近躯干（肩部在肘部的近侧）。

- **深层**：皮肤下的深度水平，朝向骨／人体内部。

- **浅层**：与深层相反，朝向皮肤并且远离骨／人体内部。

运动范围

"功能影响形式。"我忘了第一次是在哪儿听到的这句格言，我猜是在中学的生物课上吧。自然界中的一切事物都带有目的，而目的定义了事物的建造方式，因为能量很少浪费在建造一开始就没有目的的事物上。在身体中，每个细胞和组织都会发挥作用。关节是如何形成的，这可能是最引人注目的。每个关节都有特定的工作要做，因此具有特定的形态结构。特定的形态结构定义了它的运动范围。例如，肩关节和髋关节的不同之处在于，髋关节是

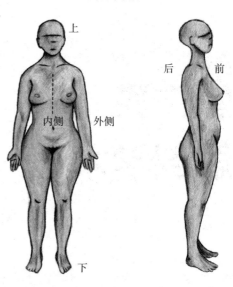

解剖学姿势

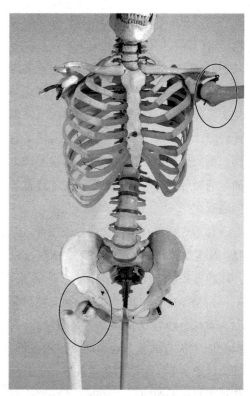

两个主要球窝关节的结构设计不同，因此功能也不同。

为了当我们用两条腿行走时承受重量而构建的，而肩关节则是为了通过伸展、屈曲帮助我们触碰和了解世界而构建的。尽管两种关节都是球窝关节，但为了高效率实现其目的，它们以不同的方式自由移动或受到限制。

运动平面

在运动解剖学（关节及其运动的研究）中，我们将运动分解到特定的平面上，然后再将它们整合为完整的运动范围。虽然我们可以在各个方向摆动手臂，但如果我们先将肩关节的运动分解为单个运动，则更容易理解肩关节的局限性。我们沿着运动平面来划分每个关节的运动形式，实现了对关节运动的分解。

想象一块玻璃板，将你的身体一分为二，从不同面来分割你的身体。

- 矢状面将人分成左、右两部分。

- 冠状面将人体分为前、后两部分。

- 横切面将人体分为上、下两部分。

每个关节都可以被这些不同的平面一分为二。虽然此处提供的图片只显示了通过脊柱的三个运动平面，但事实上，你的肩关节、髋关节、膝关节、肘关节和腕关节均有对应的三个运动平面将其一分为二。

定义运动范围

思考这一情景：汽车的轮子在车轴上旋转。车轴垂直于车轮，允许车轮在

运动平面

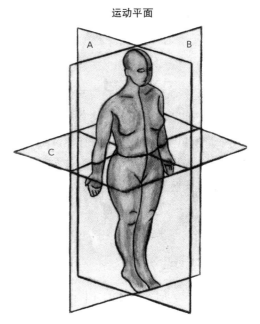

（A）矢状面，（B）冠状面，（C）横切面。

一个平面上仅沿着两个方向（向前和向后）旋转。

现在试想脊柱排列在矢状面（车轮）上，与垂直轴（车轴）相交，脊柱应该只能在该平面上向前和向后移动。这是在矢状面上仅可做的两个动作——向前和向后（向前弯曲被称为屈曲，向后弯曲被称为伸展）。肩关节、膝关节、髋关节、肘关节、腕关节在矢状面上也是如此，即在矢状面上可做的运动是屈曲和伸展。

对于其他运动平面也是如此：每个平面上的运动都是特定的。

- **矢状面**：屈曲/伸展（前后移动）。

- **冠状面**：侧屈（脊柱侧弯）、外展/内收（伸手到一侧，然后向中心线返回）。

- **横切面**：旋转（在脊柱处左右扭转）、旋后/旋前（将前臂转向或远离中线）。

出于实现今后目标的需要，要注意运动和动作在参考姿势上会略有不同。运动是指在空间内进行粗略的大动作，以形成体式的一般形状。动作是指姿势在重力下精细的肌肉收缩，以便有效、安全地支持关节运动。

生理学原理

可以说，后文所述的原理是进行体式练习的基础。它们代表了与瑜伽相关的生理学的基础方面。相信随着时间的推移，在基于概念和原理的教育理念下，你能更全面理解这些内容，而不单单是死记硬背。这些原理可适用于任一动作，因此通过学习它们，你可以更轻松地评估任何姿势中身体各部位的特征。

感觉不总是有效运动的最佳指标。大脑对我们所处的位置和时间有印象，但这些印象可能并不准确。本体感觉可能会因反复出现的姿势错位而改变。所以，感觉"正常"的东西实际上可能并不"准确"。我们的大脑很难辨别拉伸和收缩之间的区别。因为二者的感觉起初可能相同，但如果进一步深入发展这种感觉，可能会对软组织和关节结构造成损害。

你可以去那里并不意味着你应该去那里。缺乏感觉并不总是意味着"应该更进一步"。一些人的肌肉组织长而柔软，

在这种情况下，很难有伸展的感觉。事实上，他们可能会伸展过度。如果他们的肌肉已经达到最长极限了，就会开始伸展肌腱和韧带。这并不是件好事，随着时间的推移，这会导致关节组织的不稳定和退化。

肌肉长度在适中范围时，肌力是最强的。从本质上讲，任何太长或太短的肌肉都无法发挥最大收缩力量。从其静息长度的75%到110%，是每块肌腹发挥最大力量的地方。短于或长于此范围，肌肉就会失去完整性和力量。请注意，由于一块活跃的肌肉在伸长10%后会失去完整性，所以"短"肌比"长"肌发挥更多作用的概率更大。

骨的形状和指纹一样独特，它影响你的运动。一些传统的对位方式对某些关节不利，随着时间的推移，它们甚至会导致损伤。一旦观察和理解了自己的骨形状，你可以根据自己的骨形状来定制练习，以达到最大利益化，而不是依葫芦画瓢。

习惯很难打破，但你可以做到。大脑一直在努力观察你的世界和你的行为模式……你必须付出十倍的努力才能改变这些模式。你需要强壮新的肌肉，重新学习如何使用旧的肌肉，并形成新的感觉。这并不容易，可能会令人不快，但你可以做到。

拮抗：稳定骨骼系统的方式。当拮抗肌群为达到平衡相互做功时，它们会通过等长收缩（肌肉收缩而不改变长度）来有效地稳定关节。真正的拮抗不会发生在一

个锁定的关节处。

代偿。在某一位置运动受限，力量就会被转移到下一个可用的移动位置。随着时间的推移，代偿位置的重复运动会导致运动过度（关节活动超出其正常范围），并出现不稳定。这并不是好事，运动过度是关节退行性改变的常见因素。当关节过于松弛时，组织在正常运动中承受的冲击，要比当这两个表面紧密连接并且可以将力从一块骨纯粹地传递到另一块骨时大得多。

重力。重力是一个恒定的力，身体总是在适应这种力。我们在重力场中的移动方式，将决定哪些肌肉参与其中及其参与方式，反之亦然。我们必须承认以下两件事。

- 我们在空间中的方向将决定哪些肌肉需要收缩来支撑身体。想一想：做侧板式时，左手放在垫子上，左侧身体必须收缩，才能将肋骨和臀部抬离地板（本质上是左侧弯曲）。但是，如果你在站立的时候做出同样的形状，那么右侧的身体就会收缩来控制你的运动，并在重力下支撑身体。

- 我们可以积极地利用重力，使它成为我们的盟友，而不是我们的敌人。为此，我们能够很好地理解特定的物理定律。

牛顿第三定律。"对于每一个作用力，总有一个相等的反作用力。"无论是在身体的内部还是在我们与地球引力的关系

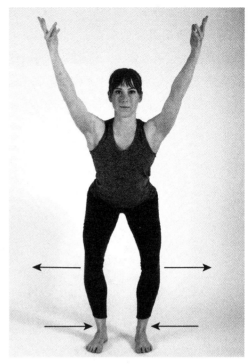

腿部的外展和内收动作可以稳定髋关节并激活整条腿，支撑着整个上半身。

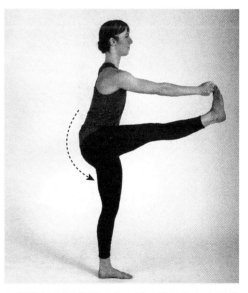

如果髋关节屈曲灵活度不够，脊柱会自主屈曲来代偿。

中，遵循牛顿第三定律是成功练习瑜伽的关键。当使用对立的肌群时（反作用），我们遵循牛顿第三定律。将脚踩到底以感觉到向上伸展时，我们使用了牛顿第三定律。如果承认地球实际上正在以我们施加于它的相同力量推我们，我们就会感受到轻盈。想想看，"我只需要做一半的工作，因为地面正在做另一半"。我们会感觉到更有浮力，姿势似乎会让我们飘起来，而不会拽我们下去。

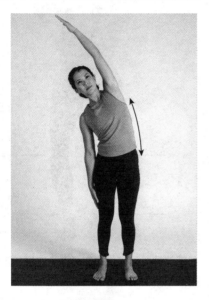

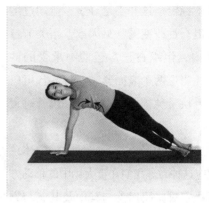

在站立侧弯时，伸展侧正在使用离心收缩来控制运动，变得更长。在做侧板式时，另一侧使用向心收缩来产生运动，变得更短。

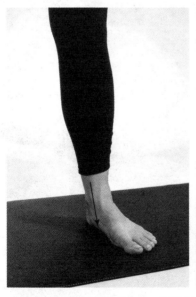

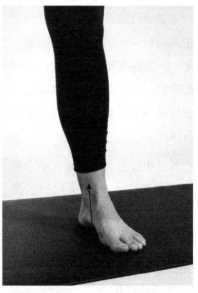

左图，脚不活动，是卸力的，因此足弓是塌陷的。右图，积极地将脚的边缘紧紧压向垫子，所以足弓是拱起的。

第四章
相关人体系统

一门生理学的通识课程会全面讲解身体各系统的知识。鉴于内容定位的不同，本书仅介绍几个系统的基本功能及它们之间如何交互的一些知识。人体是一个有机整体，各系统不能独立地发挥作用，一个动作会引发其他部位的反应，一个系统会以错综复杂的网络服务于另一个系统。简而言之，本书仅在理论上对它们进行区分，以便你掌握与实践和教学相关的基本功能。

本书要介绍的主要系统有：

- 神经系统；

- 内分泌系统；

- 呼吸系统；

- 骨骼系统；

- 皮肤系统；

- 肌肉系统。

神经系统

神经系统可以按结构或功能进行划分。从科学的角度来说，这两种方法还可以细分。神经系统按结构可分为中枢神经系统（CNS）和周围神经系统（PNS）。中枢神经系统由脑和脊髓组成。中枢神经系统是指挥中心，所有数据在这里进行处理。周围神经系统由脑和脊髓以外的所有神经组成。周围神经遍布全身，使中枢神经系统与全身的感受器和效应器相连。神经系统按功能可分为躯体神经系统和自主神经系统。躯体神经系统控制随意运动。我们利用它在空间有意识地移动身体。自主神经系统控制不随意运动，例如内脏运动和腺体分泌等。自主神经又分为交感神经和副交感神经，调节压力与放松。

大脑是最高级部位，它存储了我们所有人生经历。从婴儿期开始，大脑就开始

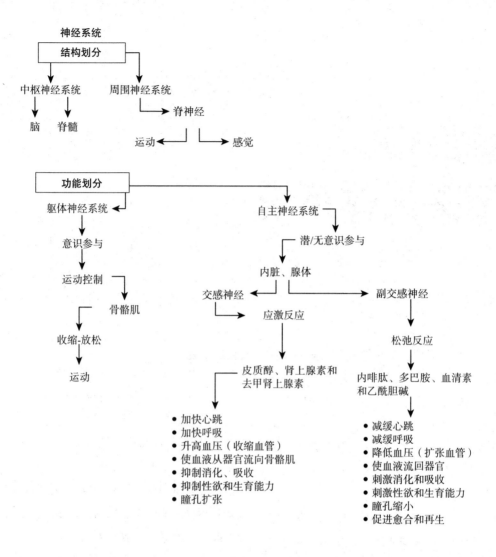

神经系统

结构划分
- 中枢神经系统
  - 脑
  - 脊髓
- 周围神经系统
  - 脊神经
    - 运动
    - 感觉

功能划分
- 躯体神经系统
  - 意识参与
  - 运动控制
    - 骨骼肌
  - 收缩-放松
    - 运动
- 自主神经系统
  - 潜/无意识参与
  - 内脏、腺体
    - 交感神经
      - 应激反应
        - 皮质醇、肾上腺素和去甲肾上腺素
          - 加快心跳
          - 加快呼吸
          - 升高血压（收缩血管）
          - 使血液从器官流向骨骼肌
          - 抑制消化、吸收
          - 抑制性欲和生育能力
          - 瞳孔扩张
    - 副交感神经
      - 松弛反应
        - 内啡肽、多巴胺、血清素和乙酰胆碱
          - 减缓心跳
          - 减缓呼吸
          - 降低血压（扩张血管）
          - 使血液流回器官
          - 刺激消化和吸收
          - 刺激性欲和生育能力
          - 瞳孔缩小
          - 促进愈合和再生

观察和记录。大脑通过身体的感觉器官收集数据，例如眼睛、耳朵、皮肤、味蕾及肌肉中的本体感受器（本体感受器是遍布肌肉的生物传感器，它告诉大脑身体在空间的位置；大脑基于这些数据对现实状况做出许多假设）。大脑根据常看到的事物创建处理层次结构，并基于所观察到的模式开始组织内部结构。这个过程称为构建神经网络。

周围神经离开脊髓会使器官、肌肉和皮肤失去活力，它们都有感觉和运动这两种传导通路。我们利用感觉信息去建立各种动作。如果任何一条通路受损，我们就无法精确感知外界刺激并做出反应。移动身体有助于保持这些通路的畅通，使大脑认知灵活而精细。周围神经系统受损可能是骨或软组织撞击、拉伸、创伤完全切断神经而导致循环减少的结果。

随着我们的不断成长，大脑会基于这些模式对刺激做出反应。为了提高效率，我们周围的很多信息会被过滤，大脑仅关注环境中大约三分之一有价值的数据。通常，我们看到的大多数是已经很熟悉的信息，直到出现一些重大的干扰将我们的注意力转移到崭新及出人意料的事物上。大脑在这个过程中开始判断，感知的细节被进一步完善，然后感知变成了现实。一旦神经网络建立，它就会永远存在。新的网络可能会以新的模式建立，但切换到新网络是困难的。习惯是真实存在而且很难改变的，因为这些习惯已经在大脑中"根深蒂固"。在不颠覆旧模式的情况下构建新模式是困难的，但它仍然可以实现。

内分泌系统

内分泌系统是产生和分配激素的地方。激素能触发器官以特定方式运转，负责确保细胞壁、器官及整个身体的几乎所有功能。

由于人体是一个有机整体，内分泌系统与神经系统之间有着密切联系。最重要的是，激素的作用是应对环境中的压力源并做出反应，从而影响呼吸、心跳和血液流动等基本功能。简单来说，内分泌系统与神经系统之间的联系是生存本能与行动（当面对危险时，能使我们活下来的行为）之间的联系。

就目的而言，熟悉自主神经系统的功能就够了，自主神经可分为交感神经和副交感神经。

交感神经对环境中的应激源做出"战或逃"的反应。肾上腺素、去甲肾上腺素和皮质醇等激素产生作用，所以我们会做出面对敌人或迅速逃离的反应。这些化学物质能帮助我们减轻疼痛、增加肌肉收缩力，并帮助我们将注意力放在刀刃上。有些反应会很明显，比如心跳加快使更多血液输送给需要更多氧气的肌肉，以及增强呼吸来提供氧气。但有些反应不太明显，比如血管扩张来适应血流增加；非必要器官的功能抑制，比如消化和肠道蠕动减少，血液从这些器官转移以更好地为肌肉组织服务；瞳孔放大以在每一刻都能接收更多光线和信息。大脑对这些信息的处理速度加快了。如果你曾处于高度紧张的状态，比如经历一场车祸、一次袭击，或者目睹一些伤害性事件，比如一场战斗，那么你可能经历过"慢下来"。那一刻，时间仿佛停止了，你仿佛在慢镜头中目睹所处环境，与正常情况相比，其中的细节可能记忆犹新。大脑处理数据的时间比平常多30%。事实证明，时间是相对的，尤其是在大脑中。

副交感神经会做出放松反应。一旦战斗或逃离，这个过程中会消耗应激素，副交感神经就开始向过度劳累的身体释放内啡肽、血清素和多巴胺，这些化学物质使我们平静下来，帮助身体愈合并开始重建。心跳减慢，血压降低，有时变化会非常快，我们称之为休克。

如果不加以处理，我们可能会有危险，因为大脑和其他器官会出现缺血和缺氧情况。然而，在正常情况下，随着组织评估并开始修复战斗或逃跑中受伤的部分，血压会得到调节，呼吸和消化会恢复正常，新陈代谢也会增加。

理解这个特殊过程对瑜伽练习十分重要，因为通常在课堂上的练习会刺激这两个系统。现代社会的大多数人所处的压力环境与远古时候的祖先所处的完全不同。祖先要考虑的是生存问题，比如庇护所、食物，以及远离掠食者和敌人；他们的压力源相对单一，并且寿命相对较短。而现代社会的大多数人要同时面对工作、生活、情感等多方面的压力。

坦白说，瑜伽及其他任何一种运动都能打破肾上腺超负荷循环，重置系统，使应激反应更健康。同时我们也能通过静坐、专注和冥想来放松。活跃的瑜伽练习会消耗我们的应激激素，而摊尸式可以使我们平静。不过还是要小心，因为如果不仔细考虑神经系统和应激反应，我们的动作序列很可能激活应激激素而不是有效地减少它们。

呼吸系统

呼吸系统通过全身血液循环为细胞提供氧气，并将该系统所产生的废气排出体外。肺部通过呼吸作用使空气中的氧气进入血液，随后细胞从血液中提取氧气用于自身运转。由于压力或放松反应严重依赖组织氧合，所以呼吸系统与神经系统一起工作，以便应对各种刺激并做出反应。

呼吸系统

呼吸器官显然是肺。但肺本身不是肌肉组织，因此需要外力使其充满空气，随后再次排出。参与呼吸的主要肌肉是膈肌。

膈肌是一块肌肉，形状像一个倒置的碗或一把撑开的伞的顶部。膈肌的边缘附着在肋骨底边和脊柱前面，约第10胸椎至第3腰椎水平。膈肌纤维从这些部位的边缘开始，一直向上延伸到穹隆顶部，汇聚并连接成为中心腱。

- **吸气：**当膈肌收缩时，胸腔容积增大形成负压，空气通过鼻子或嘴进入，填满这个空间。

- **呼气：**当膈肌松弛时，穹隆上升恢复原位，胸腔容积减小，空气从鼻子或嘴呼出。

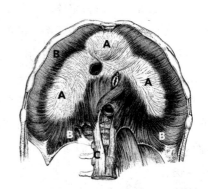

（A）中心腱，（B）附着于最下方肋骨的内表面，（C）附着于脊柱前面。

肋骨本身可活动，并经滑车关节与脊柱相连。注意，图中的肋骨上升时胸腔变宽，膈肌收缩时变平。这也会增加胸腔容积并加深呼吸。虽然肋间肌（位于肋骨之间）是提升肋骨的主要动力，但每一块附着于肋骨的肌肉都会影响呼吸的深度或强度，从而影响吸气或呼气。我们拥有很大的潜力去有意识地改变呼吸节律和深度。这不是我们对周围应激源一时做出的反应，而是有控制地去做。

此外，还要考虑膈肌附着在脊柱。肌纤维连接在脊柱神经控制的过渡点，此处神经控制从交感神经转变为副交感神经。为什么这很重要？当膈肌收缩那些长如手指的肌肉时，会直接刺激周围神经。当膈肌强烈、快速收缩时，会影响交感神经，而缓慢、长时间收缩会刺激副交感神经。所以，控制呼吸可以视为控制神经系统的一个主动开关。

骨骼系统

一位朋友曾说我的解剖学讲座内容可以分为坚硬部分、柔软部分，以及所有可移动的部分。坚硬部分当然是骨。我们先来谈谈骨。或许你知道它们是什么，但你还应该了解一些它们与肌动学有关的结构和功能，而不是基本解剖学和生理学知识。

骨坚硬而轻巧，内含骨盐（主要含钙、镁、磷等元素）成分。钙储存在骨中以备其他所需，比如肌肉收缩时使用。我

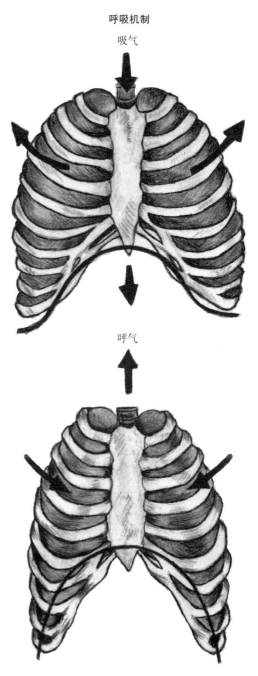

呼吸机制

吸气

呼气

吸气：膈肌收缩/下降＋肋骨上升/变宽→胸腔容积增加→空气进入。

呼气：膈肌松弛/上升＋肋骨下降/变窄→胸腔容积减少→空气排出。

们从食物中摄取钙，放入骨中妥善保存，需要时释放出来。这意味着骨实际上是动态变化的——它们可塑而不固定。如果骨需要更多力量，在骨中会保留更多的钙，而其工作强度不大时，储存的钙就会减少。

随着时间发生变化的不仅有骨的密度，还有其形状，至少在一定程度上如此。如果经常使用肌肉，并对附着处施加压力，骨就会慢慢长出来。如果你仔细观察一具"赤裸"的骨架，你会发现大量的肌肉附着处的骨凹凸不平，说明这些肌肉在重力作用下给骨施加压力。

如果我们认可"功能影响形式"，那么骨形状会说明骨骼的用处。为了达到特定目的，虽然一些长骨用作杠杆，一些小块骨拼接在一起来适应不同角度的力，还有一些不规则骨为大块肌肉附着提供空间，但可以肯定的是：如果骨上有很多小突起，就会有很多肌肉附着在上面；如果骨表面大而平，那么大块的肌肉很可能附着在那里。

骨在经常发生挤压或摩擦的地方也会出现骨质增生，我们把它叫作骨赘。有些人会比其他人更容易产生骨赘，这取决于基因。骨赘会引起疼痛，因为它们会增大接触点的摩擦，它们也会引起软组织疼痛或神经压迫，这是由它们所处位置决定的。

每块骨都被一种与其形状相适应的结缔组织鞘包裹，我们把它叫作骨膜。骨膜协助骨髓循环，并作为一种介质，使肌腱

和韧带能够牢固地连接在一起形成关节。

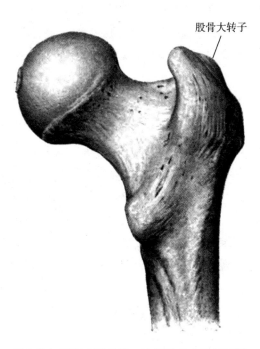

股骨大转子

压力施加于肌肉附着处，该部位会出现骨质增生并呈现纹理，比如臀肌附着的股骨大转子。

皮肤系统

皮肤系统是用来描述使身体连接在一起的结缔组织系统的词，它由筋膜、肌腱、韧带、内膜、血管和皮肤组成。几乎所有将其他物质连接在一起的组织都属于皮肤系统。本书将重点介绍以下部分：

- 筋膜（特别是深筋膜）；

- 肌腱；

- 韧带；

- 瘢痕组织。

筋膜

筋膜是将所有细胞凝聚在一起的必要组织。它主要由胶原蛋白组成，但也有一些纤维蛋白原、弹性蛋白及其他根据组织用途以不同密度排列的成分。这些纤维是分子而非细胞，所以它们不是"活着的"。它们悬浮在一种特殊的液体状物质中，该物质的黏度与其发挥的特定作用有关。也有活细胞散布在基质中，其中一些被认为是可收缩的。最近，已经观察到神经末梢在筋膜层内终止，这表明筋膜本身可能是有感觉的。大量基础研究仍在进行，旨在了解筋膜的作用。同时，临床研究也在医疗和康复领域进行，但还有很多东西需要去探索。

胶原蛋白为组织提供了较大的抗拉强度。同时，纤维越密集，筋膜所能承受的压力或张力就越大。胶原蛋白排列对组织的运动方式和受力方向产生直接影响；张力应当沿胶原纤维排列方向被吸收，而不是横穿胶原纤维。弹性蛋白纤维允许组织伸展超出其原有形状，随后又恢复到原来形状，我们把这叫作弹性。有些筋膜有大量的弹性蛋白，但有些结缔组织几乎没有。

筋膜的质地、健康和功能由水合作用、热量和运动三个因素决定。当组织缺乏其中任何一种条件时，筋膜就会变硬和变黏。出现这种情况时，筋膜层会粘在一起，而不是相互自由滑动。这可能会造成

筋膜

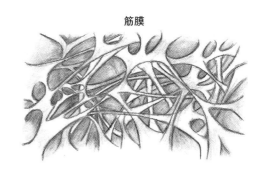

胶原纤维以一种流动的方式连接，根据施加给它们的力的大小，而粘连成较厚或较薄的带状物。

单块肌肉无法有效运动，并影响附近关节的运动范围。疼痛可能发生在粘连处或其周围，引起运动模式改变并对姿势产生长久的影响，导致功能障碍的恶性循环，并难以恢复。

保持筋膜水分是预防上述问题的关键。没有水分的筋膜将无法移动。一旦组织脱水，胶原纤维就会粘在一起，随着时间的推移，变得越来越难以分离。这也使它更难补充水分。想想这个例子：在厨房有一块很久没有使用的海绵，它不仅变干，还起皱和缩小。当你想重新使用它并放在水里时，会发生什么？刚开始时，海绵吸收水的速度非常慢，但在受到挤压后，吸收水的速度明显变快。筋膜的工作原理与此类似。一旦胶原纤维粘在一起，液体就很难在它们之间流动。你需要运动、热身，甚至机械性地分离这些纤维。此时，按摩是个不错的选择。

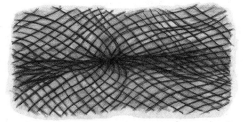

筋膜的附着力

即使是范围很小的一处粘连，也会从各个方向拉动筋膜。

除了摄入量不足，其他方式也能使组织脱水，比如挤压。常见的挤压有久坐（重量压在腿上）或者保持一种睡姿（一边侧卧几小时）。同样，过度拉伸肌肉也会使筋膜脱水，就像拧干湿毛巾一样。

瑜伽练习者主要对深筋膜（将肌肉固定在一起的组织）、肌腱和韧带感兴趣。深筋膜包裹着每条肌纤维，延伸到肌纤维末端，形成一个卷须或尾巴。特定的肌纤维成束捆在一起，又被包裹在另一层深筋膜中，这层深筋膜也延伸到肌束末端，以包裹每条肌纤维的卷须或尾巴。另一些特定的肌纤维也成束被捆在一起，包裹在另一层深筋膜中，以此类推，直到有足够的肌纤维（或肌束）在那里完成特定工作。我们把这些完成特定工作的肌纤维（或肌束）集合叫作肌腹。

多层深筋膜将一个又一个肌腹连接起来，形成长的肌筋膜链，为动作增添稳定性和美感。如果肌筋膜链上的任何一处出现功能障碍，整条链都会受到影响。这被该领域的先驱托马斯·梅尔斯（Thomas Myers）称为"解剖列车"。

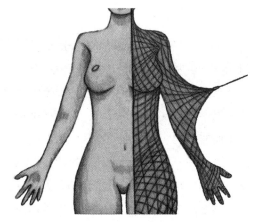

拉动筋膜袖上任何一点，将触发整个系统的反应。

肌腱

深筋膜层延伸到肌束末端，在很多肌束的末端形成肌腱，肌腱通过骨膜将肌肉附着于骨。简单地说，肌腱将肌肉连接到骨上。它们比深筋膜更厚，胶原纤维的密度更大，血供更少，这使它们缺乏自我愈合的能力。

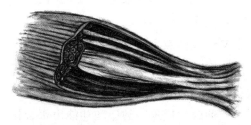

肌腹由深筋膜层包裹的肌束组成。肌腱是深筋膜层在肌束末端的延伸。

值得注意的是，由于肌腱直接由深筋膜层构成，它完全融入并穿过肌腹，因此，与缺乏这种连续性的组织相比，所

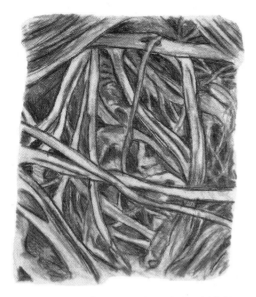

肌腱组织中的胶原纤维比其他结缔组织中的更密集。

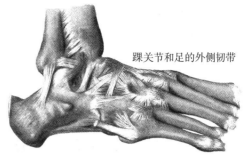

韧带使两块骨相连并加固关节。足部缺乏深筋膜和肌腱的弹性来保持关节安全和稳定。

有作用于肌肉系统的力将分布得更均匀。正是这种连续性赋予肌肉系统抗拉强度，以及作为张拉整体结构提供强大支撑的潜力。

韧带

韧带连接骨并加固关节。它们通常是一个复杂滑膜关节的外部组成部分（本书将在第五章详细讨论这个问题），但有时是保持两块骨在一起的唯一结构。

就像筋膜和肌腱一样，韧带也是由致密胶原纤维组成的，但缺乏这些组织中其他更具弹性的成分。如果没有弹性蛋白的作用，韧带一旦被拉长，就不能恢复到原来的形状或大小。

请注意，韧带被拉长后不会反弹。

大多数情况下，韧带的拉伸并不可取，它在受到外伤的情况下才会发生，比如脚踝扭伤。然而，在相对缓慢和安全的情况下拉伸它们是有可能的，即在没有肌肉支撑的情况下保持不对位的瑜伽姿势。但我问：如果韧带的主要功能是使骨彼此连接，为什么有人一开始就想让它变长呢？

某些瑜伽流派称韧带组织的健康直接依赖于规律拉伸。我坚决反对这个观点，至少得有重复、大规模、精心设计的研究证明我错了，我才会改变态度。这些流派运用直接的关节囊拉伸技术来拉伸肌腱与韧带，因为他们认为随着时间的推移，这些组织会收缩，从而导致关节囊收缩和运动范围缩小。我认为他们所描述的收缩，与所有结缔组织随着时间推移的自然硬化有很大区别。如果你活动关节，从而活动肌肉、肌腱和韧带，这些组织即使过了最佳时期也会保持伸展性和弹性。拉伸韧带可能会给任何特定关节创造太多空间和灵活性，使其更容易退化。

也就是说，我完全支持这些直接锻炼深筋膜和肌纤维的瑜伽流派，而不是那些锻炼肌腱和韧带的。

瘢痕组织

对于瘢痕组织，人们总是有诸多误解。事实上，它具有独特的功能且对身体健康十分重要。当你使组织承受超过极限的负荷时，组织会产生损伤。例如肌腹发生撕裂，肌纤维和筋膜彼此分离。

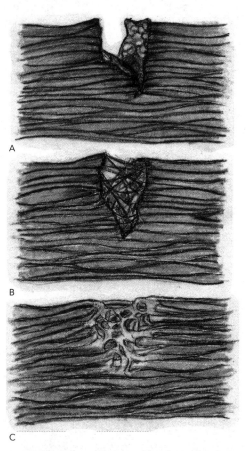

当肌肉撕裂时（A），纤维蛋白原会迅速填补空隙并粘在伤口两侧（B），然后收缩并将伤口两侧拉在一起（C）。

我们可能感觉不到撕裂，但身体会知道。当撕裂被察觉时，人体会往撕裂的空隙中注入一种叫作纤维蛋白原的特殊纤维。这种纤维乱七八糟，卷成一团。它非常黏稠，可以粘在撕裂的组织壁上，也可以实现同种纤维互相粘接。一旦纤维进入空隙，它就会开始收缩，撕裂的两边几乎被重新拉到一起。没有完美地拉到一起，是因为有的纤维蛋白原在阻碍它们完成接合。这就是我们在严重割伤或手术后的任何瘢痕处都能感受到的致密增厚组织。

瘢痕组织将永久存在而无法消除。有时你可以在它收缩和完全变硬之前应用某些按摩技术去改变它的质地，但不能完全消除它。

肌肉系统

尽管肌肉被认为是一种组织，但它有更深层次的分类。对瑜伽教师而言，肌肉是塑造姿势的基础，因此，我们不仅需要全面了解肌肉是什么，还要了解肌肉如何工作及其原理。

肌肉分为骨骼肌、平滑肌和心肌三种。心肌仅分布于心脏，平滑肌分布于器官和动脉。这两种类型的肌肉不受人类意识控制，它们会自主收缩。然而，附着于骨的骨骼肌受人类意识控制，能使身体移动。

就练习目的而言，我们主要关注的是骨骼肌。

张拉整体

张拉整体是一个有趣的词。这个术语来自建筑业，是张拉（tension）和整体（integrity）的结合。它描述了一种结构，该结构依靠拉索对刚性构件施加压力，使不直接连接的刚性构件在空间中保持相对位置不变。在该结构中，如果一根拉索的长度改变，其他拉索也必须改变长度以保持张力；否则，结构就会崩塌。

骨骼系统是由张力下的肌腱和深筋膜系统支撑和保持直立的。如果一块肌肉的长度或张力，或者一部分深筋膜发生改变，整个系统就必须调整。一些人可能听过如果失去小脚趾就不能走路的故事，这听起来有点夸张，但事实确实如此：你走起路来不会像小脚趾完好无损时一样，因为现在的你在脚如何触地、脚踝如何对足底做出反应、臀部如何应对平衡改变等方面都缺少了一个环节。变化可能很小，可能一开始没有引起注意，但仍会影响整个过程。从表面上看，肩膀上的一个"结"（严格来说是肩胛骨附近的筋膜层粘连）会改变我们姿势的说法难以置信，但考虑一下身体可能针对这个"结"做出的相应调整，例如改变抬起手臂的方式，或者移动头部或弯腰的方式，就会发现这样的说法是正确的。

人体几乎很容易适应这些细微变化，有时这些变化本身会产生持久和有害的影响。

结构

肌节。肌节是台复杂的机器（非常复杂，这里已经简化了），它利用大量的能量来运转，反过来产生大量的热量。也许因为这种复杂性，肌节不容易再生。因此，一旦肌节受伤就无法恢复正常功能，也不容易被替换。换句话说，照顾好肌肉组织十分重要。

每个肌节应具有三种特性：末端向中心收缩（收缩性），放松到原来的形状和大小（舒张性），以及超出正常范围的伸展，然后又恢复其原有长度（延展性/弹性）。在某种化学反应的刺激下，肌肉末端被拉向中心，从而产生收缩。值得注意的是，单个肌节只能打开（收缩）或关闭（放松）。你可能还想知道肌节需要能量来放松相关的一些知识。事实上，肌节放松与收缩所需的化学能相同。这种新陈代谢会导致一些问题——当单个肌节（或一组肌节）处于收缩状态时，我们称之为痉挛。

有一个很流行和夸张的观点：肌肉必须撕裂才能重建。但是，肌肉撕裂只会形成瘢痕组织。

肌节收缩需要能量，而线粒体是提供能量的工厂。肌节工作越多，它所需要的能量就越多，随着时间的推移，提供能量的线粒体也会增多。因此，当负荷增加或工作时间延长时，身体会做出反应，并构建必要工具以应对额外工作。这些工具会占据空间和增加肌节。如果长期处于低负荷工作状态，线粒体会死亡以避免能量浪费，肌节会减少（萎缩）。因此，变强壮的原因不是肌节数量增多，而是提供能量的线粒体增多。

肌纤维。肌纤维由一系列肌节串成细长的纤维（肌原纤维）构成。每条肌纤维都具有前面列出的三种特性（即收缩性、舒张性和延展性）。

当肌纤维收缩时，会一直收缩，不是"开"就是"关"。每条肌纤维都有一个躯体神经末梢向其发出收缩或放松的信号，这会影响肌纤维中的肌节。每个肌节都会使自身末端拉向中心，从而平衡并有效地缩短整条肌纤维。

肌腹。肌腹由一系列肌束组成。每条肌纤维周围都有一层薄薄的深筋膜。每组肌纤维被另一层深筋膜包裹在一起形成肌束，每组肌束又被另一层深筋膜固定在一起。如前所述，所有这些结缔组织层延

伸到肌纤维末端，形成厚厚的肌腱。肌腹依靠这种筋膜将它们固定在一起并连接到骨上。

每块肌腹的肌纤维肉眼可见，就像烤牛肉时看到的纹路，这些肌纤维的方向准确地告诉我们任何特定肌肉将执行的动作。当我们学习肌肉收缩类型和运动范围时，会用到这些知识。

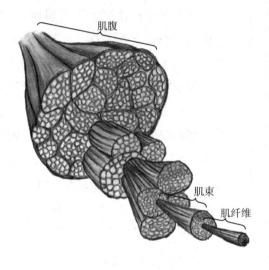

肌腹

肌束

肌纤维

本体感受器。特殊细胞能感受肌腹的活动，告诉大脑肌肉在做什么，并评估身体在空间的位置。本体感觉又称深感觉，是指来自肌腱、关节等处感受器的冲动传向大脑和小脑所产生的感觉，包括位置觉、运动觉和震动觉。这些小小的传感器帮助收集数据并进行计算。肌梭分布于肌腹，用来感受肌肉长度，以及肌肉被牵拉或缩短的速度。腱梭（高尔基腱器）位于肌纤维末端，即肌腱开始处，用来感受肌肉张力。肌梭和腱梭共同帮助大脑判断肌肉工作时是否安全。

如果接收的信号超过阈值，每个本体感受器都会产生反射。如果肌梭判定肌肉变得太长、太快，它的反射是触发肌肉完全收缩。肌肉为了防止自己变得太长，肌腱会从附着骨脱落或发生肌腹撕裂。相反，当肌腹因压力太大可能撕裂时，腱梭的反射是使过度紧张的肌腹放松。通过放松，有望增长一点肌肉以避免受到伤害。

两种预防措施都有效，但都有可能做得太过或不足而导致受伤。但是，身体活动越多，本体感受器的设定就越符合你的标准，它们的准备也更充分，就能在极端情况下做出反应。

力量

以下是关于肌肉力量的基本知识。

- 收缩力：同时收缩的肌纤维数量及其对抗外力的收缩能力。

- 耐力：肌肉在疲劳前可以保持收缩的时间。

- 张力：肌纤维在应力下保持在一起的程度（其筋膜的密度和强度）。

由于肌纤维不是"开"就是"关"，人体就创建了一个运动单位。运动单位是一小群肌纤维，它们接收来自单个神经末梢的信息，并作为一个整体共同收缩。每个肌腹都有很多这样的运动单位，根据当时动作的需要先后被激活。毕竟，举起一块砖比举起一支铅笔需要更多力量。需要做功越多，就会有越多的运动单位越长时间地参与工作。该系统的效率越高，耐力

就越好。

肌肉长度适中时，其收缩是最有效和安全的，并且拉伤的可能性最小。如果肌肉缩短或延长太多，会失去力量并增加受伤风险。肌肉长度为静息长度的75% ~ 110%时收缩力最强，但在实践中，这意味着如果过度拉伸，很可能对人体造成伤害。随着时间的流逝，细微损伤也会累积，因此，我们需要考虑在保持肌肉长度适中的同时进行积极锻炼。这意味着即使在恢复性的体式中，我们也应在一定程度上避免动作太快或太深入；在活跃的体式中，我们需要给关节保留一定的（即使很微小）的运动空间，而不是深入极限。

无论肌纤维多么强大，肌肉如果没有足够张力将肌纤维固定在一起或保证其附着在骨上，就会撕裂。对肌肉施加的压力

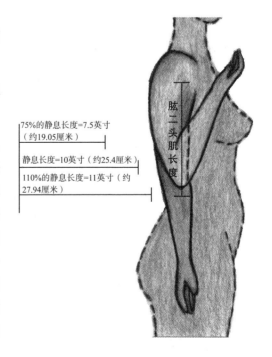

75%的静息长度=7.5英寸（约19.05厘米）

静息长度=10英寸（约25.4厘米）

110%的静息长度=11英寸（约27.94厘米）

肱二头肌长度

越大，深筋膜系统就会产生越多的胶原纤维，以产生对抗这种压力的抵抗力。这会使肌肉发达并最终导致柔韧性下降。

收缩

根据动作需要，骨骼肌有多种收缩形式。

- 等长收缩：静态，肌肉收缩但长度不变。

- 等张收缩：动态，肌肉收缩且长度改变。

等长收缩是将重物举到肩膀高度保持不变，肌肉不延长、不缩短，属于静态收缩。

等张收缩是将重物举到肩膀高度后放下，肌肉先缩短后延长，属于动态收缩。

等张收缩有两种形式：

- 向心收缩（肌肉缩短）；

- 离心收缩（肌肉变长）。

当屈肘举起重物时，肱二头肌会变短（向心收缩）。当放下重物时，肱二头肌并没有放松，它在收缩的同时被拉长（离心收缩）。如果你真的放松肱二头肌，重物会因为重力的影响迅速掉落。相反，我们会通过离心收缩来控制肌肉延长。据说离心收缩能产生更大力量，这种类型的收缩造成的损伤也很常见。

想想你的瑜伽练习。当你从战士Ⅱ式转向三角式时，前方的膝关节由弯曲变为伸直。大腿前面的股四头肌缩短，后面的

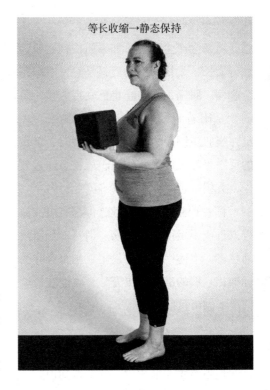

等长收缩→静态保持

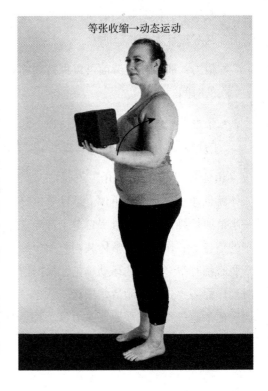

等张收缩→动态运动

腘绳肌变长。不断交替的向心收缩与离心收缩，使身体在对抗重力中活跃并保持平衡。确保这两种收缩形式在整个动作过程中保持平衡，你才可以优雅而安全地控制身体移动。

创造动作

动作的创造取决于以下几点。

- 杠杆：肌肉与骨的关系。

- 力学优势和力量差异：肌肉之间的关系。

- 重力：自身与重力的关系。

每块肌腹跨过一个关节连接到两块或多块骨上。以肱二头肌为例，它的一端附着于肩膀的某一个点，另一端附着于前臂，跨过肘关节前部。如果在每个附着处放一个点，我们可以看到肌纤维在两点之间是

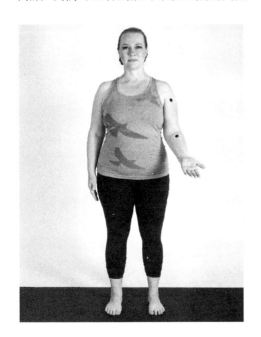

直的，向心收缩会使两点拉近，使肘部弯曲。即使你不知道这个动作叫什么，你也可以知道肌肉收缩时身体是如何运动的。这将是你理解肌肉作用的关键。从根本上说，肌纤维方向决定肌肉能执行的动作。

如果你问自己以下几个问题，就会知道肌肉的主要动作。

1. 它穿过哪个关节？这是肌肉会移动的关节。

2. 它附着在哪里？这显示了肌肉的末端。

3. 如果两端靠得更近，哪块骨会移动，朝哪个方向？这基本上定义了它能做的动作。

一旦弄清楚了上述问题，我们就可以开始定义肌肉在关节运动中的作用。

- 主动肌：产生运动的主要肌肉。

- 协同肌：协助运动的肌肉。

- 拮抗肌：与运动功能相反的肌肉（通常在关节的另一侧）。

没有肌肉的这些作用，身体就无法自如地活动——如果没有这些肌肉的不断变化和平衡，我们活动起来会非常机械和笨拙。当身体在移动时，大脑会根据本体感受器传达的信息不断进行评估和调整。

你可以通过观察肌肉来了解更多信息——通过评估肌肉的形状和相对大小，来对肌肉功能做出一些可靠的推断。比

如，紧靠关节的短粗肌肉是稳定肌，离关节较远、长而宽的肌肉是运动肌。有些肌肉则同时具有这两种作用。

肌肉骨骼系统分区

在科学和医学领域，我们通常逐个区域地讨论身体。稍后开始讨论细节时，身体会被分为三个主要区域：脊柱和核心、下肢、上肢。本书会对这些区域中的更小部分进行定义，并逐渐进行更具体的探索。不过，一开始，本书会剥去所有复杂的肌肉与结缔组织，从骨开始介绍。

从技术和专业的角度认识身体的各个区域很重要。不过，这些专业术语应该具体化。例如，上臂不等于前臂，它只是上肢的一小部分。

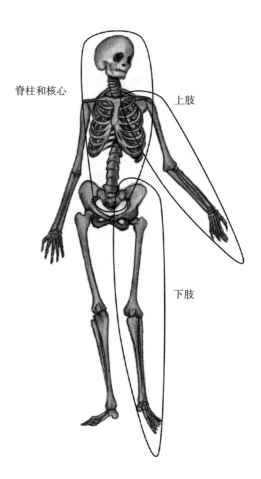

脊柱和核心　上肢　下肢

中轴骨→脊柱 + 核心

- 颅骨→头
- 椎骨→脊柱
- 胸骨+肋骨→胸廓

上方的附肢骨→上肢

- 肩胛骨+锁骨→肩部
- 肱骨→上臂
- 尺骨+桡骨→前臂
- 腕骨→手腕
- 掌骨→手掌
- 指骨→手指

下方的附肢骨→下肢

- 髂骨+耻骨+坐骨→髋部
- 股骨→大腿
- 髌骨→膝盖
- 胫骨+腓骨→小腿
- 距骨→脚踝
- 跟骨→足跟
- 跗骨→足中部
- 跖骨→足前部
- 趾骨→脚趾

第五章
肌动学基础

骨

骨由坚硬、无生命的矿物质和活细胞构成，其中的活细胞会根据受到的力分解和形成新的骨组织。骨组织会在肌肉附着点处沉积，以适应肌肉的牵拉力。如果骨开始以不正常方式相互摩擦，那么骨组织可能会在该部位沉积，我们称之为骨赘。在重力作用下，对长骨施加的压力越大，长骨的结构就会越致密，以便能更好地承受压力。如果不对骨施加相应的压力，那骨质密度将变得更小，骨骼变得更脆弱，造成骨质疏松症。总之，骨会随着我们使用的方式而不断变化，即功能影响形式。

这在其他方面也是如此。判断骨的形状是确定关节活动度的第一步。关节以精确的方式结合在一起，并决定关节是否具备屈曲/伸展、旋转或内收/外展的功能。有些关节在某一个方向的活动度会大于其他方向的。例如，肘关节在理想情况下可以完全弯曲，使手移动到肩前部，但肘关节只可以向后伸展至中立位。如果肘关节超过中立位，我们就把这种情况称为超伸。任何时候关节运动超过正常范围，都被认为是过度灵活。

过度灵活不是好事。当一个关节可以超出活动度运动时，对它起连接作用的组织会承受比原本更多的压力、牵拉力和摩擦力。随着时间的推移，这些组织退行得更快，并会导致功能障碍或疾病。

关节：结构和功能

关节有不同的种类，这是由形成关节的组织决定的。在众多关节种类中，滑膜关节是为运动而建立的，所以是研究的重点。我们非常关心自由活动的关节，例如肩关节、髋关节和膝关节等。

滑膜关节组织

透明软骨。透明软骨通过吸收冲击力和减少摩擦力来保护骨末端。它可以在胸腔中被找到，作用是将胸骨与肋骨连接。

关节囊。结缔组织在关节的周围形成关节囊。关节囊在结构上与韧带非常相似，但其有松弛性，允许关节在其规定的活动度内全方位运动。在错误的情况下，关节囊上的松弛部分可能会自我折叠，受到撞击或粘连，导致疼痛和活动度减小。肩周炎就是这种现象的一种。

滑膜和滑液。包裹在关节囊内的是滑膜，这是一层薄薄的分泌层，产生滑液，滑液有助于保持关节的润滑和水润。运动会刺激滑液的产生，这就解释了为什么关节在休息时间过长时会感觉僵硬。需要注意的是，滑液分泌不足会引起关节炎症。虽然疼痛会让你不想移动关节，但是运动有助于重新润滑关节，并随着时间的推移而减轻炎症。

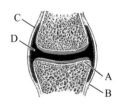

（A）透明软骨，（B）关节囊，（C）滑膜，（D）滑液。

韧带。韧带通常位于关节囊外，却是关节结构的组成部分。有些关节周围有大量的韧带，这些韧带是限制运动的主要因素。连接手指与手掌的掌指关节实际上是一个球窝关节，如此看来，手指似乎可以不受限制地向任何方向移动。但是，由于有专门用于限制这一活动度的韧带，手指屈曲活动度比伸展活动度更大，内收/外展也受到限制。这使这些关节整体上更加稳定，帮助我们将精力集中在对生活有益的运动上，而不是浪费肌肉能量来维持其他方向上的稳定性。

韧带的稳定功能是我们不应该拉伸韧带的原因之一。记住，一旦韧带被拉长，就不会恢复到原来的形状，因为它们没有弹性。韧带被拉长将导致过度灵活，正如前面所讨论的，这可能导致退化、功能障碍或疾病。

半月板和关节唇。有些关节有一个附属结构。例如，膝关节在胫骨顶部有两个纤维软骨环，这个新月形结构被称为半月板，有助于保持股骨的直线运动。肩关节和髋关节有一个关节唇（或称为透明软骨唇），有助于扩展四肢骨关节头周围的关节窝。然而这些都是软骨结构，没有良好的血液供应，因此容易受到伤害，而且不容易修复。当后文详细阐述具体关节时，将提供相应图示。

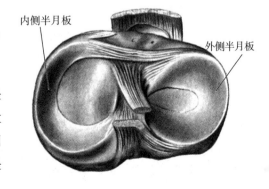

内侧半月板
外侧半月板

滑膜关节类型

因为骨的形状影响滑膜关节的运动范围，所以下面根据关节的形状和结构对关节进行分类。关节的形状将定义它可以在哪些平面上运动。记住，有三个运动平面：矢状面、冠状面和横切面。所有动作都将以瑜伽山式为基础来定义。

滑车关节。该关节就像它的名称一样，两根长骨围绕着一个枢轴点展开和闭合。不同滑车关节的形态差异很大，但所有滑车关节都仅在矢状面上屈曲和伸展。

例如：肘关节、踝关节（距小腿关节）、指间关节。

改良的滑车关节。该关节在两个平面上工作，即矢状面和横切面。关节只有在弯曲时才可以旋转。

例如：膝关节。

球窝关节。顾名思义，一个球装在一个圆形的窝里。球窝关节能在三个平面上工作，即在任何方向自由运动，包括基本运动的组合。这种组合被称为环转，只有球窝关节才能完成。

例如：髋关节、肩关节（盂肱关节）、掌指关节。

椭圆关节。椭圆关节的关节头和头节窝均呈椭圆形。因为关节头和关节窝不是圆形的，所以椭圆关节只能在两个平面上运动，即矢状面和冠状面。椭圆关节可以进行屈曲、伸展、内收和外展。

例如：腕关节、寰枕关节（第一颈椎–颅骨）、距下关节。

车轴关节。一块骨围绕另一块骨旋转，或者一块骨的末端围绕结缔组织形成的静止点旋转。车轴关节只能在横切面上运动。

例如：寰枢关节（C1～C2）、肘关节（桡尺近侧关节）/腕关节（桡尺远侧关节）。

平面关节。当两块扁平的骨连接起来时，它们基本上可以在任何方向上相互滑动。这些关节没有明确的运动范围，只受结缔组织和周围结构的形状的限制，如脊椎小关节。

例如：脊椎小关节、腕关节（腕骨间关节）、跗骨间关节。

风险因素

到现在为止，你可能已经听说了很多关于瑜伽练习的风险。毫无疑问，你知道有些人的肩膀、手腕或膝盖会因为某种体式而疼痛。有时他们确切地知道疼痛发生在什么时候，以及是如何发生的；但有时疼痛也会在他们练习了一段时间之后，悄悄地发生。一些作者专门写关于瑜伽损伤的书，但许多练习者并不想读，因为害怕可能会无意中被说服不再练习瑜伽。一些瑜伽教师会在髋关节和膝关节上接受秘密手术，却从未向任何人承认瑜伽练习可能是罪魁祸首。在某些传承体系中，损伤被认为是不可避免的。我认为这些说法是胡说八道。

当然会有损伤风险，在这个世界上，

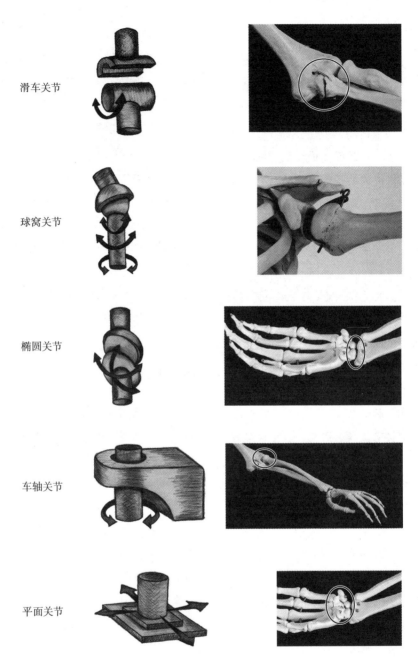

滑车关节

球窝关节

椭圆关节

车轴关节

平面关节

没有一刻不存在风险。在问题出现之前就意识到这一点是必不可少的。并不是说我希望你把自己装在套子里,只有晴空万里时才离家出门,因为坦率地讲,根本不可能这样生活。不能让对真理的恐惧成为远离实践的原因。你应该以一种科学的方式来了解自己的身体、受伤的可能性,以及最有可能发生损伤的机制,然后有意识地加强和稳定身体,以将这些风险降至最低。

那么,可能发生哪些损伤呢?关节是大部分损伤发生的地方。有时我们可以将腹部肌肉练到超过极限,但很多人在到达极限之前就会经历关节损伤。

- **扭伤:** 韧带的拉伸或撕裂。
- **拉伤:** 肌腱或肌腹的撕裂(微观或宏观)。
- **肌腱炎:** 肌腱的炎症,有时是由于过度使用(重复性压力,不一定是撕裂)。
- **腱鞘炎:** 包裹某些肌腱的腱鞘发炎(这些腱鞘可能会粘连或在脱水时相互摩擦激惹)。
- **滑囊炎:** 滑囊(滑液囊)的炎症。

- **撞击:** 挤压或压迫肌腱、韧带、神经或脂肪垫,可能发生在任何硬组织和软组织之间。
- **半脱位:** 关节面部分失去正常的对位。
- **脱位:** 关节面完全失去正常的对位。
- **盂唇撕裂:** 在肩关节或髋关节,帮助形成关节窝的软骨环因受到剪切力或挤压而断裂或撕裂。
- **关节炎:** 各种骨关节疾病的统称,包括关节组织炎症,但通常指软骨退化、滑膜炎症和滑液缺少。它有很多种形式,有些是由发育不良引起的,有些是由自身免疫功能障碍引起的。

每个关节都有理想的和受限的工作模式。后面的几章将介绍这些细节,以及如何将它们直接应用到瑜伽练习中。你可能会惊叹,你以前所被告知的关于身体某些部分,以及如何更好地保护它们的知识,是错误的。我会努力告诉你到底发生了什么、如何倾听身体内在的声音,以及如何用更敏锐的眼光观察他人的身体、洞察他们的极限。从现在起,准备好开放的思想和好奇心。你准备好了吗?

第六章
将解剖学融入实践与教学

对大多数瑜伽教师来讲，他们遇到的第一个障碍是找到自己的教学方法。参与过瑜伽教师培训的教师不仅吸收了大量新信息，接触到了意想不到的视角，还学习了自己的瑜伽老师的独特口令，并将这种口令融入自己对体式和编排序列的理解中。但他们经常会应用旧有说辞，而不会自动融合新学习的知识。因此，无论你是新手还是老手，为了找到更好的方法来应用新知识，探索沟通方式，摆脱旧习惯并致力于实现新愿景，这些都是非常重要的。

本章将提供相关工具和内容，帮助你在建立一种新的、熟悉的语言的同时真正认识课堂上不同个体之间的差异。本书的目标不仅是在口令中插入一些新的修辞，而且建议你用批判性思维来实时评估学生的需求。要做到这一点，你需要开发一个系统以帮助自己观察学生的身体。你需要从他们的身体状况和练习水平判断其体式的完成情况，而不是简单地按书面上的标准。因此，本书还将讨论旧的口令是如何出错的，并提供一个新的视角来帮助你指导课堂上的那些学生。

观察和实践的原则

随着时间的推移，瑜伽教师所能培养的最有价值的技能应是他们能够观察面前特定的身体，并对其安全性、功能和体内能量流动进行评估。只有如此，瑜伽教师才能有效地进行体式纠正，无论是用口令还是用双手。请明确：这与将体式纠正成看起来像某本书中的"终极版"图片无关。相反，这是在帮助学生找到身体最有效的对位。

观察技能：服装、骨性标志、能量流动

四年级时，老师让我们写下制作花生酱和果冻三明治的说明。她带来了一罐花生酱、一罐果冻和一条面包，然后她试着按照我们的说明做一个三明治。这给我留下了不可磨灭的印象，因为只有一个人给了她真正需要的信息——打开装花生酱及果冻的罐子。如果错过了这一步，其他的都没用。所以我邀请你作为老师"打开罐子"。从基础的体式开始，明确哪些身体部位需要稳定，哪些身体部位需要运动，然后，教授每个身体部位的稳定或运动方法：把身体的某个部位放在哪里，以及如何把它们放到那里。这是瑜伽教学最基本的内容。

服装。这听起来不可思议，但事实上，一个人穿的衣服经常会显现其皮肤下面骨和筋膜的轮廓和走向。一个失去平衡的框架会在一边延展，在另一边挤压。随着时间的推移，学会观察衣服，这将帮助你培养观察能力。例如，在三角式中，两侧腰线应等长且均匀对称，没有明显的侧弯。看看你学生的上衣，如果它在下腰线处挤在一起，在上腰处伸展开，那么，你需要指导他们调整肋骨或髋关节，以平衡两侧。

骨性标志。你要注意骨性标志，因为它们对你评估对位是有价值的，例如肩峰、肘横纹、拇指、腕横纹、耻骨联合、骶骨、肩胛骨的边缘等。你需要熟悉稳定的、普遍的对位应该是什么样的，观察每个学生的变化，做出相应的调整，最后确定由于个体差异是否需要进一步调整。这需要时间来学习，并且不断练习。

能量流动。一些人有幸天生拥有看到他人能量流动的能力，一些人则需要练习（大多数是这样的）。这的确是一项付出时间和努力就能培养的技能，但对一些人来说，可能要困难得多。那么，我们到底在找什么呢？想象一个鼓——一个鼓面蒙在木框架上的鼓。如果鼓面绷紧，它就有明显的张力。即使不碰它，你也会感觉到它潜在的张力——一旦被击中就会爆发出来。现在想象一下，同一个鼓的鼓面没有完全展开，它不那么紧绷且有张力，而是柔软、松弛的，当你伸手去触摸它之前，你就知道它无法发出令人满意的声音。这就是你对能量流动的感觉，类似于你在学生身上看到能量流动的能力。

当你观察学生时，你首先观察他们关节的运动——锁定、塌陷、超伸，然后观察肌肉张力，评估全身的平衡系统。他们的双脚是否无力？他们是先启动四肢，还是先启动核心？你实践得越多，你的意识就会变得越清晰。你会透过排列对位的骨看到力线；反之，如果骨未能正确对位，你就不会看到力线。要做到这一点很难，一旦你做到了，就能看到学生的能量是下沉的还是上升的。

在教学中获得"观察感"，然后根据这个感觉教学

除了第一时间进行观察之外，你还需要培养捕捉多个身体运动模式的能力，并实时调整教学。例如，我经常注意到，大多数学生从前屈体式到起身站立、手臂上举时，他们的臀部会向前推。让我烦恼的不仅是长久如此的动作模式会对下背部造成非常大的损伤，还因为几乎没有人意识他们在做什么。这意味着我有责任在他们这样做时指出这一点。所以，我不能只发出如何站起来的口令，我必须添加一些关于前移的臀部的口令，这意味着我可能不得不跳过一些我通常说的口令，以便在一次吸气中说完这个新的口令。我可能需要用三到四种不同的方式来表达它，这样它才能引起每个人的共鸣。这可能会导致重复这个动作的次数超出我最初的预期，或者我可能真的会暂停上课，以讨论这个特定的小动作。

这是即兴教学的一个好理由——有时计划就是会被今天在你班上实际做瑜伽的人改变。也就是说，即使是在一个完全按照脚本进行的课堂上，你也需要适应当下练习者的需求。这意味着你要放慢节奏，以在过渡到下一个体式之前，充分地观察练习者的姿势。你需要让他们在体式中保持足够长的时间，以便你的口令可以被习惯，然后重复。重复是关键，因为你要非常努力去改变多年来的错误的动作模式。这肯定不是一次就可以解决的。

在课堂上，不示范整个序列，甚至部分序列，其实对你更有好处。除非你示范一个新的变式，或者学生显然不理解你的口令，否则我强烈建议你一直在课堂上走动。如果你一直待在课堂前面的瑜伽垫上，从未真正投入学生的训练中，那么你对这些身体如何运动的认知将非常有限。每个学生的身体都是不同的，你要从各个角度来观察它们，只从前面看是远远不够的。从前面看，两个人可能看起来都像在抬起尾骨，但从侧面或背面看，他们显然不是。记住：不要让学生出现脊柱过度前凸（塌腰）。从前面看，脊柱过度前凸像在卷尾骨；从侧面看，脊柱则处于中立位。

词汇

与生理学和瑜伽教学相关的术语

专业术语和特定术语之间有明显的区别。为了有效教学，你必须熟练掌握生理学和运动学的概念和语言，但这种语言在瑜伽课上并不总是合适的。你需要流畅地将这些解剖学信息转换成能够在现实的瑜伽课堂中被理解和吸收的词汇。这需要大量的练习。

从一个例子开始：在山式中，我会要求双脚与髋同宽站立。什么是"与髋同宽"呢？在前几次课上，我需要帮助学生定义这一点，因为每一个学生的骨盆都是不同的。然而，我们的身体都有相同的特

征：并排排列的两个拳头几乎和两侧髋关节之间的距离一样宽。是的，真正的"与髋同宽"，指的并不是两侧大转子或大腿外侧之间的宽度。所以我需要告诉学生如何做到与髋同宽站立并形成习惯。我也不会着急，这在一定程度上是我的风格偏好，也因为这些学习内容需要时间去理解。一开始学习这些内容可能很乏味，但最终它会变得越来越有意义，最终变成自然习惯。

这时我会这样给出口令。

> "你的两个拳头，握紧的拳头，有力的拳头，并排排列时与你的两侧髋关节之间的距离一样宽。把两个拳头放在脚踝之间，注意不是你的拇趾，不是内侧足弓，而是脚踝内侧。"

这听起来很啰唆，但你是位教师，可以用自己的语言。确保学生做到了，否则他们很可能会半途而废。可以将动作描述得具体一点，让他们坚持下去。

提及特定的身体部位、功能或组织时，技术术语和通俗语言可以互换使用。

● 交感神经系统→压力反应。

● 呼吸系统→呼吸→调息。

● 循环系统→血液供应→营养供给→血流。

最后，你应该用易于理解的词汇和精练的语句描述组织的特质。

> "韧带将关节固定在一起。不要拉伸韧带，因为你的关节可能会因此产生脱位。"

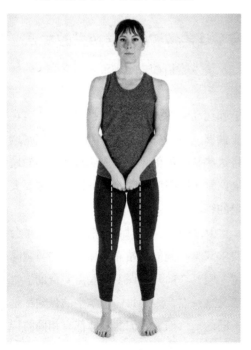

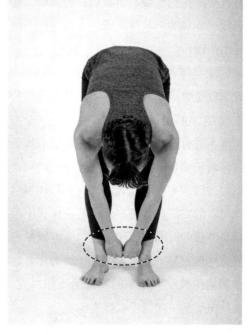

"韧带没有弹性。不要拉伸韧带，因为它们很有可能会产生撕裂，甚至导致关节脱位。"

你可以自由地选择口令，重要的是，学生要明白为什么这么做，以便从心底认可你的口令。否则，可能没有学生真的想要在瑜伽课堂上接受你的指导。

教学实践：*词汇*

现在列出前文提及的专业术语（可能是名称、动作或功能），然后进行头脑风暴，想出一些不那么专业但很具体的专用词汇。这对教学能力的培养很重要。你会如何告诉学生牛顿第三定律？你必须让它与学生和学生的实践相关。词云图、大纲、列表等都是进行这项练习的好工具。以下是一些与教学相关的词语。

- 扩大；
- 副交感神经系统；
- 代偿；
- 肌腱。

词汇示例

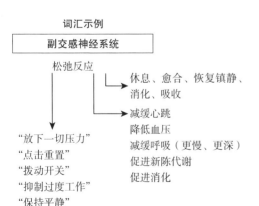

口令原则

现在我们来讨论如何将一些新发现的词汇运用到实际瑜伽教学中。首先，遵循精准性原则。学生听到一堆他们不知道的单词，对他们而言没有任何的用处，只有指令具体明确，他们才能完全领悟。

精准性原则体现在以下几个方面。

精简口令。尽量用较少的词传递信息。"把双手平放在垫子上"变成"手扎根于垫子"，"把你的右脚放到垫子后面"变成"右脚回撤至垫子后面"或"右脚到垫子后面"。

在告诉学生如何进入体式之前，不要给出体式名称。如果你先说出体式名称，学生旧有的习惯性动作肯定会占上风。给予如何构建体式的精确说明，将确保学生从最基础的动作开始进入体式，并且不太会受习惯影响。

停下瑜伽课以研讨新想法或概念。学习是艰难的，很多人一开始都不愿意这样做。只有当你打乱学生的节奏，才能确保他们能听到你想要他们听到的。这是示范熟悉的体式或实践新方法的理想时机，也是强调"如何"和"为什么"的重要时机。

在每次重复中使用稍微不同的措辞。词汇变化为人们提供了一个以不同方式获取信息的机会。每个人的表达方式都会有所不同，因此提供多种表达方式有助于让每个人都参与进来。你必须足够灵活，不要落入自己的措辞套子。

整节课上只有一个或两个主题。 无论你教哪种体式，都要保证课上只有一个或两个主题，而不是给出所有细节口令。你不需要在每节课上都发挥一本对位的百科全书的功能。只教授脚或者膝盖，或者髋关节，或者肋骨，从一个体式进入下一个体式时的运动方法。这将有助于学生了解特定的肌群如何以不同的方式工作。随着教授瑜伽课的经验积累，你可以有机地结合这些原则，但首先，只关注身体的一部分是建立觉知的关键。

描述具体的动作。 告诉学生你想让他们移动哪一部分，把它放在哪里，以及如何把它放到那里。将过渡体式分解成部分，然后再将其组合在一起成为一个流畅的动作。当你第一次教授从下犬式到弓步起跑式时，将其分为四个呼吸部分是很有帮助的：吸气，抬高一条腿（单腿下犬式）；呼气，屈膝到胸部（保持下犬式）；吸气，重心前移到单腿的木板式上，保持膝盖在胸部（保持臀部抬高）；呼气，把脚放在垫子上（膝关节正下方）。这些动作练习得越多，我们用以让脚到达垫子前端的动量就越小，对核心的激活和依赖程度越大，随着时间的推移，整个动作就变得更有力、更流畅。

改变常见的修辞

思考一下传统瑜伽传承的过程：一个学生多年来一直只有一位精通瑜伽知识的老师。老师在很长一段时间内传递了大量的知识，发出的指令清晰而明确。经过很长时间的研习，学生也成为了别人的老师，开始重复上述教授过程。在这种使用了几个世纪的口口相传的瑜伽教授方法中，存在着一个潜在的缺陷：学生的批判性思维几乎没有发挥空间，无法质疑他的老师及其观点。在这个系统中，学生几乎没有机会了解自己以外的东西和人。教学视角被缩小到令人担忧的程度。

在瑜伽文化中，虽然瑜伽的练习和分享方式发生了很大的变化，但仍有一些传承下来的习惯在日常练习和教学中根深蒂固。一些瑜伽口令被频繁地使用。不幸的是，某些短语和指令并不符合人体生物力学。本书将具体讨论这些问题，并提供放弃这些口令的原因，以及用更新的知识来替换的方法。

下面介绍摒弃旧口令和引入新的视角的内容。这些内容对瑜伽行业的从业者（包括正在进行瑜伽教师培训的人）来说非常重要，可以让我们意识到自己的专业知识和技能仍有很大的调整和进步的空间。发出瑜伽指令时，结合批判性思维不仅可能对学生的身体健康产生直接影响，还可能促进教师的实践及教学技能提升。

在瑜伽教师培训中，我经常被问到这样一个问题：

> "你如何让他们愿意听从这种新的对位方式，即便之前被告知过数千次要以另一种方式进行对位？"

我的回答是：

"这并不总是容易的。习惯是很难被改变的，你经常要与他们信任的人所传授的知识斗争。"

为了转变学生习惯的思维方式，你需要与学生建立一定的联系。我建议以坦诚和幽默的态度来处理这个问题。提醒他们，瑜伽是不断发展的，关于运动和健康的高深的知识是很多教师无法获得的，口口相传并不是整合批判性质疑的理想模式。要有效地做到这一点，你必须做到以下几件事。

- **对人友善。** 教师在有些时候需要给人以关怀备至的建议。记住，你正在与一个对身体和练习有不同看法的人一起工作。他们可能会因为信任你而更不容易受到伤害。

- **谦逊，但自信。** 要清楚地向学生表明，你教授的内容可能与其之前的瑜伽老师教授的内容有所不同，甚至可能有矛盾的地方。关注这样一个概念，即新的对位方法是传统瑜伽学习无法获得的，现在使用这种新的对位方法，我们会以更安全的方式进行瑜伽练习。

- **为独立、批判性的思考留出空间。** 鼓励学生提出问题，然后尽你所能地解答，但也要乐于改变你的想法。你既是一名教师，也是一名学生。

要知道，勇于质疑或接受质疑，从而不断探索，才能获得进步。

具有危害性的口令

下面将列出一些具有危害性的口令。你应该立即从你的语言中删除这些口令（若有）。它们是传统的（或者至少是口头常用的），但与生物力学事实并不相符。

1. 卷尾骨。 腰曲对核心稳定性至关重要，曲线比直线更稳定。当我们卷起尾骨时，我们会使腰椎前凸变平，主要启动腹前侧的"六块腹肌"。这不利于提升我们启动更深的腹部肌群参与的能力，腹部肌群是用来稳定核心的工具。当腹肌用力时，我们不能挤压内脏，不能启动提升盆底肌群和收束会阴的深筋膜，并且倾向于收紧臀肌。

将下背部压向瑜伽垫（以获得支撑）。 这是一个谬误。腰曲很重要（见上一段中的论述），尤其是当我们在仰卧双腿伸直时，我们需要整个核心都保持活跃，以健康的方式维持杠杆力。保持腰曲，只有在背部拱起的时候，它才应该消失。

2. 下拉肩膀。 肩胛骨本身只是用来向上和向下旋转的。只有当肩胛骨和锁骨（肩带）共同、充分移动时，才能实现上肢的全范围运动。当手臂上举时，肩带必须上旋，否则肱骨会挤压处于其与肩胛骨之间的间隙中的软组织。向外转动手臂会让上述间隙变大，但是当你下压肩带的时候，间隙就变小了。随着时间的推移，伴随这种间隙变化发生的挤压和摩擦会导致疼痛、无力、退化和残疾。在手臂上举时，如果你坚定地执行手臂外旋，肩带会处于合适的位置，肩膀和颈部之间也会有足够的空间。放松的面部和喉部将大大改善这种新对位产生的感觉。

3. 前屈卷背起身。当脊柱深度前屈时，下背部的肌肉基本上是鼓出来的。下背部肌肉太短小了，无法承担把整个上半身拉至直立的巨大任务，因此厚厚的结缔组织参与进来完成大约75%的工作。卷背起身不仅会使腰椎肌肉组织有扭伤的风险，还会使椎间盘前端处于最大压缩的状态，而核心肌肉无法启动或支撑。至关重要的是，脊柱周围肌肉的作用只是使脊柱处于中立位，并使其稳定，以便髋关节可以进行承重。

4. 手掌虎口（L位）下压。将拇指连接到手腕的鞍状关节是一个脆弱的关节。它与其他手掌或手指的掌指关节不在同一平面上。因此，鞍状关节如果负重，往往会不自然扭曲，使韧带紧张，使软骨磨损，导致关节炎。相反，我们如果把精力集中在将重力或能量以最有效的方式从手指转移到肩膀上，就可以在使用手掌的过程中保护鞍状关节。

5. 下背部扭转，尤其是仰卧扭转。腰椎的水平旋转度非常小，但许多教师将所有的扭转能量都放在了腰椎。这种重复的动作会导致一些已经脆弱的部分因过度灵活而松弛和退化。事实上，我遇到的大多数下背部疼痛案例（包括我自己和其他人）都是通过降低腰椎旋转活动度和重建下背部肌肉力量来治疗的。

6. 双脚并拢。大多数人的身体如果没有通过膝关节、髋关节甚至下背部得到足够的代偿，就无法适应并拢双脚的站立体式。从长远来看，大多数人的身体在所有体式中保持双脚与髋同宽都会感觉更好，即使是在椅式中。由于物理学原因，将脚放在正中线会破坏从脚到脊柱的自然支撑传递，导致足弓、脚踝、膝关节、髋关节和骶髂关节过度扭转。

7. 像做凯格尔运动一样，收紧会阴来启动盆底肌。会阴肌和盆底肌是完全不同的肌群，功能也不同。会阴肌是与外生殖器和骨盆出口相关的线形小肌肉，而盆底肌是位于骨盆入口的薄薄的环状肌。我们以微妙的方式激活它们，将深层腹壁拉向骶骨的方向，而不是像凯格尔运动那样收紧会阴肌。像握拳那样收紧会阴肌，会导致深层核心肌群缺乏力量，无法稳定。

8. 前屈时大腿内旋。这个动作会以非常不稳定的方式增加膝关节的扭转度。这个动作还会使髋关节内旋过度，给膝关节韧带带来额外的压力，导致超伸和不稳定。

9. 站立成弓步，前侧大腿与地面平行，膝关节弯曲90度。这个姿势要求两脚相距很远，将后腿的大部分负荷转移到前侧髋关节。对于大多数人的身体来说，这种姿势会使髋部的深层结构处于危险之中，也会使髋关节和大腿肌肉有扭伤风险。

正如你稍后将了解到的那样，处于极限长度（短或长）的肌肉非常不稳定或力量较弱。髋关节的构造在这样的体式下不足以长时间支撑你的体重，这样做会导致长肌群与短肌群失衡，使髋关节容易半脱位（股骨从骨盆上滑脱，这实际发生在我的一个朋友身上，她非常强壮，所以我非常认真地告诉你，这不是一个可取的体式）。

10. 战士Ⅱ式中髋部完全打开，平行于瑜伽垫边缘。 在战士Ⅱ式中我们不应该迫使髋部完全打开。因为髋关节的形态结构决定了我们做不到这一点，而不仅仅是因为肌肉的长度。强迫髋部完全打开，将挤压关节组织，这通常会导致骶髂关节和下背部的错位及损伤。相反，在弓步时髋部只打开到阻力点，确保大腿骨和膝盖不会被拉扯，可有效避免受伤。

11. 脚回勾以保护膝盖。 这个问题很复杂，本书将在后文中深入讨论。现在，我要说的是：脚回勾并不能保护膝盖。在某些情况下，例如在鸽子式的变式中，脚回勾实际上会导致受伤。脚比我们想象的更复杂，尤其是它与膝、臀的关系。

12. 髌骨上提以保护膝关节。 这在很多深受欢迎的瑜伽课堂中随处可见，并被用于平衡体式中。但是，当我们站立时，髌骨上提通常会使膝关节过度紧张，所以不能保护膝盖。事实上，这可能会导致真正的损伤。

13. 手放在肩膀正下方。 肩关节在哪里？它不在腋下，也不在锁骨下方（大多数人认为的肩关节位置）。错误的位置认知和对位方式会使胸部塌陷、肩关节组织被撞击，减弱手腕的力量和稳定性，并使核心处于薄弱状态。难怪这么多人讨厌平板式和四肢支撑式。手臂的形态会告诉你把手放在垫子上的确切位置，你很快会明白这些。

14. 胸骨上提。 这个口令的目的是纠正驼背，但它往往会在中背部形成一个明显的"断裂点"，有时被称为肋骨剪切。我们需要以平衡的方式将整个胸廓向上抬起，而不仅仅是将前侧抬高。我们还需要将肩胛骨与和肋骨相连的胸椎分离开，激发打开胸腔和敞开心扉的感觉。

你需要时间和练习来确保所有危害性口令从你的头脑和身体中清除掉。对许多人来说，多年来经过许多不同的教师教导，这些内容已经根深蒂固。但可以肯定的是：你的大脑可以做出改变，你的身体也可以。只有通过用心练习，打破惯性思维，并积极地将它们清除，你才能做到这一点。接下来的几章中补充了支持性证据，证明这些口令不符合身体的需要，因此你越深入学习，就越容易在视角和语言上做出转变。

第七章
脊柱与核心：结构和特性

人类是唯一真正直立的生物，直立行走、跑步，甚至坐着时头在骨盆正上方。实际上，没有多少人真正做到了直立。许多人直到脊柱受伤前都没有意识到自己的脊柱。大多数情况下，脊柱受伤就是因为我们一直没有注意自己的姿势。一些非常注重体式的练习者得到了一些错误信息，并且养成了一些错误的练习习惯，这些习惯最终伤害了练习者。

脊柱是支撑人体直立行走的中心，也是四肢移动的中轴。事实上，人体的骨骼系统包括躯干骨（头骨、脊柱、肋骨和胸骨）和四肢骨（其他骨）。了解这个系统的细微差别、它是如何工作的，以及如何分离或整合不同的部分，对教授一个完整、安全、合乎逻辑的瑜伽序列是必不可少的。

清楚知道脊柱如何在重力作用下支撑身体后，你就可以先教授一个详细的模型体式，比如牛/猫式，然后逐渐过渡到教授难度更大的体式。

在安排体式序列时，你会思考两个根本问题。

- 脊柱是灵活的还是稳定的？

- 是脊柱支撑着四肢，还是四肢支撑着脊柱？

这两个问题的答案将成为你编排序列和展开教学的核心，从长远来看，它们支持你带领学生进行安全且自信的瑜伽练习。

在接下来的内容中，我将提到或者直接指出什么是不该说的。我希望避免这些错误信息的传播，并建立新的模型。在后面的章节中，我将向你提供详细的新模型。本章更多关注如何理解事物以及为什么以这样的方式工作，并介绍需要你重新调整口令和对位的风险因素，这样，当你读到第八章时就能理解所有的新模型。

骨

脊柱的独特之处在于形状以及连接方式。软骨关节和滑膜关节的结合，形成了一个多功能系统，在提供结构稳定性的同时，关节活动度仍然非常高。脊柱由一系列堆叠的骨（称为椎骨）组成，这些骨两两之间由纤维软骨盘隔开，并由韧带层层连接在一起。椎骨的作用有很多：保护脊髓（脊髓会穿过由椎骨堆叠形成的椎管）；帮助我们提升伸展的能力；提供更好的视野。由于形状影响功能，椎骨的形状与它们所处的水平面精确匹配，并允许或限制相应的运动。

当你观察脊柱时，注意每块骨的形状。你看到了什么？脊柱顶部和底部有什么区别？棘突的角度是一致的还是不同的？你仔细地观察这些细节，就能推断出这些骨相互运动的方式。

你会注意到每块椎骨都有一个厚而致密的椎体，它交叠在下面的骨上，这是脊柱的承重部分。两个被称为椎弓的骨桥从椎体侧面延伸出来环绕脊髓，在两侧形成横向凸起（横突），接着在背部会合，形成我们能在背部感觉到的凸起（棘突）。然后，考虑一下小关节如何相连。例如，它们紧密连接在一起吗，它们会在活动范

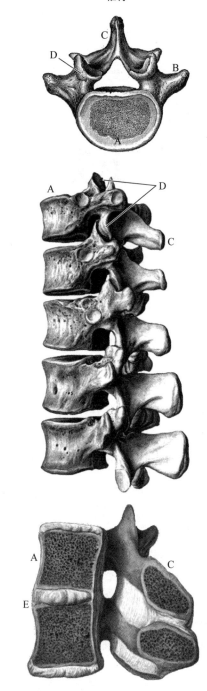

椎骨

（A）椎体，（B）横突，（C）棘突，（D）关节突，（E）椎间盘。

围内相互挤压吗，它们如何限制或允许运动？

最后，你必须仔细观察才能在骨骼模型中看到这一点，即棘突旁边有一组骨性突起从椎体底部和顶部延伸出来。这些突起被称为关节突，本书将在稍后阐述脊柱关节时讨论。

脊柱从上到下分为以下区域。

- **颈椎**：7块骨，编号（从顶部开始）C1 ~ C7。颈椎的主要功能是灵活性。第一和第二颈椎协同工作主要是为了头部旋转。短的横突意味着有足够的侧屈空间。有些棘突非常突出，并且彼此堆叠得非常紧密，这意味着颈椎在水平面上的关节活动度将以某种方式受到限制，但在

后伸方向上具备足够的稳定性。还要注意，每个横突中间都有一个孔，椎动脉在此穿过。虽然在正常运动范围内很难损伤这些血管，但必须承认确实存在一些风险。

- **胸椎**：与肋骨相连；12块骨，T1 ~ T12。经检视，胸椎和颈椎的椎骨有一些明显的区别。某些胸椎椎骨的棘突大幅度向下倾斜，彼此紧密层叠。这种形状允许胸椎椎骨在水平面上相对滑动，而不是相互阻挡。另外需要关注的是，肋骨本身同时固定在多个椎体水平面上，无论胸椎椎骨的形状如何，都有非常强的稳定性。因此，肋骨的活动性将直接影响胸椎的活动性。

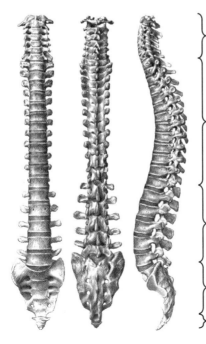

颈椎（7块椎骨，前凸）

胸椎（12块椎骨，后凸）

腰椎（5块椎骨，前凸）

骶骨（5块椎骨融合，后凸）

尾骨（3~4块椎骨融合）

- **腰椎**：5块骨，L1 ~ L5。与颈椎、胸椎相比，腰椎过于粗壮，这是因为腰椎需要支撑我们大部分的体重。腰椎椎骨也更明显地呈楔形，而不是柱状。该形状会影响腰曲，因此腰椎椎骨不会排成一列，上下垂直堆叠。棘突越来越粗壮，为大块肌肉和致密结缔组织提供了附着的位置。仔细观察腰椎水平的关节突关节面，会发现与上面的胸椎相比，它们面对的方向不同。当我们开始讨论关节突关节和运动范围时，这是重要的相关信息。

- **骶骨**：腰椎下方的三角形骨，连于骨盆；由5块骶椎融合而成，S1 ~ S5。骶骨是一块中空弯曲的骨，从胚胎期的5块单独的椎骨开始，然后融合成1块。它是中空的，所以能够容纳脊髓的末端，并且能让神经根从开孔中穿出。男性和女性的骶曲不同，骶骨相对于腰椎的角度也有所不同。这是有意义的，因为当你在课堂上观察身体时，骶骨的高度可能会引起一些视觉假象，使人的腰椎看起来比实际上要弯曲得多。

- **尾骨**：可能与骶骨融合，也可能不与骶骨融合；3 ~ 4块骨。起初，尾骨似乎没有发挥功能，只是为一些会阴肌提供附着点。对大多数人来说，尾骨直接与骶骨融合，形成非常稳定的骨性连接。然而，对于一些人来说，尾骨有一个很小的关节，这个关节很容易扭伤。这通常被称为"尾骨骨折"，但实际上是关节扭伤。

生理弯曲

每一个脊柱节段都形成了自己的生理弯曲，并且相邻节段的生理弯曲是反向的。在子宫内，我们蜷缩成一团，形成最初的生理弯曲（后凸）。一旦出生，骶骨和胸椎因具有很强的稳定性，保留了原始的生理弯曲。而颈椎和腰椎与运动、姿势和重力相适应，生理弯曲发生反转（前凸）。正是这些生理弯曲的作用，为身体提供了在大部分时间里保持直立的稳定性。

虽然椎骨的形状显现出这些生理弯曲，但重力是持续存在的，身体重心也是不断变化的。这意味着，我们必须积极使用肌肉来保持直立，以长期维持我们的生理弯曲。脊柱中立位是指在内部肌肉的支撑下，颈椎（前凸）、胸椎（后凸）和腰椎（后凸）正确排列且保持正常的生理弯曲。人们偏离对位是很常见的，通常会将骨盆和头部向前移，而胸廓向后移。在这种情况下，人体只有少部分肌肉参与工作，主要依靠韧带来支撑身体。虽然从节约能量的角度来看这似乎很有效，但脊柱的关节会受到重创。

让我明确一点：我们注定会有腰椎向前的生理弯曲。腰曲是我们的脊柱区别于其他哺乳动物的决定性因素。我们需要它来保持直立姿势的稳定。如果把它"压平"，我们的减震能力和激活深层核心肌群的能力会降低，相关组织会受到挤压，最终导致发生损伤。

椎间盘、关节和结缔组织

椎间盘位于椎体之间。椎间盘直接与骨外膜结合，形成软骨关节。软骨关节不像滑膜关节那样具有很大的活动性或有滑液润滑，它们依赖于软骨本身的柔韧性来活动。椎间盘有一个特殊的结构可以满足我们的活动需要：在柔软的胶状物质（髓核）周围有一层致密但可弯曲的纤维软骨环（类似果冻甜甜圈）。髓核具有良好的减震性，并且它也会随着脊柱屈曲运动在椎间盘内移动。当脊柱弯曲时，椎间盘的一侧被压缩，髓核被推到扩张的一侧；当脊柱回到中立位时，髓核回到中心。

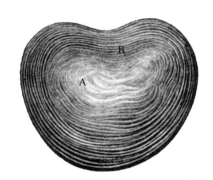

（A）髓核，（B）纤维环（纤维软骨环）。

纤维环像其他结缔组织一样，需要通过强度合适的运动和持续保持水分得到养护。如果停止运动（或习惯性地以不良的姿势坐在办公桌前），该组织就会长期脱

椎间盘损伤

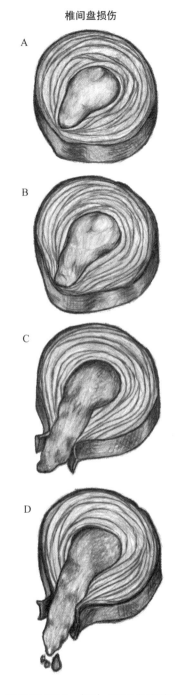

（A）椎间盘突出，（B）椎间盘突出＋隆起，（C）纤维环破裂＋髓核脱出，（D）纤维环破裂＋髓核游离。

水，我们就会有失去椎间盘的柔韧性、纤维环破裂、髓核脱出的风险。

所有这些都是坏消息。我们称之为初始破裂和断裂脱出。随着纤维环变薄，椎间盘从椎骨之间突出，通常会使从椎管出来的神经根发炎。该区域的软组织也会受到影响，产生炎症与疼痛。但只要正确地护理和进行康复性运动，突出的椎间盘是可能逆转的。

然而，如果不注意，椎间盘突出会导致隆起，甚至导致纤维环完全破裂，从而导致所有的髓核脱出。一旦椎间盘的完整性受到破坏，它将无法正常承受冲击，最终将变得过度灵活，并将更快地退化，完全消失。骨与骨直接相连并不好。如果椎间盘不完整，椎体之间的间隙会缩小，软组织会发炎，神经根会受到激惹或受到压迫，我们会经历一个很难逆转的疼痛周期。你也可以选择外科手术，但是效果很糟糕。虽然软骨关节为脊柱提供了一定的运动范围，但脊柱的大部分运动发生在另一组关节上。还记得我们之前提到的那些关节突关节吗？当椎骨相互堆叠连接时，扁平的小角状凸起从一块椎骨底部伸出，连接在下一块椎骨顶部的小角上。这些小关节是可以自由移动的滑膜关节，受将它们连接在一起的韧带限制，以及整个脊柱-椎间盘-肋骨系统的整体牵拉或挤压力的限制。

脊柱关节与身体其他部位的关节不同的一点是，将它们连接在一起的韧带具有弹性。只有脊柱韧带可以拉长并恢复到原来的大小。如果你仔细想想，这是很巧妙的。为什么？因为脊柱保持完整对其内部脊髓的健康至关重要。如果发生了一场创伤性事故，你的脊柱被拉伸、弯曲，甚至移位，让它回到原来的位置或尽可能复位是至关重要的。如果它仍然移位，脊髓受伤的风险就会增大。因此，韧带具有弹性意味着多了一层自动防护。这种机制有其局限性：韧带的伸展距离只能达到其原始长度的50%（伸展后可恢复至原始长度）。这对于长而厚的贯穿整个脊柱椎体前部和后部的韧带来说是很好的，但对于连接关节突关节的短韧带来说，完全是另一回事了。毕竟，短韧带的50%是非常短的。因此，即使有了这种自动防护，如果运动范围过大，关节突关节韧带和靠近关节突关节的深层短肌肉也可能受伤。

胸廓

胸廓是由胸椎、肋骨、脊柱及其之间的连结共同组成的一个协同统一的系统。肋骨在背部与脊柱相连，在胸前通过透明软骨（肋软骨）连接到胸骨。作为一个囊括胸椎的封闭系统，胸廓为脊柱中段创造了极大的稳定性，但同时也具备一定的灵活性。每一组肋骨都可以相互独立地运动，这意味着肋椎关节的活动度可能比我们最初设想的要大。最上面的两对肋骨在两个地方与脊柱相连接：一个在相对应椎骨的椎体处，另外一个在侧面的小突起（横突）处。其余几对肋骨有三个关节，前两个关节连接到上下两个椎体，跨越椎间盘，第三个关节位于横突处。这意味着有很多结缔组织可能会限制肋骨的运动，但运动又确实是可能的。我们只需要关注如何激活肌肉，并考虑需要稳定哪些部位，以及需要哪些部位参与运动。我们需要努力学习如何激活肋骨之间的肋间肌，并使每组肋骨进行范围更大、更精准的运动。幸运的是，我们在瑜伽中所做的动作，如调息、扭转、侧弯和后弯，实现了这种特殊的训练。

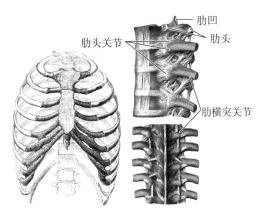

肋凹
肋头关节
肋头
肋横突关节

肋骨的形状和肋骨之间的肌肉（肋间肌）决定了肋骨的运动功能和特点。我们深呼吸时需要提升和扩张胸廓，以充分增大肺容量。我们的扭转依赖于椎骨在上下关节突关节面上旋转时肋骨彼此滑动。侧弯是指当另一侧像扇形打开时，胸腔的一侧压缩。许多人的肋椎关节缺乏动态活动能力，但事实上这种能力是非常重要的。如果能够减弱肋骨之间的张力，那么脊柱关节在每个节段都能更自由地运动，而不是在一个区域僵硬，在另一个区域过度灵活。从长远来看，相比依赖一两个关节的大范围活动完成运动，通过多个关节的小范围活动完成运动对我们来说更有益。

观察最后两根肋骨。请注意，它们并不像其他肋骨一样通过肋软骨与胸骨相连，因此T10～T12并不像其他胸椎那样稳定。这种由浮肋造成的胸椎灵活性的增强意味着我们需要更多地专注于平衡稳定性和灵活性。如果我们对这一区域缺乏认知，T10～T11会主导大部分脊柱中部的运动，最终导致更快的功能退化和损伤。在需要调动上肋骨灵活性的体式中，T10～T11会是一个高风险损伤区域。

骨盆

骨盆虽然不属于真正的中轴躯干骨，但它的运动直接影响脊柱，所以在这里讨论它。它的形状很奇怪，令人难以想象。组成骨盆的骨以不同的角度摆动——向前、向后，向外、向内，向上、向下，因此，当试图用二维的图画来识别这些运动时，很容易搞混。如果可能，我强烈建议大家研究三维模型。

骨盆分为左右两部分，每一部分都是三块骨的融合体：髂骨、耻骨和坐骨。两部分前部在耻骨处通过纤维软骨相连接。在背部，髂骨每侧各有一个向上的关节面与骶骨紧紧连接在一起，并由密集的韧带层固定。这就是骶髂关节。这种设计允许骨盆两侧独立移动，这对做对角线运动至关重要，例如在一侧腿向前迈步的同时，向前摆动对侧手臂。虽然骶髂关节基本上是稳定的，但它仍有很小的活动度。随着时间的推移，基因差异、姿势压力和过度的运动都可能会导致骶髂关节过度灵活，变得不稳定。当骨盆作为一个整体运动时，骶骨应随之移动，依次影响和移动腰椎。"骨盆去哪里，脊柱去哪里"，我在瑜伽课上反复这样说。这种关系是一个代偿的基本例子，也是脊柱（核心）与下肢运动链的主要功能。

要确定骨盆的中立位，必须首先区分男性和女性骨盆之间的差异。男性的髂骨的位置更高，因此男性的骨盆看起来更像是长方形的。髂骨前面的骨性突起被称为髂前上棘（ASIS），后面的突起被称为髂后上棘（PSIS）。当男性的骨盆处于中立位时，髂前上棘与髂后上棘大致保持水平。男性的坐骨的位置很高，形成一个角度为锐角的耻骨弓。男性的骨盆入口和出口均较窄。此外，男性的骶骨趋于狭窄，后部曲度更小，尾骨内卷，看起来更加直立。

相比之下，女性的髂骨更短、更宽，在前方的开口更大，使骨盆看起来呈碗状。当女性的骨盆处于中立位时，髂前上棘低于髂后上棘。女性的坐骨是矮而宽的，形成一个角度为钝角的耻骨弓。女性的骨盆入口和出口都比男性更宽、更深（从前向后），这便于婴儿的脑袋在分娩时通过。此外，女性的骶骨的生理弯曲曲度比男性的生理弯曲曲度大得多，尾骨向外、向上翘起（同样，更利于分娩）。女性的腰骶角也更大。所有这些因素加起来，使得女性的

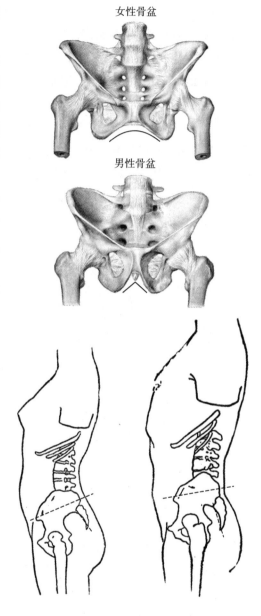

女性骨盆

男性骨盆

女性与男性骨盆的差异：耻骨角大小、髂骨的排列，以及髂骨和骶骨的形状。所有这些让女性骨盆比男性骨盆看起来更前倾，即使是在骨盆处于中立位时。

骨盆看起来比男性的骨盆更前倾，即使是在骨盆处于中立位时。这是一个值得关注的问题，尤其是当涉及用口令指导学生进行骨盆对位时。

我们指导学生延展尾骨，或者把尾骨内收，或者把尾骨推向脚跟等，就是在指导他们如何让腰曲变直。但腰曲对脊柱的稳定性及椎间盘和神经根的健康是十分重要的。让腰曲变直会削弱深层核心肌群的力量和稳定性。最重要的是，我们应该认识到骨盆对位是被精心设计的，我们需要从口令中删除"收尾骨"或"拉长下背部"，以便重建深层核心稳定性。本书将在下一章讨论一些需要注意的事情。

骨盆直立

我经常被问到："如果腰曲如此重要，那么口令是从何而来的？"当然，这是个很好的问题。虽然追踪这些信息的确切起源可能很困难，但我们至少可以确定其中一个起源。

要知道，最早开始教授和练习瑜伽的都是男性，后来才出现女性。因此，当男性瑜伽教师开始指导女性学生进行练习时，看着那些与他们之前认知中有着千差万别的身体，发现她们的站立方式有些不对劲：她们的身体不强壮，看起来不像男性身体，对位方式也有所不同。但即便是参与瑜伽运动的女性越来越多，又即便是知道这并不正确，某些在几个世纪中口口相传、早已根深蒂固的口令依然延用至今。

在现实生活中，类似的情况时有发生：很少有人了解自己的解剖结构，当医生和家长告诉我们"站直"时，我们可能会认为弯曲的脊柱是不正常的。即使是医学专业人员也不一定精通人体生物力学，所以在这种情况下，糟糕的对位反而会得到强化。

因此，如果你在课堂上听到这些口令，提醒自己这并不是你的老师的错。很长一段时间以来，他们一直被告知错误的信息，而且这种信息在很长一段时间内被不断向他们重复。现在，是时候让我们来改变这种文化了，是时候更好地利用目前对体态和运动学的理解，是时候改变言辞，开始试着问：为什么做这个体式，为什么要以特定的方式运动。如果当前的练习内容和方法没有作用，就改变它。

关节活动度

　　脊柱的独特之处在于它能在任何平面上运动。由于构成这个系统的关节数量多，我们可以同时在多个平面上移动。虽然肩关节和髋关节理论上可以在所有运动平面的组合中做回旋运动，但它们仍然受到长骨或单关节的限制。在脊柱中，关节突关节的滑动方式，使整个脊柱系统可以进行其他部位无法实现的蛇形动作。但这也可能会造成问题，因为当进行大范围的运动时，稳定该区域会困难得多。我们不仅要具备运动至一定范围的能力，还要具备在运动的同时保持稳定的能力。这需要专注和大量的练习。

　　脊柱的主要运动如下。

- 矢状面上的前屈和后伸。

- 冠状面上的侧弯。

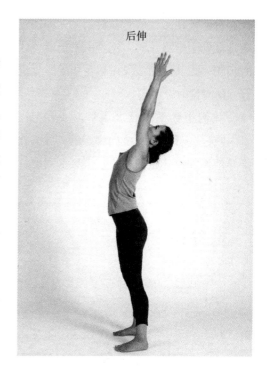

后伸

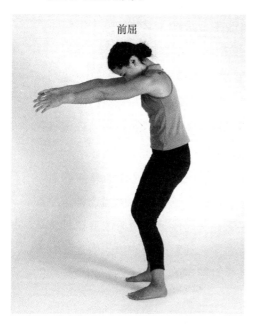

前屈

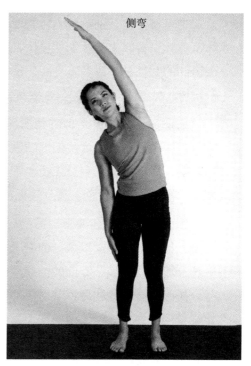

侧弯

- 水平面上的旋转（定义为脊柱一端固定，另一端旋转）。

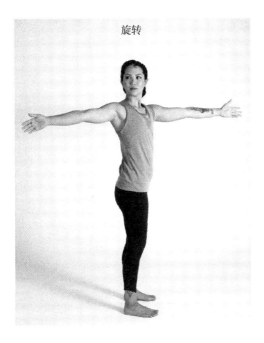

旋转

正如前面所讨论的，椎体从颈椎到腰椎的形状和方向产生了变化，不同的形状对运动范围都有直接影响。再看看模型，既然本书已经讨论了这些过程如何影响运动，那就关注一下关节突关节。请注意，在颈椎和胸椎区域，左右关节突关节面位于同一平面；你可以在它们之间滑动一张纸。然而，在腰椎区域，两侧关节突关节面开始向内转向，处于两个单独的平面上。这种变化真的很重要，尤其是考虑到旋转的运动范围时。

当旋转时，每块椎骨相对于其下方的椎骨，可用的运动范围是有限的。所以，脊柱的旋转有点像螺旋楼梯：一块骨最大限度地移动，然后上面的那块骨进一步移动，依此类推，沿运动链向上。

在颈椎和胸椎区域，关节突关节面旋转非常容易。颈椎在任何一个方向上都能旋转80～90度。每节椎体大概旋转10度。胸椎基于本身的构造几乎可以达到与颈椎一样的灵活性，但它受到胸廓稳定力的极大限制。因此，胸椎可以实现大约35度的旋转。T1到T9的旋转角度大致为2.5度，T10到T12的旋转角度则稍大一些。为什么会有差异？因为最后两条肋骨是浮肋——它们并未通过肋软骨连接至胸骨，所以它们不会像其他肋骨那样稳定。当然，所有这些潜在的运动都是理论上的，因为许多人甚至不会尝试旋转胸椎，坦率地说，这是个高强度的运动。而我们的大脑倾向于让我们的身体找到阻力最小的路径，因此，如果我们不是有意识地特定激活胸部肌群，将不可避免地运动那些更具内在灵活性和阻力更小的部位。那么，如果我们没有特地将每一节胸椎水平旋转，哪些部位将进行代偿？

对我们中的大多数人来说，答案是腰椎。我们通过T10～T12和腰椎的灵活性来代偿胸椎的稳定性。如果你观察学生做扭动体式，尤其是仰卧扭动体式，你会注意到大部分的扭转集中在腰部。事实上，很多时候，我们还被特别指导在旋转臀部的同时尽量保持肩膀在地面上。你会看到一些过度灵活的人水平旋转T10～L5近90度。但是，这会对身体造成一定的损伤。

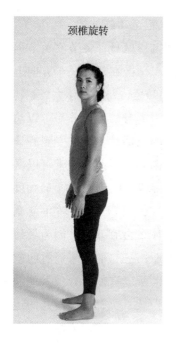
颈椎旋转

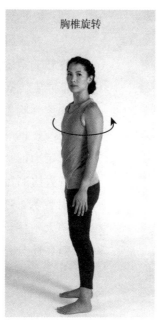
胸椎旋转

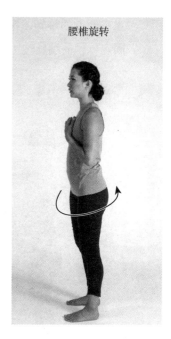
腰椎旋转

如果我们认真对待骨工程学，并且理解关节的形态影响关节活动度，那么我们就会意识到腰椎关节突关节的形态变化会导致腰椎旋转活动度的大幅下降。从骨工程学的角度来看，五节腰椎一共只支持旋转13度。这个数字可能会令人震惊，因为正如前面提到的，我们已经大大增加了腰椎旋转，并在功能上变得过度灵活。有大量证据表明，随着时间的推移，这是极其有害的。毕竟，过度灵活会导致退化、衰弱和疾病。

作为一个经常腰部过度灵活的人，我不得不格外尽力地进行分离腰椎的运动，并激活上部胸椎的运动范围。通过不断练习，我的下背部已经康复，使腰椎旋转仅为20度。这种稳定感棒极了。

最后一件我想让你考虑的事是脊柱活动范围：因为关节突关节的角度，脊柱在旋转时有弯曲的倾向，并在侧弯时有旋转的倾向。为了保证这些动作精准和无代偿，在完成一个动作的同时，稳定另外一个动作是很重要的。理想情况下，我们要保持在一个明确的运动轴上，而不是模糊区域。如果我们不分离这些运动，会给椎间盘更大的摩擦剪切力，增加损坏它们的风险。教授这些相对简单且准确的动作，将有助于增强脊柱深层稳定肌肉的觉知和力量，并可能随着时间的推移提升我们的恢复力。

肌肉

如前所述，运动和支撑脊柱的肌肉系统是复杂的。本书会把它分解成更小的部

	单向旋转总度数（度）	扭转数量（节）	每节段的活动度（度）	很多瑜伽练习者的度数（度）
颈椎	80 ~ 90	7	≥ 10	80 ~ 90
胸椎	35	12	2.5（T1 ~ T10） 5（T11 ~ T12）	0 ~ 10
腰椎	13	5	2（L1 ~ L4） 5（L5/S1）	70 ~ 90（T10 ~ S1）

背痛

只有大约10%的背痛是椎间盘突出或破裂导致的，然而背痛是人们寻医问药的主要原因之一。如果这是真的，还有什么会导致疼痛？当然，如果我们在腰椎活动度过大的情况下四处走动，该区域的软组织就会经常被过度使用。韧带和肌肉的炎症，甚至椎间盘和软骨的炎症，会刺激神经根，就像椎间盘突出一样。如果我们习惯于激活深层核心肌群以使整个下背部减压，通过学习调节内在肌肉以稳定小关节，我们可以减少导致大部分疼痛的刺激物。我自己的身体和我的许多学生的身体都证明了这确实有帮助！

有关旋转运动范围和这些理论背后研究的更多详细探讨，请阅读迈克尔·博伊尔的文章。

从本质上说，旋转训练会造成过度灵活，因此应将其从背痛的治疗方案中删除。如果转而关注腰椎的力量和稳定性，我们可以提高胸椎灵活度，让脊柱整体上更自由地运动，减少运动开始时的疼痛。

分，让你更容易学习。

核心肌群是指腹部肌肉和下背部肌肉，一般认为主要是腹肌。实际上，核心肌群是上半身和下半身的复杂交织。脊柱位于交汇处的中心。从深层到表层的核心肌群起到了不同程度的支撑和运动作用。深层核心是一个内在系统，可在四肢运动发生之前稳定脊柱。动态核心是腹肌、椎旁肌和四肢肌肉的复合体，它们直接或间接地稳定脊柱的某些区域，以便其他区域进行有效的运动。

深层核心

想想看：如果你有一个充满水的长气球，你紧紧地挤压中间，气球的两端就会被推开。记住这一点，想象一下深层核心肌肉是如何共同作用来挤压腹腔的。这一力学机制既能减轻腰椎压力，又能为该区域提供超强的稳定性。虽然内脏本身是固体，但它们悬挂在腹腔中的方式展示出流动的性质——它们可以相对流动和挤压，而深层核心肌群对这个封闭系统施加压力的作用机制就像液压系统在重型机械中的工作原理一样：受压流体在重力作用下可进行有效且高效的移动或重量控制。

深层核心的基本肌肉有：

- 多裂肌；

- 腹横肌；

- 盆底肌；

- 膈肌。

多裂肌是椎旁肌中最小、最深的肌肉。多裂肌是一系列单独的短肌，一次只跨一个椎体节段。当多裂肌收缩时，实际上在椎骨之间实现了一种压缩作用。多裂肌的功能是在四肢运动之前收缩支撑脊柱。这是预备性的，甚至是反射性的，但往往由于这些肌肉缺乏觉知和力量而被削弱。活跃有力的多裂肌有助于维持腰椎前凸的基本形状和骶骨的稳定性。如果多裂肌无力或无法启动，腰曲很容易受到损伤。这可能是人体中常见的弱点。即使是非常强壮的人也会有难以激活多裂肌的时候。事实上，我们如果有非常强壮的表层肌肉，就会经常使用表层肌肉，而深层的多裂肌会随着时间的推移变得越来越弱。要解决这个问题，我们就要以缓慢、精准的方式运动，直到我们能够放松较大的肌肉，并与微小的内在肌肉重新建立联系。有时需要通过精确的物理治疗来实现这一目标。

腹横肌是腹部肌群中最深层的肌肉。它在腹前侧通过厚实的腱膜附着于腹白线。此外，腹横肌肌纤维水平地环绕身体到背部，通过最深的筋膜层（称为胸腰筋膜）与脊柱相连。它的作用是通过收缩给腹腔脏器加压。换句话说，它在那里挤压肠子。这种肌肉的张力有助于消化器官运转，在消化过程中可以在较小的重力干扰下进行。腹横肌辅助排泄和分娩，辅助进行最有效的呼吸模式，以及与其他的深层核心肌肉协同工作，以减轻腰椎压力及加强腰椎稳定性。

回想一下前面提到的被挤压的充满水的气球，深层核心也是如此。腹横肌向柔软、可移动的腹部加压，内脏器官就会被向上、向下挤压。为什么这很重要？因为我们在底部有盆底肌，在顶部有腹横肌，二者可以支撑与控制腹腔液体运动，并将液压力传导成为脊柱减压和腰曲的支撑力。

盆底肌并不是会阴肌，虽然它们经常被混淆，甚至互换使用，但是它们并不

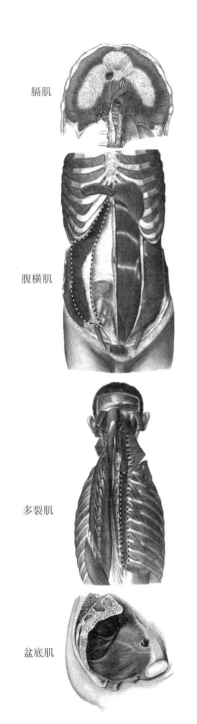

膈肌

腹横肌

多裂肌

盆底肌

膈肌固定深层核心的顶部，而盆底肌支撑底部。腹横肌和多裂肌从两侧前部/后部向中心加压。

相同。会阴肌构成骨盆出口。如果收紧会阴肌而不是盆底肌/腹横肌，那么会诱发盆底肌痉挛，影响性器官功能、排泄功能和能量的持续性，还会影响臀部和下背部的深层肌肉功能，造成功能障碍，改变运动模式，甚至形成难以逆转的错误动作模式。

真正的盆底肌在骨盆入口附近，像吊床一样悬吊支撑肠道、生殖器官和尿道。它们通过筋膜与深层腹壁及骶尾骨相连。本书主要关注深层核心中的盆底肌，以及它承载对抗和控制来自上方腹横肌的腹内压的能力。激活这些肌肉是为了保护盆腔器官，控制向下的能量。

要做到这一点，可以温和地内收（没有必要用力收紧）腹横肌，这将有助于通过连接盆底肌的筋膜启动盆底的小肌群。用力收缩盆底肌实际上会诱发臀部和会阴的深层肌肉工作，从而破坏核心的稳定性。如果盆底肌被正确激活，你会感受到腹部和骶骨由前到后互相拉向对方。盆底肌的启动可以防止受压的腹部器官通过骨盆被向外挤压，并通过这种阻力帮助减轻最下方脊柱的压力。

膈肌是主要的呼吸肌。它是薄薄的、呈圆顶状的肌肉，附着在脊柱前部和胸廓底部边缘，顶部有一个较厚的腱膜（中央腱）。在松弛状态下其呈圆形穹顶状；当肌纤维收缩时，肌纤维会向下拉中央腱，使穹顶变平。这个动作会在胸腔中产生空气，空气通过嘴和鼻子被吸入肺部。此外，这个动作还会压迫腹腔脏器向下，如

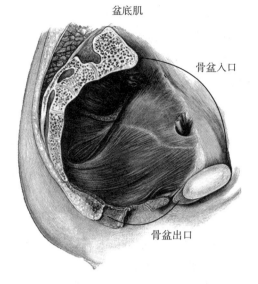

盆底肌

骨盆入口

骨盆出口

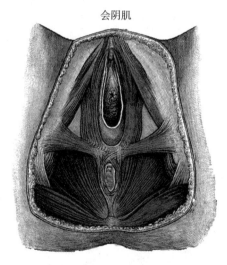

会阴肌

盆底肌起源于骨盆入口，而会阴肌构成骨盆出口。

果腹部肌肉松弛，吸气时腹部会向外膨胀。然而，如果腹部肌肉收缩，膈肌遇到收缩产生的阻力，就会发生两件事：腹压的增加有助于进一步减轻腰骶部脊柱的压力和增加支持力，并迫使肋骨向外和向上

更多移动，以进一步扩大胸腔，进行更深的吸气。

正是膈肌和腹横肌之间的这种整合协同，以及相互拮抗的作用，有助于构建深层核心的顶部，并对腹腔施加压力，以减轻对腰椎的压力。

动态核心

核心肌群除了简单地包裹腹腔脏器和维持脊柱稳定性外，实际上还会促进我们在空间中的运动，这就是动态核心发挥的作用。腹部的肌肉与脊柱周围的肌肉协同工作，甚至与髋部和肩带相连接。正是这种肌纤维的走向和不同层次深度的复杂编织，为脊柱在各个平面上的动态运动提供了可能性。这些肌肉不断平衡稳定性和灵活性，同时帮助我们在失重时克服地心引力而保持直立和稳定。

因为我们大部分时间都是直立的，当评估任何特定动作中的肌肉运动模式时，我们必须记住，运动方向对侧的肌肉才是真正起作用的，也就是说，拮抗肌正在使用收缩来控制重力作用。这些肌肉正在收缩，但越来越长。所以，如果我在做站立向右侧弯，并不是右侧的肌肉在做这个动作，是重力把我拉向右侧，右侧这些肌肉是松弛的。相反，左侧的肌肉在慢慢变长的同时在收缩发力，这有助于减缓由于重力侧弯的速度。当我们改变与重力的关系时，这个模型就改变了。例如，如果我在做侧板式，右手放在地板上，臀部向上抬起，我仍然在做右侧弯曲，对吗？然而，

阻力即效率

阻力比自由更有效率。这是一种需要亲身体验才能真正领会的说法。所以，试着和我一起做个小实验：无论是坐着还是站着，都挺直身体，把手放在肋骨附近，就像在四肢支撑式中那样。现在用尽最大的力量将手向正前方推出。反复这样做。用力推！加快速度！我向你保证，你会觉得可笑，但没关系……你周围的每个人都在关心自己，没人关注你。当你这么做的时候，问问自己："我真正完成了什么？"答案是什么也没有。你花费了大量的能量和精力去完成没有结果的事。

现在放松你的手臂，抖动一下！然后将手合拢在胸前。像在开场练习中一样，关注双掌的用力互推，现在你会慢下来，变得敏感。确保你的手腕没有卡住，让它与肘关节保持水平，没有拉伸。开始掌心相合。这时会有足够的能量进入身体直到感觉到阻力。这就是阻力的效率。

继续施压，非常缓慢地增加你的压力。随着压力增加，阻力也会增加。事实上也是如此，你按压的力量越大，手掌开始移动的力量就越大，双手会以一种非常具体的方式开始向上移动。如果你继续按压，你的双手将继续上升，直到它们到达头顶，在此过程中你并不是有意识地举起它们。一旦它们达到顶点，试着把它们分开。我的猜测是，你会感受到不那么微小的阻力。你的双手可能会感觉到像磁铁吸在一起，甚至很难分开。这就是阻力的力量。

在这种情况下，我要激活右侧肌肉以将我的臀部拉向肋骨方向，肩膀拉向腰线，以实现臀部抬起的动作。当我们开始研究每一块肌肉的动作时，请记住这些原理。

腹部肌肉

腹部横切面有三组浅表肌肉，它们同时作为脊柱的稳定肌和运动肌：

- 腹内斜肌；
- 腹外斜肌；
- 腹直肌。

腹内斜肌是内层斜向的肌肉，肌纤维从骨盆处的附着点和背部胸腰筋膜的筋膜连接处开始，以对角线（或斜向）向上和向内连接到肋骨和腹白线（腹前连接组织的细白线，将左右腹部连接在一起，就像腹部的拉链）。它与腹横肌共同作用以增加腹压，也起到使脊柱旋转和侧弯的作用。

腹外斜肌稍偏外侧，较腹内斜肌浅一层。肌纤维从骨盆的附着点和腹白线的筋膜连接处，向外和向上延伸到肋骨和胸腰筋膜的附着点。它起到使脊柱侧弯及旋转的作用。

腹直肌在最表面。它是多腹肌，通常被称为"六块腹肌"。实际上，在腹白线两侧，肋骨和骨盆的肌肉附着点之间各有四个或更多的腹肌块。关于腹直肌，需要注意以下几点。

- 我们站起时，腹直肌会自然缩短（重力作用下）。

- 腹直肌的肌腹可以相互独立进行不同的工作。例如，它的上部肌纤维起到一种类型的支撑作用，下部肌纤维发挥着另一种功能。

- 仰卧起坐对腹直肌的强化功能远比你以为的差。

从功能上讲，腹直肌必须保持一定张力，以协助给腹腔器官以压力，但在日常生活中，在爬树和攀岩等运动中，它最有用——将骨盆拉向肋骨。此外，腹直肌在垂直跳跃等动作中发挥着重要的辅助功能。

从瑜伽练习的角度来看，腹直肌在猫式中负责将腹部提向脊柱，在平板式和

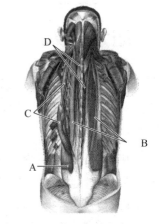

椎旁肌

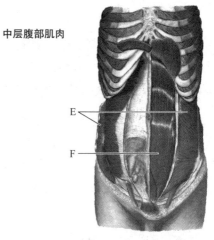

中层腹部肌肉

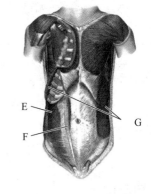

表层腹部肌肉

（A）腰方肌，（B）最长肌，（C）髂肋肌，（D）脊柱，（E）腹内斜肌，（F）腹直肌，（G）腹外斜肌。

手臂平衡体式中保持不塌腰，在退出后弯体式中拉起后仰的背部到站立位置（从深度后伸到前屈）。当你处于俯卧或坐姿时，腹直肌需要工作以防止中背部塌陷。

腹直肌也帮助我们在直立时保持脊柱的生理曲线。如果腹直肌的上部肌松弛，T10通常会在伸展时塌陷，我们可以看到前肋骨"弹出"，使后部脊柱从T10到S1被挤压。腹直肌的下部肌纤维负责协助在下腹部向内施加轻微压力，支撑较深的横腹肌，而不是将耻骨向上拉向肚脐。因此，下部肌纤维向后拉，而上部肌纤维缩短，使肋骨收向肚脐方向。这两个单独的动作与深层腹肌和脊柱周围的肌肉共同作用，使脊柱保持直立和延展。

椎旁肌

脊柱周围的肌肉通常被称为椎旁肌。这些肌肉通过筋膜与整个背部，以及部分上下肢肌肉相连接成为一体：从脚底到头顶，形成了背部通道。这些肌肉既是稳定肌又是灵活肌，既帮助我们保持直立稳定，也控制我们在空间中的运动。

- **多裂肌和回旋肌：**这些是位于背部最深层的肌肉，是最接近脊柱关节的基础的稳定肌。多裂肌几乎完全负责稳定骶髂关节。

- **竖脊肌：**这实际上是由跨越几块椎骨或肋骨的一系列小肌肉排列形成的肌群。这种设计使我们能够有限地控制单块椎骨的运动，而不是将整个脊柱作为一个整体移动。学会独立地控制某块椎骨的运动需要时间，但这肯定是可以做到的。我们在做俯卧和仰卧后弯体式时需要竖脊肌进行有力和精准的运动。

- **腰方肌：**这是一块深层肌肉，从骨盆延伸到腰椎和第十二肋骨。它是强大的伸肌，有助于在姿势中和压力下维持腰曲，前提是如果它很强壮。但大多数人的腰方肌往往很弱，除非他们对其进行特殊的训练。如果腰方肌不强壮且未激活，则进行船式就不安全——没有腰方肌的支撑，骨盆会向后倾斜，腰椎弯曲。这是一种非常不稳定的姿势，腿部和躯干的所有杠杆力都会挤压腰椎前部，并对腰椎间盘的后部施加压力。

- **夹肌、斜角肌、胸锁乳突肌：**这些都是颈部肌肉，有助于稳定和移动颈椎。它们使深层肌肉（胸锁乳突肌除外）与斜方肌和肩胛提肌等肩部肌肉一起协同或拮抗。

- **附属肌群：**包括胸廓上的肌肉，比如肋间肌和后锯肌，它们可以协助脊柱旋转。有助于四肢运动的肌肉在脊柱运动中也起作用：腰大肌作用于髋部系统，背阔肌和前锯肌作用于肩部系统。

收束术 (Bandhas, 也称为收束法)

对于脊柱来说，收束术在稳定中起着重要作用。如果你考虑脊柱的生理弯曲，你会注意到从一个生理弯曲过渡到下一个生理弯曲的模式——由上到下，从一个相对灵活的部分过渡到一个更稳定的部分。颈椎是灵活的，而胸椎则不然。位于浮肋上方的胸椎椎骨都是相当稳定的，而与浮肋相连的胸椎椎骨拥有更大的活动范围。腰椎的活动能力则远远超过融合的骶骨和活动度有限的骶髂关节。

就稳定性而言，具有一正一反的生理弯曲的脊柱比笔直的脊柱更稳定。然而，位于两个生理弯曲的过渡点的关节面临过度灵活的巨大风险。但收束术与这些过渡点几乎完美地对应：与颈椎和胸椎过渡点对应的喉部收束术，与第十胸椎对应的腹部收束术（请记住，位置最低的两对肋骨是不稳定的，所以过渡点位于其上方），以及与腰骶连结对应的会阴收束术。当激活收束术时，我们使用肌肉来促进能量的觉知、培养和稳定。肌肉力量和能量流动共同支持着这些脆弱的连接。

在那个从未解剖尸体的时代，人们仅仅通过密切关注身体在时间和空间中的运动来理解收束术。在我看来，这是一个完美的例子，来说明瑜伽教师每天都在做什么：观察，并将实时更新的知识转化为针对每个学生的课程。

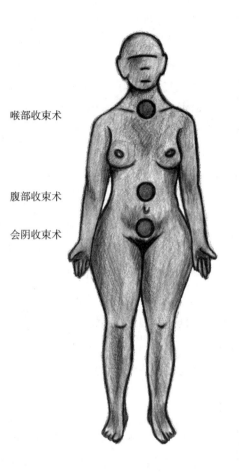

喉部收束术

腹部收束术

会阴收束术

体验式学习

这是瑜伽教师应用于课堂的创新工具：抽认卡。死记硬背并不好，所以使用这一工具很重要。抽认卡之所以有效，是因为它将视力与语言处理相结合，比单纯的阅读更能加深理解。如果你亲自绘画，用自己的语言写内容，你可以牢记更多的信息。别担心，你并不需要完成一幅精美的画作，而是只需要以便于自己理解的绘画形式记录重要的信息。事实上，这种练习可能会帮助你在每次看学生时都能想到自己记录的信息，这可能也会加强我们在本次训练中讨论的肌肉运动或对位原则的学习。

在基础瑜伽教师培训中，你应该明确避免学习特定结构的名称，但有时随着你的进步，掌握更多的术语可能会更有用。

现在只关注最主要的骨和肌肉的名称，我们将通过研究连接骨的肌纤维的走向来了解它们长期的具体动作模式。

- 在卡片的一面画图，在另一面写上名字。

- 把名字写在一张卡片上，在另一张卡片上画肌肉，这样就可以做一个匹配这两张卡片的游戏，像记忆游戏一样。

- 如果你不喜欢画画，可以从网上打印出肌肉的图像并粘贴到卡片上。

- 用解剖学着色书。坦率地说，这是一个极好的资源。

我建议随着时间的推移使用所有这些方法来强化学习内容。

局限性

在结构上，骨的形状是影响关节运动的第一因素。椎骨上有许多隆起和突出，许多肌肉都附着在其上。这些突起通过产生的挤压来限制可能产生的运动，比脊柱韧带更强大。换句话说，骨相对骨不能产生很大的移动空间。

整个脊柱在不同的面上有很多厚韧带，而这些脊柱韧带是特殊的，它们具有其他韧带所没有的弹性。脊柱的稳定性对保护我们身体而言至关重要。关节突关节本身受到韧带的限制，但它们基本上仍然可以向任何方向移动。椎间盘的弯曲和压缩是有限的，这限制了每个椎体的活动度。随着椎间盘的退化，它们的弹性和支撑力会减弱，从而导致过度灵活。然而随着椎间盘退化，椎骨之间的间隙变小，可能会造成骨挤压，从而限制运动范围。

在功能上，我们需要考虑局限性，也许，在瑜伽练习中也应该考虑。这直接说明了生理学的一个原则："仅仅因为我们可以去那里，无法得出我们应该去。"由于过度灵活的关节的可移动范围更大，我们中的许多人利用这些关节来增加进行后弯或扭转体式练习时的动作幅度。为了防止受伤，我们需要极其敏锐地意识到这些关节，并提升力量和敏锐度来特别保护这些关节。正如前面在收束术中所讨论的，位于两个生理弯曲的过渡点的关节尤其容易受伤。当我们深入地进行后弯和扭转体式时，除了有效地启动收束术外，我们还需要激活更多的肌肉工作来支持这些部位，防止"断裂"。我们需要在该部位的所有关节处分散展开运动。这些体式毕竟是"后弯"，而不是"折断"。

脊柱的危险因素

　　脊柱的每个区域都有其本身的潜在问题。稳定性和灵活性可能取决于椎骨形状。一些椎骨具有更强的内在结构稳定性，而另一些椎骨则是专门为自由移动而构造的。我认为，仔细观察骨骼解剖图，熟悉椎骨形状非常重要，这样才能理解每个风险因素存在的原因，便于你及时改正口令，减少在瑜伽练习过程中的损伤风险。

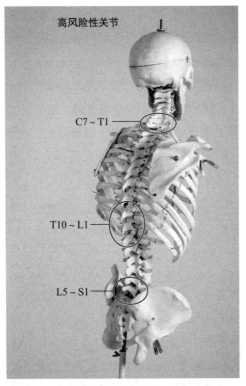

高风险性关节

C7~T1

T10~L1

L5~S1

画圈处是脊柱的生理弯曲切换方向的区域，也是相对灵活的部分与更稳定的部分相连接的区域。根据代偿原理，这些区域可能会产生额外的磨损。

后弯

　　后弯即脊柱后伸。腰椎在中立位时已经后伸，这意味着我们应该在稳定腰曲的同时重点关注胸椎的运动。过渡点，即过度灵活的关节存在极大的损伤风险。

- C1（第一颈椎）。头部后仰时，我们需要非常注意。由于没有骨骼支撑来限制活动范围，此时软组织存在受伤风险。肌肉可能痉挛，神经血管束可能受到撞击或磨损。所以，应保持颈前部肌肉充分收紧，以确保颅骨后部的空间不会被挤压。

- C7（第七颈椎）。这是相对灵活的颈椎向着更稳定的胸椎的过渡点。即使有第七颈椎的较长的棘突作为稳定因素来限制运动，我们也需要通过喉收束术等方法尽量减少骨骼之间的压迫。

　　为确保整个颈部安全后伸，应该从第七颈椎开始移动，而不是第一颈椎。这会更容易启动颈前部肌肉并控制运动。站立做后弯体式和骆驼式时尤其如此，但该方法在俯卧后弯中也很有效，因为它可以防止当你试图直看前方时发生的断裂。这种方法使后颈部保持延展，并与胸椎保持一致的弯曲度。

- T10（第十胸椎）。同样地，因为与第十一和第十二胸椎相连的肋骨是浮肋，所以第十胸椎下方没有额外的支撑。这是从稳定到相对灵活的过渡点。大多数人日常的体态已经很可能让这个部位陷入损伤危险。很多人在站立行走时骨盆前移，过度挤压第十胸椎。在后弯体式中，我们应通过腹部收束术，充分激活上腹部肌肉等方法尽量减少第十胸椎受到的压力。

我们需要身体前侧的肌肉支撑，以保持该区域延展且呈弧形后伸。这将有助于它弯曲，而不是急剧折曲。

- L5/S1（第五腰椎/第一骶椎）。这个部位非常脆弱。人们经常抱怨在这个部位感到的疼痛。在后弯体式练习中，这个部位是脊柱的最后一个移动单元；按照构造，骶髂关节不应该移动太多。因此，我们必须充分激活身体前侧的肌肉以稳定这个部位或整个腰椎。就像多米诺骨牌倒下一样，所有的伸展能量都会在第十胸椎中积累，然后转移到这里，挤压第五腰椎/第一骶椎的后

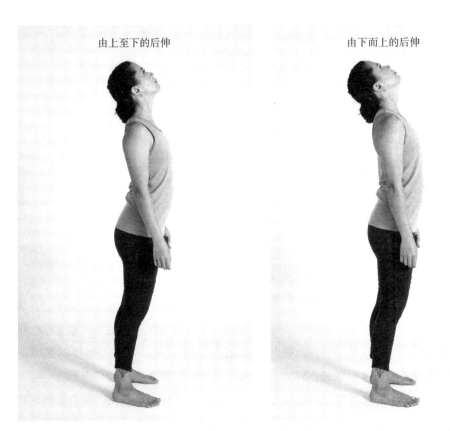

由上至下的后伸　　　　　　　　　　由下而上的后伸

左边，头部首先向后伸，下巴前伸，给喉咙施加压力，并移动重心。注意臀部和胸部的向前代偿。右边，后伸起始于C7，激活喉咙，让重心保持在脚踝正上方。

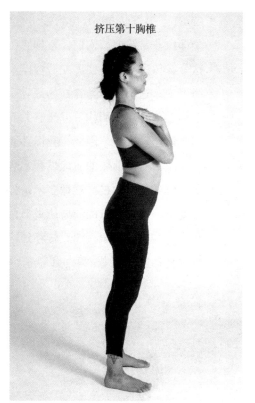
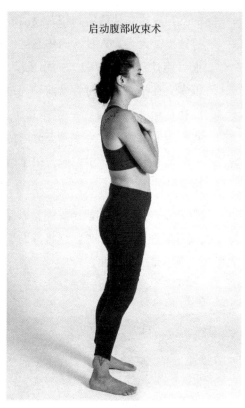

挤压第十胸椎　　　　　　　　　　　启动腹部收束术

左边，第十胸椎受到挤压时肋骨底部形成折痕。右边，上腹部肌肉活跃，增加后肋骨的提升力，缓解下背部的压力。

侧，并向骶髂关节传递过度的力。第五腰椎/第一骶椎周围有大量的软组织，并且这些软组织很容易被挤压所激惹，同时神经根也会受到直接影响。

为了避免这种连锁性功能障碍，我们需要用整个核心来稳定这个区域，同时主要通过第十胸椎上方的脊柱节段的运动完成后弯动作。

扭转

扭转时需要脊柱的一端保持固定，另一端绕垂直轴旋转。如果这些扭转力没有分散在大量专门为扭转而生的关节上，则椎间盘受到的剪切力将增大，其完整性将被破坏。值得注意的是，当椎间盘退化时，屈曲、后伸和侧屈的范围不会受到很大影响，但扭转运动范围会随着椎间盘健康状况的降低而扩大。这个问题需要重点关注，因为对很多学生来说，扭转动作幅度的增加是瑜伽练习水平提高的直接判断标准。我们需要在课堂上就此进行坦率的讨论，以改变学生的错误判断标准，促进其重视胸椎的正确运动。

- **T10（第十胸椎）。**由于第十胸椎下方的两块椎骨与浮肋连接，如果我们不特别注意稳定第十胸椎，扭转能量就会在这里积聚。特别是在扭转时，我们要像对待扭转度较小的腰椎一样对待这个区域，帮助它保持中立位，限制这里发生的扭转幅度，否则所有的扭转都会在这里发生。

用胸肌作为扭转的引擎，而不是手臂或腹内（外）斜肌，这样就不太可能使第十胸椎受到扭转的影响。这其实相当困难，所以很多人都倾向于做更容易的腹部扭转。

- **腰椎。**腰背部过渡到脊柱最稳定的区域，骶骨是坚实的，由骶骨组成的骶髂关节几乎没有移动能力，因此第五腰椎/第一骶椎承受了大部分的扭转压力。你如果观察骨骼模型，会发现腰骶连结与水平面呈锐角，朝着前方向下倾斜。如果在长期、

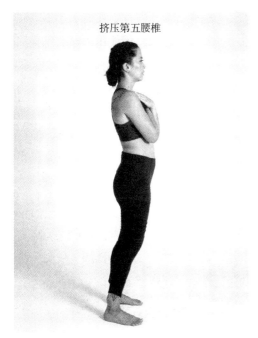

挤压第五腰椎

这是一种"摇摆背"的体态，伴随骨盆前移。请注意，这与之前的第十胸椎折叠图有一个相似之处：肋骨底部形成折痕。然而，在这张图中，髋关节并没有那么向前。

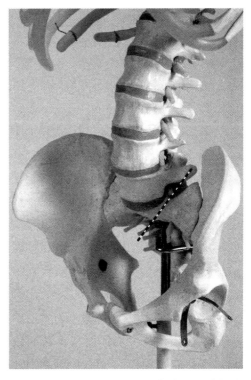

腰骶连结不是水平的，而是与水平面成很小的锐角。

超关节活动度的作用力下，这个角会变得不稳定。如果这个特殊的椎间盘发生退行性改变，骨移位的概率会高得多（腰椎可能从骶骨上向前滑脱，撞击神经根甚至脊髓）。

保持骨盆相对于腰椎的稳定位置，确保第五腰椎/第一骶椎不会吸收太多扭转压力。激活髋关节对于骨盆的稳定是必要的。你从后文中可以发现，下肢和脊柱本质上是相互支持的。

前屈

- **腰椎间盘：** 我们一天中长时间保持的体态对椎间盘状况和运动能力将产生持久的影响。腰椎间盘功能受损的风险尤其大，因为它们承担了我们大部分的体重，而我们中很少有人站或坐时保持良好的体态，以保持椎间盘的健康和活力。这意味着当我们练习瑜伽时，必须特别注意这些，否则我们就有可能把腰椎间盘推到严重受伤的边缘。特别是前屈体式，因为在深度前屈时，椎间盘的后部受到非常大的内部压力，即椎间盘中间软的髓核被推向打开的椎间盘后部。如果椎间盘脱水、变性、裂开或已经突出，那么这种巨大的压力很可能会造成或加剧突出，并可能促使完全破裂脱出。椎间盘向后突出更严重，因为那是脊髓和神经根所在的地方。无论运动方向如何，都有发生腰椎间盘突出或脱出的风险，我们需要在屈曲运动中保持高度警觉。

这里的关键是承认前屈对下腰背部具有极高风险。任何时候腰椎在前屈承受重量时，我们都必须通过激活椎旁肌来抵消这个能量。我们需要在这个体式中增加脊柱伸展能量，并将前屈能量引导到髋关节。这将有助于最大限度地减少椎间盘前部的挤压和后部的突出的风险。

倒立

- **颈椎：** 颈部最初不是为承受整个身体的重量而生的。事实上，这是一些瑜伽流派在宣称我们永远不应该做倒立体式时所使用的论点。虽然我同意有些颈部不应该倒立，但我不认为颈椎完全不能倒立。我认为大量瑜伽练习者和霹雳舞者都会站在我这边。一个健康的颈部，即有适当的曲线和足够的肌肉支撑，当然能够在短时间内承受身体的重量。

我们必须非常注意头在地板上的位置，利用整个核心将颈部肌肉的张力降到最低。此外，要认识到颈部的力量和颈曲的稳定性必须慢慢培养。

- **第十胸椎/第五腰椎：** 同样的风险也可能在后弯过程中发生。如果我们不使用核心来保持脊柱曲线和胸腰结合部的对位，仅仅将其倒置，并不能避免可能发生的挤压。此外，如果第十胸椎/第五腰椎的曲度过大、被挤压，就会造成椎间盘突出。为了保证第十胸椎/第五腰椎完好无损，不能使其被过度挤压。

在倒立体式中，我们应像在后弯体式中一样激活深层核心肌群，并收紧腹部，以减轻下肢对躯干产生的压力。

- **骶髂关节：**骶髂关节在后弯或不对称倒立体式中尤其容易受伤。这里的损伤或刺激通常与腰椎有关，因为它们与直立姿势密切相关。无论能量是从脊柱向腿部移动（如直立负重姿势），还是从腿部向脊柱移动（如倒立），骶髂关节都是"必经之路"。如果没有充分注意脊柱底部的稳定，或限制/控制髋关节的伸展，骶髂关节将吸收多余的能量，并随之过度活动。

- 保持会阴收束术的深度激活，密切注意不要让髋部屈肌完全松弛。这将有助于稳定骶髂关节。

常见问题

软组织损伤

- **扭伤：**韧带拉伸或撕裂。在极端情况下，比如车祸，短韧带会远远超过其弹性极限，并会扭伤。然而，在瑜伽练习中，扭伤的部位通常指的是骶髂关节的韧带，因为它们弹性较小，在运动时往往没有很大的动量。我们必须保持易受伤部位周围肌肉的稳定性，以避免扭伤。

- **拉伤：**肌纤维或肌腱过度拉伸或撕裂。拉伤部位应避免过度劳累，但轻柔的收缩和伸展活动是被允许的。瑜伽练习应该在大约72小时的 RICE 治疗（休息、冰敷、加压包扎、抬高患肢）后进行。

- **痉挛：**肌纤维剧烈、深度收缩，不能自行放松。肌肉紧张既可能是痉挛的原因，也可能是痉挛的结果。有时，周围肌肉的收缩有助于缓解痉挛，同时只有当该区域充分热身时，才应进行拉伸。强烈建议进行身体锻炼，因为痉挛会在全身造成真正的破坏性代偿。

- **挥鞭伤：**基本上是关节突关节和周围肌肉组织的扭伤/拉伤。虽然通常与颈部有关，但挥鞭伤可能发生在任何脊柱节段。这类损伤可能引起健侧肌肉的慢性痉挛。

椎间盘损伤

- **椎间盘突出：**如果椎间盘纤维环被挤压、破裂或以任何方式开始恶化，椎间盘的髓核会通过破裂的纤维环突出，或将通过变薄的壁突出椎体外。在适当的条件下，这可以通过物理训练或治疗逆转，但如果你没有接受物理训练/治疗或得到特殊指导，则应谨慎行事。

- **椎间盘脱出：** 未经检查的椎间盘突出，或严重创伤，导致椎间盘纤维环完全破裂，使髓核不再被包裹。这导致椎骨失去了减震功能并扩大了旋转范围，同时椎间盘的整体退化速度加快了。渗出的髓核也会引起周围软组织的炎症。一旦你处于这个阶段，情况就无法逆转。你必须非常小心地以肌肉稳定性支撑发生损伤的椎骨，并应避免进行涉及该椎骨的剧烈运动。

- **脊柱滑脱：** 这是一种特殊的椎间盘退行性改变，第五腰椎向前滑离骶骨。这种情况可能发生在其他层面，但在这里最常见。脊柱滑脱对神经根和脊髓有很大的风险。多裂肌和腹横肌的力量对于获得该关节的稳定性至关重要，但只有在仰卧位时才应强调腰椎前凸。如有必要，请接受手术治疗。

第八章
脊柱与核心：教学原则与实践方法

本章将重点介绍我们如何在教学和体式练习中使用脊柱结构和核心的知识。在"教学原则"中，本书将探讨教学中有时会被忽视的方面，比如观察技能和词汇。在"实践方法"中，本书将对一般瑜伽课堂中最常遇到的体式动作进行分类。

在此过程中，我会提供一些工具和练习。作为一名瑜伽教师，你可以使用这些来建立你在不同领域的技能组合。头脑风暴、分组讨论、教学实践模块……所有这些都将有助于你加深理解上一章的解剖学知识，并提供将这些信息整合到自己的实践和教学中的方法。

教学原则

你需要对脊柱过度灵活的人保持高度警惕，他们在瑜伽中比僵硬的人更容易受伤。适度、正直和肌肉精准是关键词。

为此，在给出关于脊柱的口令时，始终记住以下几点。

- 将要做的体式是需要脊柱保持稳定还是灵活？几乎所有的体式都需要稳定或者灵活。如果髋关节必须移动，脊柱很可能需要稳定；如果髋关节不需要移动，脊柱很可能需要灵活。

- 如果你所教的体式需要一个处于中立位的脊柱，那么发出具体的口令，不要假设学生的固有姿势。很少有瑜伽练习者拥有最新的关于腰曲的瑜伽知识，所以你有责任改变学生的旧习惯。

- 脊柱的运动范围越大并不意味着体式越高级——它可能只是表明脊柱

某些区域的活动度过大，没有足够的核心稳定性来支持对位。综合考虑，适度做某些体式。

- 要脊柱处于中立位，可结合做牛式和猫式。做牛式时腰曲增大、骨盆前倾、胸腔打开，做猫式时腹部和肋骨内收。

在为一堂瑜伽课编排体式序列时，我们经常被提醒需要涵盖平衡体式。在脊柱方面，请注意在瑜伽练习中，大部分椎间盘已经在某种程度上存在一定风险。教授深度后弯和深度前屈可能对椎间盘没有益处。考虑更多地进行温和的运动，并在进行深度扭转体式前利用温和的扭转体式进行过渡。

观察技巧

你必须从头开始学习用训练有素的眼睛看身体。如果你错过了第一步，以下几步就没有那么有用了。从体式的基础开始，这并不总是指底部，而是指构成体式整体的部分。选择需要稳定的和需要移动的部位，然后教学。教授给学生如何保持每个部分的稳定性或灵活性、体式中身体部位放在哪里及如何进入体式，这是瑜伽教学基本的定义。一旦你获得了信心以简单的语言告诉学生如何移动，其他哲学的、隐喻的、深奥的部分都会自然而然地融入你的教学中。

首先观察脊柱的中立位和骨盆的中立位。不要认为腰椎有曲度不好，并鼓励你的学生建立腰曲，这是至关重要的。一旦你习惯于通过观察腰曲和骨盆点来评估不对位，你就可以开发各种口令来引导你的学生恢复腰椎活力，并增强他们的腹部核心力量。本章后面将讨论具体的口令和调整。

回想一下前面部分说的，服装会显示身体的对位情况。皱褶的出现表明你应

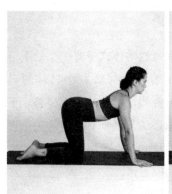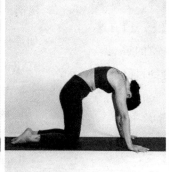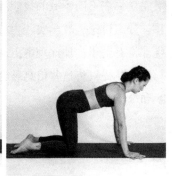

同时启动牛式的骨盆/腰部动作与猫式的腹部/胸腔动作，实现脊柱处于中立位。这些反向体式通过产生相反的作用来确保脊柱的稳定性。

注意压力和不平衡。在扭转时，你的学生侧弯了吗？他们在侧弯时，扭转了吗？他们是表现出漂亮的、流畅的、呈弓形的后弯，还是在一个或多个生理弯曲过渡点出现代偿？在体前屈时，他们是不是会让下背部挤压塌陷而不是让臀部工作？

这些都是瑜伽教学中的相关问题。请注意，如果你在教授流瑜伽课程，如果你的学生的体式练习速度太快，那么你将很难发现这些细微差别。考虑采用你编排的序列，或者这个序列更基础的版本，缓慢地教学生练习一次，并提供所需的细节。这样一来，学生已经掌握基本的练习要领。你只需要提示最急需纠正的动作，或者能够在每次发现时进行单独的纠正。

口令原则

在我看来，对大多数学生来说，重要的是建立关于脊柱中立位下的三个动态生理弯曲的意识。基本上，如果试图以

视觉假象

当你观察瑜伽垫上的学生时，必须一开始就看到脊柱的实际曲线，而不是被视觉假象分散注意力。一些学生被告知自己的腰椎过度前凸。然而，在几乎所有这些病例中，问题不在于他们的下背部脊柱。

在研究身体结构的过程中，我只遇到过两三例明显的腰椎过度前凸。大多数人都是下面两种情况之一：在第十胸椎处塌陷，肋骨在前方"弹出"，脊柱后伸明显；骶骨呈明显的倾斜，延伸了腰部曲线的视觉线，使其看起来比现实中的曲度大得多。

在上述任何一种情况下，告诉你的学生延展尾骨或展平腰曲都会导致深部核心肌群的松弛和腰椎的不稳定。椎间盘前部会被挤压，后部会膨胀，增加后部椎间盘突出的风险。请记住，腰椎是为前凸而生的，将其展平并不能提供更强的稳定性，而是将腰椎置于危险之下。

相反，第十胸椎区域塌陷的学生需要缩短前侧上腹部的肌肉（腹直肌），抬起后侧的低位肋骨。他们需要收紧深层核心肌群，以产生对内脏的挤压，从而减轻脊柱压力。对于有"性感"曲线的人，他们应该检查自己的深层核心肌群，以确保他们从内部减压。

任何姿势移动四肢，我们都需要保持脊柱稳定。脊柱的稳定性是肌肉激活所支撑的生理弯曲的直接功能。然而，如果脊柱运动，我们必须首先确保四肢的根基是稳定的，然后激活和有意识地移动每一块椎骨来产生脊柱运动。因此，为了实现其中任何一个目标，口令必须给出相应的提示。例如，在学生进行需要移动髋部的体式练习时，你必须明确指出在髋部屈曲或伸展时保持脊柱处于中立位，以让脊柱稳定，髋部灵活运动。

以下是对不同体式类别和过度体式中脊柱属性的概念性解释，以及该体式系列中的口令示例。

在此过程中，请记住一定摒弃以下错误的几点：

- 双脚并拢；

- 卷尾骨；

- 胸骨抬高。

山式（Mountain，Tadasana）

因为山式被认为是所有体式的根本，所以我们从这里开始学习是非常有意义的。然而，在这个体式中，脊柱运动解剖模型是从牛/猫体式组合中衍生出来的。因此，每次站到瑜伽垫上集中注意力时，以下对位原则会非常适用。你要习惯让学生一直保持山式站立在瑜伽垫上，你也可以让他们站着冥想，你在旁边观察他们的身体，评估他们的重心，并帮助他们调整

姿势，以支持脊柱对位。你要避免被视觉假象误导，做到真正了解学生身体上存在的对位或代偿问题。

口令实践

如果根基有问题，脊柱对位几乎是不可能达到的。你必须首先观察足，然后观察髋关节所处的位置。大多数学生将髋向前推，膝盖锁住或几乎锁住。为了保持重心不变，骨盆必须在踝关节正上方。本书将在后文中更详细地讨论这一点。现在，请只是遵循下肢的口令提示。

"双脚分开与髋同宽。通过脚踝和脚跟承担大部分体重。膝关节放松微弯，甚至弯曲幅度大一些，以便通过小腿感受到向前的动力，然后大腿上部感受到向后的动力。如果想让大转子，也

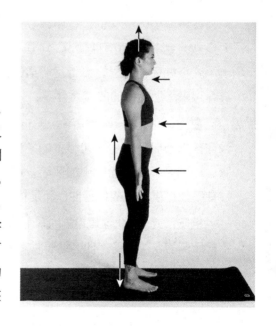

就是靠近大腿股骨顶部的骨性突起，垂直于踝关节正上方，对大多数人来说，这意味着要向后坐一点儿。要做到这一点，髋要微屈，否则会感到上半身很重，向后倾倒。"

学生需要很长时间才能消化前面的内容，所以你只需要教这一部分，当然还要进行手法纠正。稍后会详细介绍这一点。

当开始提示脊柱对位时，你需要重复基础指导，反复强调脊柱位置。

"当你犹如向后坐在踝关节上方时，将尾骨向心区后方抬起，激活下背部肌肉，直到下背部有所感受。轻轻地将下腹部向骶骨方向内推，在不抬起耻骨的情况下对内脏器官施加轻微压力。现在充分地吸气，呼气时，挤压上腹部，支撑肋骨的提升。肩胛骨轻微抬起，打开胸腔，心区后方不塌陷。将声带向后拉向脊柱，拉长后颈部，头部位于心区正上方，头顶向上。"

这是一大堆信息，将它变成简练的口令。

- 双脚分开与髋同宽，膝盖放松。
- 臀部向后推向脚跟，尾骨上抬。
- 轻轻内收下腹部，用力内收上腹部，抬起背部肋骨。

- 肩膀放松，打开胸腔，肋骨不要外翻。
- 内收喉咙及声带，头顶向上。

但在你详细描述这些口令细节之前，学生很难明白口令含义，这些口令没有任何意义。因此，练习口令的冗长版本，或者用你自己的声音和语言背诵详细的版本，直到所有的原则都嵌入你的大脑。然后，你可以根据观察到的现场情况进行临场发挥，并在练习过程中发出特定的口令。

收束术

你可能已经注意到，在指导如何专注于肌肉动作的同时指导使用收束术。一旦你教给学生身体的动作，那么你就可以让他们更深入地了解在各层面上所实现的能量控制。

口令实践

下腹部内收与会阴收束术对应，上腹部内收与腹部收束术对应，喉咙及声带内收与喉部收束术对应。

"闭上眼睛，轻轻内收下腹部，将你的内脏压向骶骨。如果你觉察到这种感觉，你可能会注意到骨盆深处有轻微的隆起。你不需要收紧会阴，你不想收紧或主动提起任何肌肉。轻轻地内收腹部，你会自动提升深层盆底肌，通过会阴收束术控制向下的能量。"

"将你的上腹部向背部脊柱收紧。感觉胸前肋骨向下收，后背肋骨从骨盆向上抬起。通过呼吸扩张肺部，而不是腹部。胸部打开，但不要让胸前肋骨向外膨胀，不要让心区后方塌陷。让呼吸充满背部，每次呼气时，将更多能量聚集在收紧上腹部上。仔细地感受每一次呼吸时，身体发生的变化。"

"从展开的胸部和稳固的腹部开始，将声带向后拉向颈部脊柱。拉长后颈部，在颅骨后部和底部创造空间，头顶向上。喉咙打开，感到放松，软腭向上抬起。轻柔均匀地呼吸，收颔收束术包含能量的摄入和分布。没有颈部挤压，没有通过突出的下巴和喉咙外泄能量。"

这是关于如何实现这一点的三个观点，不是关于如何教学的说明。一些学生会自然而然地被体育运动的原则所吸引，欢迎你提供任何深奥的见解。另一些学生可能需要相当多的实操，才能慢慢地被引导至领会这些观念，并将其应用于实践。大多数人在这一过程中建立了觉知，你若为他们提供描述新感觉的词汇，将有助于在发生变化时突出这些改变，让他们感觉更真实、更具体。

前屈

前屈在体式练习中很常见。每次弯曲髋关节时，都是前屈的。注意：在瑜伽体式中，前屈就是髋部的屈曲；而关于脊柱的弯曲，瑜伽体式中并没有任何特定的说法。在大多数情况下，前屈的作用是保持脊柱的对位和稳定，以促进髋关节的独立运动。当你提示这些体式时，随着髋部屈曲的幅度变大，强调脊柱的长度和强度是非常重要的。当腘绳肌被剧烈拉伸时，你很容易忽视这一点。

在站立前屈式时，我们必须让腿部稳定来支撑身体，用重力来牵引脊柱，但前提是让双腿参与，并恰当承受重量。在坐姿前屈式时，很容易先入为主地认为我们是稳定的，并由地面支撑，但正是在这种姿势下，脊柱椎间盘容易受到伤害。需要对脊柱前屈时椎间盘前部发生的挤压保持

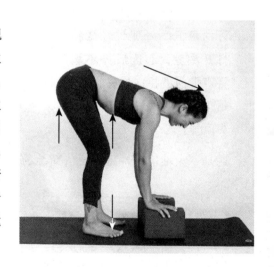

高度警惕，因为在这些情况下，后侧发生椎间盘突出的可能性很高，尤其是在这些椎间盘已经受损的情况下。

口令实践

站立前屈式（Standing Forward Fold, Uttanasana）

山式过渡到站立前屈式是下肢参与运动的一个例子，需要髋关节运动，而脊柱基本保持处于中立位。我说"基本上"是因为在运动至一定幅度时，脊柱会稍微"变圆"，腰椎会弯曲，头会朝着地面下降。但是，如果腿部用力，重心正确落在双腿中间，这也可以使脊柱前屈安全进行。这是真的，因为重力对脊柱产生了向下的牵引力。当双腿在工作时，即使膝关节弯曲，它们也会形成一个稳固的框架，脊柱可以"悬挂"在该框架中，从而减轻椎间盘的压力，而不是压迫椎间盘。

"手臂伸展于体侧，接着举过头顶，抬起尾骨，收紧上腹部，收紧喉咙以保持后颈延长……当髋关节屈曲时，双手向下移动，重心向前，以保持腿部后侧和臀部肌肉活跃……尽可能保持脊柱处于中立位。"胸腔和头顶向上延展，在髋关节处折叠，腹部贴向大腿，膝关节根据需要弯曲至合适程度。最后，让脊柱完全放松，让头部/颈部/肩部变得沉重，头顶

完全沉向地面。当你在下一次呼气时，腹部向脊柱更深处收紧，头顶会下沉更多……"

在一个瑜伽序列的练习过程中，如果你在前两轮练习中有效地传达这些细节，就可以在后续练习中仅给予简略提示，并可以更多关注那些需要不断纠正或调整动作的学生。

坐姿前屈式（Seated Forward Fold, Paschimottanasana）

同样，与站立前屈式的系列变式相比，在坐姿前屈式中，脊柱存在更多内在的风险。你应该反复强调："让头顶朝向脚趾，而不是膝盖。"如果向下的动量占据主导地位，脊柱的弯曲会影响到腰椎，过度挤压会破坏腰椎间盘后部的完整性。做坐姿前屈体式时需要在腰椎和胸椎部分进行伸展，就像在后弯体式中尽力伸展腰椎和胸椎一样。

要保持胸部展开，胸骨延长。如果想要屈曲髋关节并进一步加深幅度，脊柱必须得到有力的支撑——腹部支撑在大腿上或者辅具上，才能释放伸展力并完全放松。一般来说，坐姿前屈是一类主动的体式，但在适当的支撑下，可以变成被动的恢复性瑜伽体式。脊柱完全放松只应提供给天生髋关节过度灵活或恰当使用辅具的人。在我看来，即便使用辅具，脊柱也应该保留一些适度的延长动作，不要完全被动。

"臀部抬高，双腿前伸，双脚与髋同宽，膝关节微屈或根据需要支撑膝关节后方。上提尾骨，收紧下腹部以提供支撑。收紧你的上腹部，展开你的胸部。指尖于身体后侧轻推地板，让髋关节向前锁紧。保持脊柱延展拉长，不要弓背向下。双手在肩膀下方向前滑动。上提尾骨，加深髋关节的屈曲幅度。"

"用你的呼吸让你的大腿、臀部和脊柱都充满能量，创造空间，自由运动。如果感觉合适，双手再向前一些，扒住地面，轻轻地向后回拉，帮助胸部延展打开，不要扭转。如果你的腹部开始触碰大腿，可以开始慢慢地弯曲脊柱，让头部向脚趾方向伸展，同时保持深长而均匀的呼吸。"

"退出体式时，双手在肩膀正下方推地，首先用臀肌收紧的力量而不是下背部的力量，伸展恢复脊柱中立位，把心区重新拉回到臀部正上方。"

腰椎的一些运动机制会在腰椎承受过大的压力时反射性地限制前屈运动的幅度。这是因为腰椎区域的筋膜都很厚，而且很活跃，它有收缩功能，可以主动抵抗过度前屈。如果达到某一边界点并继续增

加能量，强迫运动，你就会受伤。可能是椎间盘受伤，也可能是肌肉或结缔组织受伤。不管怎样，你应该退让，而不是更加屈曲。

要认识到，当起身回到坐立位时，背部肌肉处于最长，同时也是最薄弱的状态。因此要避免通过背肌发力抬起上半身。用手臂帮脊柱找到中立位，然后激活肌肉稳定该形态，接着抬起上半身，让臀肌工作。动作慢点。感受你的身体，随着它的引导而移动，而不是强迫它听你的指令。

侧弯

由于椎骨的形状，侧弯时会出现一种现象：脊柱会尝试旋转。这与关节突关节的角度及两个关节面如何相互滑动有关。这一点值得注意，因为如果不密切关注移动的平面，代偿将阻止安全地侧弯。如果你观察学生做右侧弯曲，你会注意到对面（左侧）会倾向于朝着地面下降、旋转，所以胸部轻微塌陷。学生需要集中注意力并努力来避免这种情况，保持侧弯在一个运动平面上发生。

为什么不能旋转？旋转不一定会让你直接受伤，但这意味着你要逃避真正打开肋骨和伸展肋间肌的工作。通过完整的侧弯，你可以更有效地运动整个脊柱和胸腔，随着时间的推移，这将转化为更有效的伸展和旋转。

抬高髋部

我认为每个人都应该在一定程度上抬高髋部。即使是那些天生髋关节过度灵活的人，也至少应该把尾骨放在毯子边上。由于背部由筋膜和结缔组织相连接，该系统中任何部位的张力都会限制系统中其他部位的运动。抬高髋部会自动使腘绳肌和内收肌稍微松弛，从而为髋关节的屈曲提供更多的潜力。

腘绳肌肌腱较短的人应该多叠几条毯子，直接坐在中央。他们可能还需要弯曲膝关节，甚至在膝盖下卷起毯子，以增加松弛度和支撑力。

对于那些大腿肌肉更长、更柔软的人来说，可以单面或双面折叠毯子，将折叠的边缘朝向垫子的前缘，然后坐在折叠的边上，也可以稍微向前滑动，这样坐骨实际上会从毯子上滑向地面。这会让尾骨和臀肌在毯子折叠的边上支撑身体。

当你的尾骨卡在毯子上时，骨盆会向中立位前倾，然后屈髋肌群可以稍微放松。腰部肌肉可以在不过度用力收紧的情况下启动，你会发现自己坐直了，就不会感受到这个体式所带来的压力。

口令实践

"从稳定的山式开始，手臂上举，双手并拢。双脚均匀地向下发力，吸气时，左手进一步向上伸向天空。呼气时，左手向上并向右伸展，同时弯曲肋骨部的脊柱。保持右腰的延展长度，避免塌陷。注意应先向上伸展肋骨，再向右弯曲。微微地耸左肩。左臂向脸颊方向旋转，让肩胛骨贴合腋窝。将左肋骨向后转，呼吸充分抵达身体背部和侧面，使其充分扩展，此时会遇到肩胛骨的向前的阻力。想象一下左肋位于右肋上方，同时左臂向上伸展超过左耳。下一次吸气时，将双脚持续向下用力，缩短左侧腰部长度，利用腹内斜肌将背部直立。"

在侧弯中有一个常见的错误口令提示："当你向右侧弯时，髋关节向左压。"

这会让人产生这样的操作可以增加身体侧面的长度的错觉，但实际上，你破坏了腿部的根基力量，只将能量传递到髋部。这使得你更难充分利用核心。这也使得将能量完全传递至肋骨和全身变得更加困难。

"从山式开始，手臂上举，双手并拢。双脚与髋同宽，臀部居中。略微抬高尾骨，收腹部。头顶向上延伸，肩胛骨向前旋转靠近肋骨。吸气，双脚向下用力。呼气，向左侧弯，髋部居中，尾骨抬高。确保重心主要集中在脚跟上，不要让骨盆向前移动。"

如果你这样做，很可能，你不会像在相反方向放松髋时弯的幅度那么大。这是一个标志，表明对位在得到加强，腰部两侧保持挺拔而不塌陷。先尝试这种方法，然后在侧弯姿势中，让髋部向外移动。感受两者的不同。你会立即感觉到核心的松弛和身体感觉在向地面掉落。因此如果没有核心支撑，身体的挺拔有力也将不存在。

后弯体式

后弯即脊柱后伸。练习后弯时，有两件关键的事情需要记住。首先，腰椎

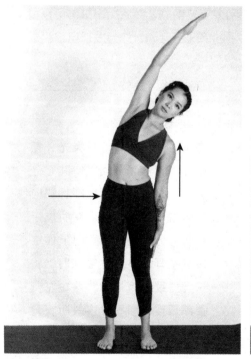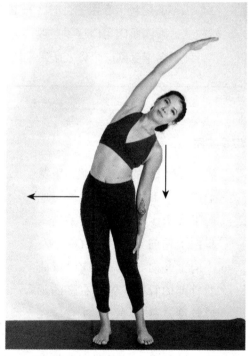

当髋部在脊柱下方保持稳定时，侧弯时可以更好地保持挺拔。当髋部被允许移动时，弯曲幅度似乎更大，但实际上脊柱会向下塌陷。

经常处于后弯状态。当脊柱处于中立位时，腰椎前凸本身就是伸展状态。因此，这一区域的练习重点应该是稳定已经存在的生理曲度。

其次，传统的口令通常要求通过卷尾骨来拉直这条曲线。因为这违背了基本生物力学，我强烈建议你不要这样做，也不要要求你的学生这样做。相反，你应该提示他们使用深层核心来保持这条曲线，甚至在某些核心薄弱人群的身体中加强它，然后指导他们关注脊柱的其他部位，可以更高效完成后弯动作。

口令实践

腰椎支撑

以桥式为例，因为这里的指导语通常是明确的要求延长尾骨。

"膝关节弯曲，双脚与髋同宽，脚跟在膝盖正下方，小腿垂直于地面。双臂放在身体两侧，轻微耸肩，将肩胛骨拉向脊柱。感受骶骨与地面的接触……开始将骶骨拉向心区后方，让下背部的脊柱稍微抬离地面。你会感觉到肌肉在发力。吸气时，通过收紧腹部，使内脏向脊柱靠拢，而不要压平下背部。保持这些动作，进行一两个呼吸。呼气时，下压肩膀、手臂和脚，将臀部抬离地面，同时保持脊柱的自然曲度。不

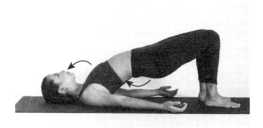

当尾骨被拉向肋骨时，就会形成一条连续的曲线，穿过胸椎，使胸骨推向下巴。

要把尾骨向膝盖方向卷起，也不要把耻骨顶向天空。相反，继续把尾骨拉向心区后方。保持腹部收紧，呼吸顺畅，将胸骨抬向下巴。用整个脊柱的力量轻盈地上升，从喉咙底部到膝盖，延展伸长。避免向前推骨盆的冲动，相反，考虑在抬高胸部和大腿的同时让骨盆一起抬起。"

这个例子强调骨盆的前倾，以及支撑腰椎前凸和胸椎主动伸展的动作。重要的是，要弄清楚脊柱是行动核心，是运动的引擎，而四肢则是根基。身体提升是通过背部脊柱与腹部的稳定收缩来实现的，而不是通过臀部肌肉的收缩。肩胛骨和手臂与地面相互作用，提供了坚实基础，胸椎负责扩展胸腔并将其向下巴方向延展。

胸椎动作

有很多方法可以引导下背部曲线的方向，关键在于认知这条曲线的存在，并必

须通过肌肉收缩支撑。在某种程度上，还需要强调胸椎是真正的伸展后弯发生的地方。所以我说"在心区后方卷起""将胸骨抬向下巴"。一旦下背部稳定下来，你需要注意上背部的动作，这些内容将在后文中讨论。现在当腰椎区域稳定后，直接激活竖脊肌，扩张胸部，延展胸骨（虽骨无法实际拉长，但瑜伽本质离不开神经感知的再教育），打开胸腔，支撑心区轻盈上升。

请记住，对许多人来说，脊柱的胸椎区域处于受限状态……它僵硬、卡住，甚至可能融合。运动胸椎是困难的，有时移动这些骨实际上是不可能的，但仍然值得付出努力。如果放弃，让延展后弯的能量转移到其他地方，将导致代偿性损伤。一旦固化，还会压缩柔弱的部分，面临着长期损害的风险。

喉咙和颈部

你需要确保在后弯体式中，不会把头在空中后仰，也不会把颈部用力后弯。在眼镜蛇家族的体式中，你会经常看到颈部问题，例如眼镜蛇式、上犬式、蝗虫式，甚至牛式。当这种情况发生时，你会在颅底部和中颈部出现不自然的弯曲，而且喉咙完全暴露在外，没有肌肉支撑。这导致能量通过声带外泄，颈部后部的软组织被挤压，头部很沉重，呼吸也很困难。这些情况都不利于后弯动作的完成。相反，你需要激活颈部前侧肌肉，保持气道开放，同时颈后侧保持延展。

"当你在做眼镜蛇式时，拉长胸骨向前，收紧声带回推向颈椎。在颅骨底部创造空间。想象一下，你是从颈部底部向上提升，而不是头顶抬起的。你首先要感觉到的是延展，而向上提升则成为自然反应。"

我在大多数体式中，涉及声带周围时会使用相似的语言。因为它为一个很少有人在日常生活中重视的领域创造了与身体其他部位的关联价值。考虑到大多数人的颈部姿势都很差，一般来说，增加喉咙肌肉的力量是困难的，但保持

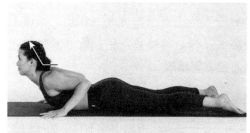
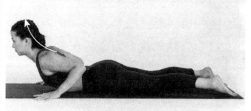

如果你在俯卧后弯（眼镜蛇家族）中目视前方，你的颈部会以一个不自然的角度弯曲。相反，你应该保持后颈部拉长，以确保伸展能量自然顺畅地流向头顶。

良好姿势将对瑜伽练习和日常生活都产生积极的影响。

扭转

无论你是在练习充满力量的直立扭转，还是以恢复性瑜伽体式结束课程，扭转都是充满活力的体式。它们可能并不总是作为主要体式，但每一个扭转都包含了脊柱和四肢之间复杂的相互作用。你有足够的机会来使用四肢，使你看起来更有效地进入扭转，但通常这些都是错觉。在这些情况下真正发生的是身体会有一系列的代偿，让身体失去稳定性，偏离脊柱中线。

所以，扭转的第一条规则是：积极通过胸椎扭转，保持腰椎稳定。这意味着更

收紧臀肌还是不收紧臀肌

人们有一种几乎是本能的渴望，想要在后弯中收紧臀肌。我相信，这种现象与旧有的卷尾骨口令有关。对大多数人来说，这意味着收紧臀大肌。显然，我们现在知道，腰椎曲线变平不利于脊柱的健康，所以我们可以停止这样的行为。但是，即使不卷尾骨，许多学生习惯性地收紧臀部。我们很多时候确实应激活它们这些大块头的肌肉，从而推动或在空中支撑我们更好完成动作——但后弯时请不要这么做。

如果考虑整个脊柱在后弯，考虑能量正在流过该系统，必须承认，我们需要能量的自由流动，不会被阻塞在任何地方。如果能量流动受阻，软组织就会受到压迫；如果发生挤压，能量就会被进一步卡住。在脊柱的底部，我们需要一个"紧急出口"，一个任何多余的伸展能量都可以继续流动的地方。例如，如果处于眼镜蛇式，臀肌很硬，此时用手用力推地以获得更高的高度，那么能量在脊柱底部会卡住，因为臀大肌阻止了骨和能量的运动。第五腰椎最终承受了所有的能量，软组织被挤压。你实际上并没有达到预期目标。

然而，如果臀肌在不收紧的情况下保持激活，骶骨和尾骨只有很小的活动空间，但这足以保持能量流动，使骨免受挤压。

此原则适用于所有后弯系列体式，如桥式、骆驼式、眼镜蛇式。在做这些体式时不要收紧臀肌，以防止能量在断裂点卡住。

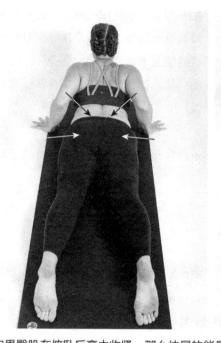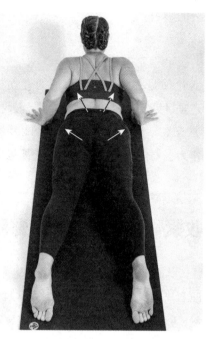

如果臀肌在俯卧后弯中收紧，那么伸展的能量在L5/S1处时就会堵塞。当臀肌不收紧，同时腹部肌肉和屈髋肌群被激活时，伸展的能量将向上流经整个脊柱。

重要的规则是：不要把手臂强制转动。如果用手臂拉着扭转，你更有可能放松胸椎，但过度转动腰椎，并远远超出其运动极限。这不是理想状态。

口令实践

用一个坐位扭转，如半鱼王式（Half Lord of the Fishes, Ardha Matsyendrasana），来检验这一原则。假设身体已经处于合适的状态，左腿屈曲，右膝弯曲跨过左腿，右脚踝交叉在左大腿处，右脚平放在地板上。

"臀部在毯子边缘抬高。确保两边坐骨承受的重量相等。向心区后方提起尾骨，收紧腹部以稳固盆腔器官。从头顶向上，收紧腹腔神经丛。右手向后滑动至臀部外侧充当支架，使躯干保持直立。左手握拳，将拳头放在右小腿前侧，然后垂直回心脏方向。当躯干和大腿靠近时，你会感觉身体更向上的感受。深吸气以充分收紧腹部，呼气，同时向右旋转，集中于肋骨脊柱的联动。不要手拉小腿超过身体，直接垂直拉向脊柱。确保两侧腰线长度相等，腹腔神经丛区域保持稳定。"

在这个例子中，手臂虽有任务要做，但两个手臂都不允许让心区参与扭转。椎旁肌被要求主动参与，随着时间的推移，这有助于以整体的方式建立力量和灵活性。没有任何东西是通过外部机制进行的，所有的运动都来自内部的主动控制。

扭转的第二条规则是：通过稳定髋部来使脊柱独立运动。如果允许髋部移位，就不能保持脊柱扭转的完整性。请记住，脊柱的一端必须保持稳定，才能有效扭转。在直立和坐立的体式中，这意味着

臀部稳定。一些教练可能教导你，移动臀可以挽救你的骶髂关节。我不同意这个理论，我会在后文中告诉你为什么。

下面将讨论站立扭转，即扭转侧角式。准备动作是，右后膝盖贴地，右手放在与肩同宽的瑜伽砖上，左手伸向天空。

"从低弓箭步开始，右膝着地，将右膝向前拉，与垫子产生摩擦力，从而激活右侧屈髋肌群，为右侧坐骨增加向上的动力。让骨盆保持中立位和处于水平位置，不要让右髋向地面倾斜。内收腹部，左手放在胸前，充分吸气。呼气时，打开胸腔，开始转动，手肘与锁骨成一条直线。保持腹部收紧以避免后仰，肋骨像猫式一样

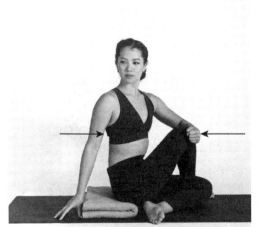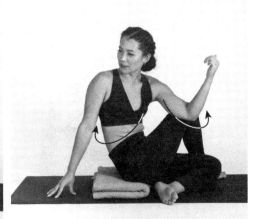

手臂向后拉会导致脊柱向大腿方向靠近。如果手臂像杠杆一样，以远离大腿的方式起到扭转的作用，脊柱更可能向下旋转，塌陷为弯曲或侧屈状态。

收回。通过右大腿和臀部产生的轻盈感，抬起尾骨，旋转打开胸腔。"

上肢可以做各种各样的动作来保持身体稳定，后文会讨论这些动作。现在，请关注鼓励髋部保持处于中立位的指导，避免代偿，保持扭转的独立和完整。

扭转和侧弯有可能被混淆。从教师的角度来看，在教授简单的侧弯或坐姿扭转时，二者是足够清楚的，但一旦进入扭转椅式等体式时，二者就会很容易混淆。在这个体式中，髋部的深度屈曲会破坏我们对实际目标的感知。扭转椅式确实是一种扭转，这意味着髋部必须在肋骨旋转时保持稳定，然后手臂伸展并放大胸部打开的感觉。另外，如果你从这个体式过渡到手臂平衡体式，比如侧乌鸦式，你实际上是在中和扭转，以便将双手放在地面上。突然间，你变成了在做侧弯，而不是扭转的体式。很多手臂平衡体式都是以扭转的方式来教授的，但实际上是非常深的侧弯，只有一点点扭转，而这种扭转实际上更多是肩膀围绕着肋骨产生的，而不是脊柱的真正扭转。在选择准备体式时，区分二者很重要，但在口令提示上选择最佳词汇更为重要，这将有助于学生区别并激活适当的肌肉和采取措施，以完整地练习体式。

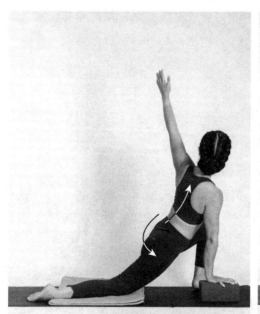 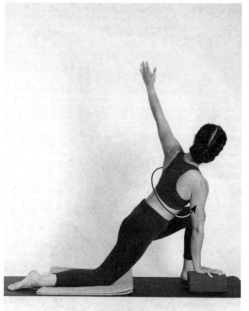

扭转时髋部下垂，意味着脊柱没有旋转，这通常会导致后弯而旋转不够充分。如果髋部稳定，旋转能量会被传递至胸椎（假设腹部激活以稳定腰椎）。

观察学生在扭转椅式和扭转乌鸦式之间来回转换。当学生移动时，密切注意他们的脊柱。当他们移动进入手臂平衡体式时是否保持旋转？肩胛骨的运动如何影响你对脊柱运动的感知？

扭转椅式（Revolved Chair, Parivrtta Utkatasana）

"从椅式开始，双手并拢，心区向右旋转。髋关节锁住，左肘与腿自然接触——可能在左膝内侧或右膝内侧。如果脊

髋在坐姿扭转中移动

在坐姿扭转中，骶髂关节处于压力之中。姿势越不对称，施加在骨盆上的扭矩越大。为了减少这种风险，一些教师已经开始建议学生在坐姿扭转时允许髋部移动，在允许"更深的扭转"的同时减轻压力，我认为这一切都是不可信的。

事情是这样的：扭转应该强调胸椎的旋转。如果患者的骶髂关节问题因扭转而加剧，那么很可能是髋关节外旋/屈曲/外展的组合通过髋–骨盆–下背部区域产生张力，扭转时不良的力学会放大这种张力。如果腰椎不能稳定，骶髂关节会吸收旋转能量，这是很危险的。就我个人而言，我不认为放松髋关节能更充分地降低扭转的完整性。

相反，如果加强髋部的稳定性，将弹性张力分布在整个骨盆上，会怎么样？如果用深层核心稳定腰椎和L5/S1连接处，创造从脊柱到下肢的连续性呢？如果利用用上半身，把旋转能量集中到胸椎上，从内部工作，而不是用手臂让身体加大扭曲的程度，会怎么样？如果不再强调扭曲的深度，将"掌握"的描述转变为稳定性、微妙差别和精准度的描述，会怎么样？

如果……会怎么样。

作为一名瑜伽教师，不要教学生破坏稳定，不要教学生走阻力最小的道路，虽然他们很可能会自己这么做。但他们来到课堂上接受教育，应该被教育在实践中变得更好，被教育寻找力量、专注和完整性。

柱的扭转幅度有限，不要试图进一步扭转。保持腹部抬高，下背部稳定，髋部居中。"

侧乌鸦式（Revolved Crow, Bakasana）

"从扭转椅式（向右）开始，将右肋骨伸向髋部，形成一个侧弯。左手由心区延伸，穿过右大腿，使上臂与大腿外侧相交。双手放在垫子长边附近的地面上，略宽于肩膀。大腿可能接触右臂，也可能不接触右臂，这取决于你做的体式变式。踮起脚尖，弯曲肘部，大腿紧贴左上臂。提起腹部，激活双手和上背部（像牛式和猫式）。当重心向前移动到手臂上时，可能双脚依次离开地面。"

当仔细观察时，你可以看到脊柱从旋转中放松，形成一个非常清晰的侧弯，同时肩膀拱起，手臂伸向垫子支撑。即脊柱发生了变化。将肩胛骨与胸椎分开观察是一种很好的做法，这样这些动作的分辨就会变得清晰。如果可以单独指导，可以对各种旋转、侧弯或伸展体式都进行改进。

观察仰卧位扭转时，要意识到肋骨和肩部比臀部更稳定。如前所述，这可能会造成问题，因为下背部不应该扭转，其没有设定的安全运动范围。如果髋部是脊柱的活动端，那如何确保扭转发生在胸椎段？听上去可能很震惊，但答案是：腰椎弯曲。

上文已经花了很多篇幅描述，腰椎最稳定的位置是腰椎前凸，负重时也是这样。同样正确的是，在做后弯时，腰椎应该保持良好的伸展……但当你在仰卧扭转时，下背部的腰曲将有助于保护腰椎免受过度旋转。既然如此，你可以通过让学生把膝盖向上拉至胸部，手臂向一侧伸出，并将双腿向一侧放下来实现。

"仰卧平躺，双臂向两侧平伸或呈'仙人掌臂'的姿势，将膝盖拉向心区。吸气时，将肚脐向脊柱深收。呼气时，髋部右转，保持双膝紧贴在一起。这将使腹斜肌激活，并向上让肋间肌激活。确保你能一直把膝盖抬起来，并试着让膝盖靠近你的右肘。重点不是让它们落地，而是将旋转集中到脊柱上，增强这些区域的力量和灵活性。"

这个体式更具恢复性的另一种变式，是以婴儿式开始卷曲。这个变式让胸腔的打开幅度更大，使胸腔纤维更好地扩张，并且仍然可以使胸椎段很好地旋转。

"向左侧转，膝盖拉至胸口。左臂直接从心区平伸放在地面上。如果需要，头部可以支撑在毯子或瑜伽砖上。右臂伸向天空。吸气时，深深收紧腹部，肚脐朝向天空。呼气时，右臂向头部方向伸展，胸腔旋转打开，腹部紧实稳固。望向天空。指尖继续伸展，但轻轻地将右肩拉向脊柱，打开锁骨。充分均匀地呼吸，将气息注入肋骨和锁骨下方，以及背部和侧面身体。利用呼气释放紧张和过度用力，在重力下变得放松。"

正如你所看到的，髋部再次稳定，但腰椎仍有曲度，以保持旋转的中立位。这让身体可以放松一点，进行更具恢复性的体式，同时又不会影响下背部的稳定和健康。如果让小腿像传统的体式一样伸展，那么腰曲就会消失，下背部会受损。

词汇

你的口令要具体，准确地告诉学生移动哪个部位、移动到哪里及如何到达那里。为培养这项技能，下面将重点介绍在练习中用于描述中轴骨、脊柱肌肉和脊柱运动的术语。

你可以考虑用不同的方法来强调胸椎段的后弯。这是一个人们经常回避的地方。你如何在课堂上做呢？当你独自练习时，不要退缩，不要害怕稍微突破限制，写下一些课堂上可能不会说的话。这是一个创造性地扩展你谈论某个部分或练习方式的练习。

体验式学习

你能用多少种方式描述胸椎呢？例如：胸部、肋骨-脊柱、心脏-脊柱……

你能用多少种方式与心脏产生联系呢？例如：扩张心脏前方，在心脏后方弯

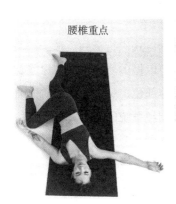 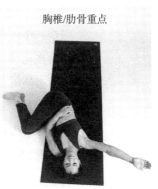 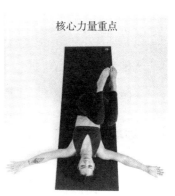

腰椎重点　　　　　胸椎/肋骨重点　　　　　核心力量重点

在传统的仰卧位扭转体式中，训练腰椎，导致腰椎活动度超过13度。如果在打开胸椎、肋骨和胸部的同时改变扭转以支撑腰椎，扭转才是安全的。为了加强扭转，双膝必须紧贴，这样整个骨盆就可以旋转，而不仅仅是髋关节的移动。

曲，用呼吸填满心脏，让心脏的基底更强，通过激活腹腔神经丛，从下方支撑心脏……

你如何通过增强胸腔意识来增加活动范围和加深呼吸呢？例如：固定底部肋骨，在胸骨后方呼吸，在肋骨基底的肾脏处向后呼吸，带动气息进入肺部，从而扩张背部，像在一个小空间内吹起气球一样。

你可以做列表、词云图、流程图、抽记卡，思考所有你可以在课堂上使用的进行特定教学的词汇，将其都放在你的工具箱里。为讨论过的一些技术术语找到替代词，这也是一个很好的练习，让你能够在大脑中转换技术术语和非专业术语。我建议你从以下概念中寻找可互换使用的单词。

结构

- 脊柱和肋骨。

- 单块椎骨。

- 脊神经。

- 椎旁肌。

- 腹肌。

自然规律

- 脊柱中立位。

- 肋骨/骨盆协同。

- 运动范围。

如果你以前从未做过词云图，我强烈建议你试一试。它不仅很适合用于构建特定的词汇表，而且具有联想语言学的内在优势。你可以由此看到单词和短语之间的联系。

我使用了一个相当专业的术语"伸展"，并列出了与之相应的单词和短语。我一想到"后弯"，"后弯"就触发了瑜伽中所有不同的后弯。我想到了与伸展激活相关的短语，所以这些短语被归类于另一个区。我思考了"深层核心"，以及这意味着什么或如何使用它，这也引出了关于动态核心的想法，所以我使用了一个新的箭头向外扩展。通过这种方式，你可以不断扩展观点，来了解想法、单词和短语是如何结合在一起并相互促进的。这个过程是非常好的练习，帮助你感受如何实时教授瑜伽课程的感觉，指导基本口令，但也同时观察个人细节，并能够建立联系，帮助你将身体的感受与更深的感受联系起来。

除了使用我给出的列表，你还可以围绕一个特定的体式进行头脑风暴：想象身体在运动中可以做的所有事情，你需要提示具体的身体部位、每个动作和动作细节、能量学和神经系统的影响。通过这种方式，你可以继续在姿势内建立联系，直到能够得心应手地描述细节感受。

实践方法

我建立了一个关于脊柱具有特定运动

词云图

```
                                    胸椎运动
                              腰椎稳定 ── 收束术
                  腰曲前凸
                              深层核心
                                              ── 动态核心
        腰方肌  背阔肌                  颈椎    ── 腹直肌
                                              ── 离心收缩
   后弯 ┌──────────────┐ 伸展              ── 仰卧后倒
        └──────────────┘
 半牛半猫式 ┌─ 眼镜蛇式            ── "尾骨上提"
           ├─ 桥式               ── "盘绕在心区后方"
           └─ 骆驼式             ── "尾骨向心区后方移动"
                                ── "尾骨勿内收"
              动力
              ┌─ 动作
   交感神经系统 ──── 火元素 ── 腹腔神经丛
              └─ 压力源        └─ 腹部收束术
                        心脏
                     自律 ┌─ 行动
                          └─ 生长
                     清洁
              呼气 ┐  ┌ 身心净化法
```

模式的体式分类体系，以勾勒出每组的基本对位点。由于脊柱是作为所有体式的核心
生物轴，以下要点也适用于许多未列出的体式。

　　如前所述，对于大多数体式，我们首先需要了解脊柱相对于四肢的基本力学关系：
它是可移动的还是稳定的。一旦你做出了区分，基本的对位和口令提示就会保持确定。
最终，根据你对学生的观察和他们的个人需求，这些口令会变得详细。当你将动作或
反向体式融入肢体训练时，你的口令会变得更加详细。

后弯

　　瑜伽中有很多后弯的变式。虽然同属都是脊柱的伸展类动作，但因为它们与重
力之间的力学关系有着很大差异。这个重要的特性有助于确定哪些肌肉最活跃，这
些肌肉具体分布区域及其收缩的生物力学目标。椎旁肌是否会激活，将脊柱抬离地
面？腹部肌肉是否会激活以控制向地面的下降？根据这些区别，我将后弯分为以下
几类。

眼镜蛇家族

眼镜蛇家族的体式特指俯卧后弯体位，以腹部接触地面为生物力学支点。眼镜蛇式（Cobra，Bhujangasana）、牛式（Cow，Bitilasana）、上犬式（Upward Facing Dog，Urdhva Mukha Svanasana）、蝗虫式（Locust，Salabhasana）、青蛙式（Frog，Bhekasana）的系列变式，涵盖胸椎后凸与颈椎伸展复合型体式。它们都要求肩带或手臂的动作得到充分体现，但由于本书还没有介绍上肢生理解剖系统的细节，现在本书将重点介绍脊柱部分。这些体式都有存在因手臂代偿导致的腰椎-骶骨区域应力集中的风险，因此必须特别注意使用腹前侧肌肉来对抗背部潜在的塌陷。

- 手肘垂直肩腕连线，而不是肩部下方。

- 双手向后推，激活背阔肌，牵引脊柱；不要往下推。

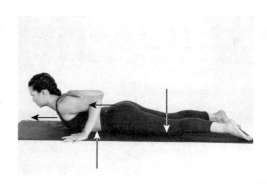

- 尾骨提向心区后方，腰椎向前凸。

- 膝盖向下压以激活下肢动力链。

- 臀大肌保持柔软或略微紧实，不卷尾骨。

- 腹部用力内收上提，维持T10到L5椎体序列稳定，避免剪切力损伤。

- 声带向内收，后颈部拉长。

- 任何抬腿动作都起源于臀肌/腘绳肌近端的协同激活，而不是臀肌/骶骨的上部发力。

桥式家族

在桥式家族的体式中可以看到仰卧位的后弯体式，即从脊柱放在地面上开始的后弯体式。桥式（Bridge，Setu Bandha Sarvangasana）、反弓式（Upward Facing Bow，Urdhva Dhanurasana）、鸽子式（Pigeon，Kapotasana）、向上的拐杖式（Upward Facing Staff，Dwi Pada Viparita Dandasana）、反板式（Upward Facing Plank，Purvottanasana）都是这一系列体式。因为在很多情况下，臀部和腿部用于抬高骨盆，所以需要非常小心地调节臀肌的收缩，以减少腰椎折点被挤压的风险。

- 腰椎中立位，腰曲前凸，把尾骨提向心区后方。

- 腹部主动向脊柱收紧，维持T10到 L5椎体序列稳定，避免剪切力损伤。

- 肩胛骨主动向脊柱方向内收。

- 胸椎延伸，重点延伸T1到T6节段，胸骨向下巴上提。

- 臀肌和腘绳肌协同运动，不收紧。

- 保持骨盆中立位或向上提压耻骨。

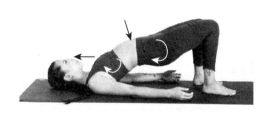

骆驼式家族

骆驼式家族的体式中的后弯，从直立开始，让心脏受重力影响朝向地面。这个系列包括骆驼式（Camel，Ustrasana）、站立后弯式（Standing Backbend，Anuvittasana）、后撤式（Drop Backs），以及基于弓箭步（不对称）的后弯姿势，如新月弓箭步（Crescent Lunge，Anjaneyasana）和单腿鸽王式（One-Legged King Pigeon，Eka Pada Rajakapotasana）。在对称姿势中，常见的错误是骨盆向前推，下背部塌陷挤压。为了使深层核心保持完整，骨盆应尽量保持在心区下方的中心位置，以避免将胸廓的全部重量压在第十胸椎和第五腰椎。

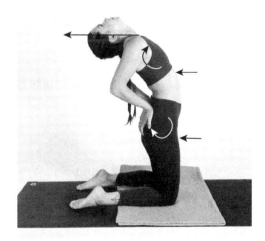

- 尾骨上提，腰椎前凸。

- 腹部向脊柱深处内收，支撑T10到L5。

- 肩胛骨拥抱脊柱（向后伸展阶段），或向前包裹（后仰阶段）。

- 大腿肌肉向后推，不要把它们往前推。

- 激活颈长肌，向上延展颈椎；声带收紧，避免声带代偿性收缩。

前屈类体式

重要的是要记住前屈类体式与髋关节运动相关。脊柱应该尽可能长久地保持中立位。这些脊柱口令适用于站立和坐姿前屈体式。

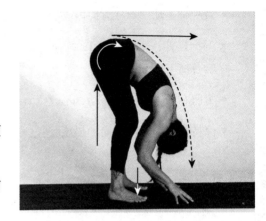

- 上提尾骨，腰椎前凸。

- 轻轻内收下腹，用力内收上腹。

- 锁骨展开，肩胛骨之间不塌陷。

- 后颈延展拉长，喉咙及声带收紧。

- 通过腘绳肌离心收缩控制骨盆前倾速率。

- 只有当脊柱可以被牵引延展或用辅具支撑时，脊柱才能前屈。

扭转类体式

扭转应始终集中在胸椎，但对位重点将因情况而异，这取决于是直立还是仰卧体式。

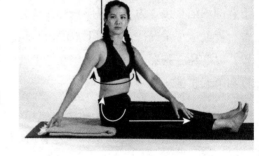

- 中立位生理弯曲，激活腰部、腹部、喉咙。

- 腹部与耻骨保持中心对齐，扭转集中在胸椎。

- 不要用手臂带动扭转。

- 保持在身体在中线上，不要侧弯。

- 髋关节保持稳定，除非仰卧位的变式扭转集中在腹斜肌上。

侧弯类体式

无论你是坐着还是站着，在侧弯类体式中保持臀部的稳定会使脊柱灵活性增加。明确你的意图：把你的努力集中在和这个体式相对应的脊柱水平面上。

- 脊柱处于中立位，激活生理弯曲；激活腹横肌，盆底肌协同收缩。

- 站立时重心落在脚跟，不要前推骨盆。

- 保持腿部及臀部稳定，维持髋冠状面稳定。

- 保持在一个平面（冠状面/正面），避免骨盆或胸廓旋转。

- 两侧腹斜肌同时工作，不要让一侧塌下来；把短侧肋骨从骨盆上抬起来。

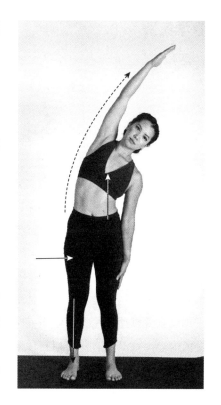

倒立类体式

倒立是一种特殊的体式类别。颈部通常处于危险中，所以需要非常小心，以确保颈部关节受到的压力最小。上肢的力量可以减少这种风险，而辅具可以减轻压力，减小某些体式要求的极限运动范围所造成的风险。

- 保持脊柱处于中立位，特别是避免第十胸椎塌陷；激活腹部收束术。

- 很多猫式的能量，激活腹部收束术。

- 可以望向地面，不要挤压颈部；从颈椎底部开始移动，而不是从头顶。

- 在有后弯的变式（蝎子式）中，保持腹部和胸部激活；避免第十胸椎和第五腰椎塌陷。

- 在不对称变式中，不要让髋关节离开水平位；使用腹斜肌保持腰椎的轴线对位。

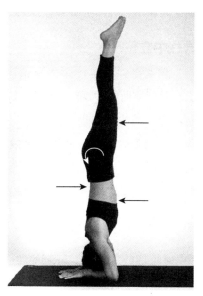

教学实践

纠正

因为脊柱的潜在运动范围大，很少有人密切关注日常生活中的姿势，以及发展出适当的力量来支持更好的姿势，所以在一段时间内需要进行更多的调整。同时也要考虑到，许多学生都被教会了如何卷尾骨，现在你的工作就是解决相关问题。你必须注意特定的错误对位，这样你才能带着清晰的目的去调整。

在前面的内容中，本书提供了每个体式家族的基本对位点。现在你的工作是详细观察并阐述每个人需要重点关注和改变的内容。一开始，你可以想象学生都需要类似的调整，一旦他们熟悉了你的全新的、开创性的脊柱对位方法，你就必须帮助他们在个人层面上改善脊柱曲线。

脊柱中立位

那么，你需要注意的事情主要是什么？回到前面的"观察技能"部分：先看对位脊柱曲线。如果你没有看到这一点，花尽可能多的时间告诉学生事情的真相。你想看到：

- 骨盆前倾；

- 尾骨上提，激活多裂肌；

- 下腹收紧，没有外翻的肋骨及塌陷的第十胸椎；

- 展开的胸腔，宽阔的上背部；

- 耳朵与肩膀大致对齐，后颈拉长，头部没有前倾；

- 轻松呼吸。

最难的是让臀部在脚踝正上方。对大多数人来说，这会让人觉得很不自然。他们不想锁住髋关节，他们会锁住膝关节，身体重心向后倾斜落在脚踝上，导致骨盆向后倾斜，这是因为他们的核心无法支持其直立。他们只是不习惯腿上有上提的力。所以你需要对他们说：

"从髋关节前倾。"

"把尾骨往后拉，向上提。"

"让身体重心通过脚踝稳固向下，推地面以让身体直立向上。"

"像坐在高脚凳上一样坐在空中。"

在这个阶段，你应该试着用语言而不是手来做出调整。学习这些技能很重要，因为在大班课上你无法单独调整每个学生的动作。你需要能够看到在多数身体上发生的事情，先做出与大多数人相关的调整，然后再提示个别的人。

也就是说，有些人无法立即学会做出调整，仅仅因为他们以前从未这样做过。他们不知道应该是什么感觉，就算他们感觉到了，但这对他们来说太陌生了，以至于他们立即回到原来的地方……这就像一种反射。这意味着你最终需要为这种最基本的对位提供手法纠正。一旦他们的骨盆对位，指令才有意义。

我的做法如下。

我站在学生的正后方，将张开的手放在他们的臀部，就在大转子上方。我向左侧倾斜一点，以便观察他们的肩膀，用膝盖轻轻地推他们的膝盖后部，以使其更加放松。我把右肩放在学生的脊柱上（就在肩胛骨之间），保持稳定（此处通常在脚跟正上方或略靠后）。我用手推动骨盆轻微前倾，同时将整个骨盆向后方回拉，直到大转子也在脚踝上方对齐。

几乎每次我这么做的时候，学生都会惊讶地发现他们的双腿会不自觉地发力，他们觉得自己的臀部好像在用力后伸。告诉他们没关系，承认这和他们习惯的感觉有很大不同。此外，不断重复你的口令提示——否则你刚刚碰过的每个人都可能会让髋关节向前滑回骨盆，反射性前推。他们甚至没有注意到它的发生。

一旦你把髋关节固定好，你需要仔细检查腹部。确保当学生下腹被内收进去时，不会抬起耻骨。这是值得在全体学生面前演示的重要动作。示范收腹和骨盆后倾之间的区别。暂停上课，分解动作并练习有助于理解这些动作，这样学生就能感受到两者之间的差异。

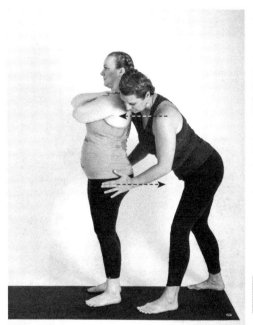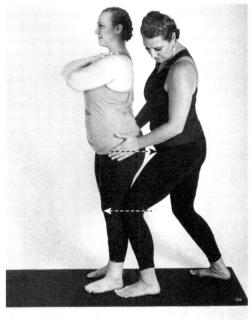

手要很轻柔，触摸要细致温柔。确保你移动得足够慢，这样学生可以在你移动的时候保持平衡。新位置一开始会让他们感到非常别扭。

对一些人来说，更难的是独立完成腹腔神经丛的活动。没有多少人习惯于一次只收缩腹直肌的一部分，大多数人习惯全部收缩或全都不收缩。你可能需要展示胸腔在第十胸椎支点上是摇晃的。如果身体前侧肋骨下降，后侧肋骨就会上升，这就是想要达到的效果。许多人会不遗余力地把心脏"抬"到下巴上，这意味着抬高心区前方，心区后方就会塌陷。我们需要平衡，让肾脏和下腰背部有足够的空间。学生很可能也不熟悉这个动作，除非他们已经练习了一段时间收肋骨的动作，并且能够激活腹直肌的上部肌纤维。所以，你可能需要帮助他们纠正。

这个问题可能很棘手，我的做法如下。

有时，我会把手放在学生的后肋骨上，推动身体前侧向下/后侧向上运动。

有时我会用一根手指戳学

生的上腹部，他们会自动回缩并上提背部肋骨。你也可以假装要打他们的肚子，但不是每个人都喜欢这样。

其他时候，我把一只手的拇指和中指放在前侧肋骨上，向下按压，给口令暗示学生要把它们朝臀部下沉。

再说一次，这些动作对大多数瑜伽练习者来说并不熟悉。很长一段时间以来，他们被告知要向下拉长尾骨，向上抬起胸骨。这些习惯很难改掉。提醒他们，学习这些新的动作模式将帮助他们更健康。

我还要指出，无论你的学生是否站着，这些调整都是相似的。它们也适用于俯卧和仰卧体式。平板式通常需要这些调整，桥式也是。

最后，你要仔细观察颈部。在站立体式中，头部前倾是一种普遍的姿势。耳

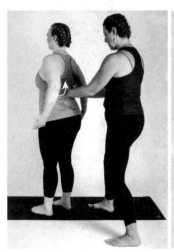
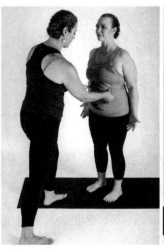
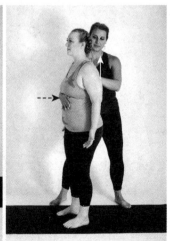

朵与肩膀应大致对齐。我将谈论向后拉头部，但有时这会导致后脑勺缩回、下巴向上突出，继续压缩后颈。虽然颈部应该轻微前凸，但理想情况下，后颈部保持拉长，下颌稍微向后移动。

如果需要手法纠正，可以尝试以下方法。

我会站在学生身后，把手放在他们颈部的两侧，大约在头和肩膀的中间。我的拇指轻轻地放在他们的颅骨底部上。我会用轻柔的力量，手指向上拉，拇指轻压，促使颈椎中部向后推，颅底从颈部向上拉长。

所有这些调整，无论是口头上的还是

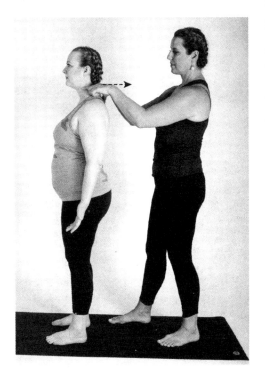

肢体上的，成功的关键在于：询问他们是否感觉不同，如果他们感觉别扭，那么就需要额外的训练。你还要向他们保证，通过重复训练，一切都会变得熟悉，最终甚至会感觉自然。

扭转/侧弯

我把扭转和侧弯体式放在一起，因为它们在实践中确实相关。记住，由于小关节突关节的角度，脊柱容易在侧弯时旋转和旋转时侧弯。所以，你需要清楚地提示以让学生避免这些代偿，同时注意一些具体的情况。

坐姿扭转是我最常看到发生代偿的体式，因为学生会引导肋骨拉向臀部，而不是保持在脊柱中心轴上。首先，让学生中途停止扭动，恢复到直立状态，然后仅从胸椎段扭动。如果你注意每个学生，很可能会发现以下两种情况之一：僵硬的学生通常会降低尾部的肋骨（如果向右扭转，左侧肋骨会下降，左侧腰会塌陷），而脊柱灵活的学生通常会降低他们引导的肋骨，给人一种胸部很宽和背部后弯的错觉。因为我们的目标是让每个人都保持在脊柱中心轴上，所以需要对不同的学生下达不同的口令。在这种情况下，了解每个人的名字会便于开展调整工作。我经常会让几名学生抬起尾部肋骨，然后再让其他人抬起相反的肋骨。

因为很多学生在你第一次喊出口令的时候还没有能力做出这些微调，所以你可能还要做一些手法纠正。

我喜欢在侧腰用捏的动作，表示肋骨和髋拉向一起。同时，我经常大声说："把肋骨拉向髋关节，以激活腹斜肌并将你拉回到脊柱中心轴上。"

我也会使用相反的动作，让我的手指彼此分开，指示分

开髋和肋骨以延长侧腰线。

在某些极端情况下，你可能需要指示学生放弃后弯。这和你之前在颈部上做的动作非常相似。将手指放在侧肋骨上，拇指放在后肋骨上，你可以控制整个胸腔的前后或左右移动，帮助它重回到脊柱中心轴上。

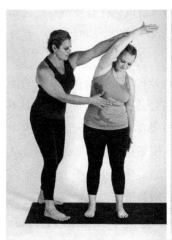
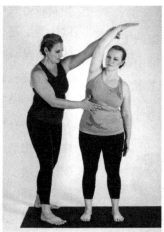
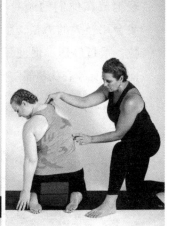
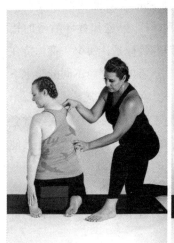
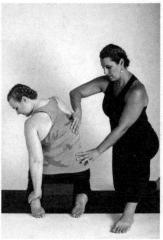
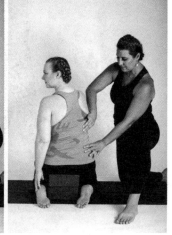

这些调整的迷人之处在于，一旦脊柱处在轴线上且没有代偿，胸椎扭转将会更容易。当能量没有被释放到其他运动中时，这些关节会有更多的活动空间。

仰卧位扭转时，无论髋是活动的还是稳定的，都要保持眼睛在脊柱中心轴上。就像坐姿中肋骨下降一样，一侧髋关节可能会朝肋骨上升。侧弯又出现了。除了腰椎屈曲，脊柱应该保持在轴上，因此可能需要一些口令提示，使一侧髋部远离肋骨。

在侧弯中，我很少需要把手放在学生身上，语言调整通常效果很好。在站立侧弯时要注意多观察，我发现坐姿侧弯变式是胸椎完全脱离脊柱中心轴的体式。因为经常会涉及髋关节的拉伸，而核心很难保持腰椎的稳定，所以往往会出现一种自下而上的多米诺骨牌效应。对大多数学生来说，他们的胸部会向地面塌陷，变成某种扭曲的前屈。我希望你指示学生保持骨盆稳定，并保持侧弯在同一平面上，将左侧肋骨叠在右侧肋骨上（反之亦然）。

我使用的口令如下：

"把底部的肋骨拉过去……"

"将心脏垂直于地面……"

"旋转心区，仿佛它能向天空敞开……"

后弯

学生在后弯体式中习惯于收紧臀肌和卷尾骨。在这些方面，你需要重复："稍微放松臀大肌……向心区后方提起尾骨……收紧腹部以支撑腰部曲线，而不改变其形状。"在桥式体式中，我可能会说："把尾骨'拉'到心区后方十次，同时保持这个姿势呼吸五次。"大量的重复是关键，因为你要改变一个根深蒂固的习惯，即如何做后弯，以及肌肉的记忆。如果有必要，让学生大声说出感受，让他们把手放在臀部以感受动作。

此外，学生很难同时激活腹腔神经丛并卷起胸椎。在第十胸椎进行调整时，通常需要重复口令提示和反复强调触觉刺激，直到他们能够同时完成这两个动作。我强烈推荐练习半牛半猫式，以增强对这些组合动作的觉知。

一旦学生知道如何激活这些肌肉，关键是确保第十胸椎保持支撑，不会塌陷。这需要不断重复口令，以拉伸中背部并卷曲胸椎。这里你需要参照肩胛骨，虽然你会在后面的章节中得到更多关于这方面的详细信息，但你至少要知道肩胛骨需要向脊柱收拢。我们可以用肩带拉肩胛骨，来支撑胸椎的伸展。这就是我所说的"卷曲"的现象。如果心脏后方的脊柱正在卷曲和压缩，那么同时心脏前方的脊柱就需要扩张和释放。当然，胸骨实际上不会改变长度，但我们可以用这个现象来促使肋骨找到空间。腹腔神经丛激活后，可以明显感觉到底部肋骨仍然不动，而上部肋骨彼此打开。你可以用手风琴的褶皱来形象

半牛半猫式

半牛半猫式对于结合两种体式至关重要，有助于保持中立位脊柱的曲线。这项练习会收缩和调节椎旁肌（腰椎），同时也会刺激腹直肌的上部肌纤维。

从桌式开始，进行一系列动态的猫式和牛式，配合呼吸。在屈曲和伸展使整个脊柱升温后，进行牛式，稳定并保持几次呼吸。做同样的猫式，保持至少五次呼吸，不放松腹部，调整腹部肌群张力。

现在做一个完整的猫式。在肩胛骨之间向上推肋骨，让骶骨从下背部下垂，保持肋骨和上腹部的猫式，吸气时，将尾骨向上拉向天空，激活椎旁肌（腰椎），在下背部和骨盆做到半牛式。随着时间的推移，这些肌肉将对抗腹部深处的阻力而收缩，从而增强肌肉的张力。呼气会让你回到完全的猫式，每次吸气只让下半身去到半牛式。重复五次呼吸。

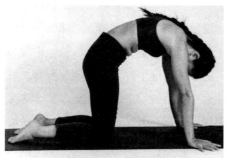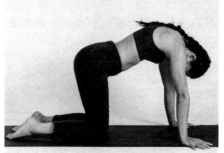

吸气回到牛式。稳定髋关节，保持腰部肌肉放松和腹部稳定。当你呼气时，开始用手按压地面回推，在上腹部、胸廓和颈部形成猫的姿势。不要改变髋关节或下背部的位置——将动作集中在胸椎。吸气回到完全的牛式，呼气去到半猫式。你的动作幅度不会像猫式那么大，所以不要勉强。每次呼气时，在保持下背部的稳定和上背部的运动之间建立张力——固有的阻力有助于增加腹直肌的张力。

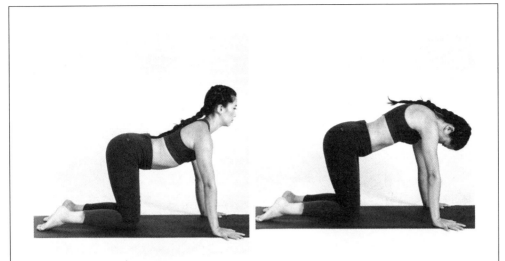

　　一旦你完成分离运动，再回到经典的牛/猫式，再进行三到五轮，然后评估是否有什么感觉不一样。在此之后，你还可以感受到桌式，甚至是山式的感觉。对我来说，我总是更适应抬起尾骨的同时收紧腹腔神经丛的复合动作。

地说明，一些褶皱相互挤压，从而帮助其他褶皱展开。

　　下面讨论后弯中的颈部。瑜伽练习者通常会在后弯中过度后伸颈部与脊柱，特别是在眼镜蛇家族的体式、站立半前屈体式中。只要脊柱与地面平行，就要密切关注，因为我们有一种反射机制会驱使我们保持视线与地平线水平。记住，如果颈部的延伸从顶部开始，那么颅骨后部的空间会立即被压缩，从而没有机会获得颈前部肌肉的支持。在这些情况下，喉部收束术消失，喉咙被挤压，呼吸通常会很困难。在我看来，这些姿势实际上并不需要颈部

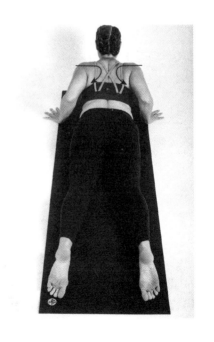

完全伸展，所以我经常提醒学生保持伸长后颈的同时，让声带内收向脊柱，让目光落在地面上，而不是试图朝前看。

然而，如果你教的是骆驼式，深度后伸展是体式的最终组成部分，那么你应该确保动作从颈椎底部开始，而不是从顶部开始。椎骨将在背部提供更好的结构支撑，颈部肌肉将更好地为颈前部提供功能性支撑。

前屈体式

再次提醒你，前屈体式与髋关节运动相关。前屈体式中髋关节在移动，髋关节在屈曲。髋关节是主要动力来源。因此，如果髋关节需要灵活性，脊柱就需要稳定性。无论是站着还是坐着，你的目标都是尽可能长时间保持脊柱处于中立位。最终，你需要释放脊柱的全部动作，但你要

非常清楚应如何做及何时做。如果站着，你需要确保学生的腿在真正地工作，这样下背部的肌肉就可以放松，脊柱也可以将重力转化为牵引力。当学生坐着的时候，我强烈建议，髋关节不太灵活、腘绳肌柔软且较长的学生要么保持脊柱延展动作，要么只在辅具上放松。

问题是，整个背部都由深层筋膜连接起来，形成了一个连续统一体。某些部位可能是软的（通常是腰椎，经常塌陷），而其他部位（臀肌和腘绳肌）是硬的，但任何力施加到一个部位都会传递给其他部位。这些硬的部位则阻碍了能量的流动。在身体的通道中，塌陷的部位将保持僵硬，而更多的灵活的部位会吸收大部分能量。前屈可以增加背部拉伸张力，练习时必须牢记。

如果臀部或大腿是想要实际进行拉伸

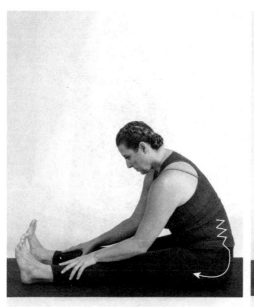
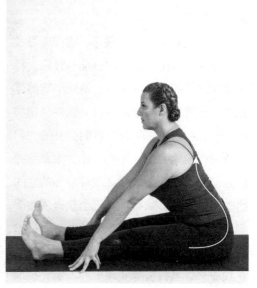

前屈中向前的动力

在站立前屈式中，以及在坐姿前屈式中，你需要保持身体的重心向前移动，而不是向后或向下。我的意思是把整个身体的重量转移到脚掌上。膝盖保持柔软，有时甚至需要适当弯曲，以增加腘绳肌的松弛度，但你需要用前脚掌的力量支撑身体。这会激活小腿肌肉，但也会促使大腿后侧和臀部在拉伸时保持活跃。你会感觉到双腿非常紧实，这意味着脊柱可以完全放松，顺应重力的牵引：这是一种牵引和减压的效果。

像刚才描述的那样，向前屈。现在将重心移回脚踝，锁定膝盖。感受一下刚刚发生在你腰部的情况。你感觉到紧张加剧了吗？你是否感觉到腹部有点远离大腿，整个脊柱都处于紧张状态？肩膀和头部完全放松是不是很难？我猜所有这些问题的答案都是肯定的。

这涉及物理学知识。通过向前移动并柔和地弯曲膝盖，虽然肌肉力量可能会增强（我认为这不是一件坏事），但后侧链条的松弛度可能会增加。一旦你向后倾斜，支撑关节的是韧带而不是肌肉，松弛状态会消失，软组织会拉伤和扭伤。这还会给椎间盘施压，让其处于危险中。前屈体式的牵引效果显著降低了这种风险。

坐姿也是如此：向前屈时有向前的动力。然而，在这种情况下，应避免向下拉动脊柱远端（头部和心区）。如果完全屈服于重力，脊柱会倾向于弯曲，再次消除背部通道的松弛状态。没有背部肌肉收缩的缓解作用，下背部组织和椎间盘将吸收向前的能量。相反，如果头顶和心区向前伸展，并且下背部和中背部保持伸展，那么伸展能量就可以集中到臀部和大腿。

的地方，你必须保持脊柱的激活状态，并将拉伸的力量引导到腿部。例如，在坐姿前屈式中，如果只是让胸口变得沉重，在重力作用下朝着大腿下降，那么下背部的脊柱将吸收大部分可能集中在髋关节的能量。但是，如果我们保持脊柱的肌肉活跃并收紧，那么臀部和大腿将吸收拉伸能量。另外，在站立前屈式中，一旦腹部与大腿接触，你就会感觉相对安全，让脊柱在重力下放松。小腿必须保持激活的状态来支撑躯干直立，将运动引导到髋关节的铰链处，腘绳肌得到伸展，下背部则会受到重力牵引，而不是承受拉伸带来的压力。

变化

不同人的脊柱有不同的活动能力和潜在的弱点。因此，需要注意的是，大部分人都认为，强调动作和稳定性的练习比单纯追求活动性的练习要安全得多。除非你对学生可能出现的特定情况了如指掌，否则你应减少动作，增强稳定性。

正如前屈部分所讨论的，减少后背的松弛，是缓解系统中某些潜在有害张力的一种方法。相反，我们可以有意识地增加松弛，使个体能够更好地孤立他们需要工作的部位，而不会让剩余的后背系统失去能量。对大多数人来说，最简单的方法就是弯曲膝关节。由于腘绳肌往往是连续体中脱水最多、柔韧性最弱的肌肉，因此让它休息是缓解压力的好方法。

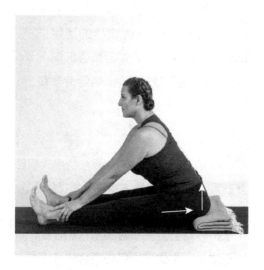

另一种增加松弛度的方法是更改体式的几何形态：在站立体式中手撑在瑜伽砖上，或在坐姿变式中抬高臀部。在手下垫砖时，两臂承担少量体重；即使肘部弯曲，你也可以更深地前屈，肩膀和手臂也会稍微脱离向下的力，因此腿部和下背部承受的负担更小。通过抬高臀部，你可以改变腿与地面的角度，减小髋关节的弯曲度，从而腾出空间来探索臀部在地面上的最大运动。

在练习板式变式时，如果学生保持脊柱处于中立位有困难，则可将膝盖放在地上。典型的错误包括收紧臀肌和内卷尾骨，臀部太高或太低，以及缺乏腹部收束术的动作导致肋骨向地面塌陷。在上述错误的情况下，通过消除小腿缩短杠杆，可以显著减小脊柱的负荷。一旦膝盖向下，大脑更容易学会以适当的强度激活正确的肌群来维持整个身体的稳定。一旦这些激活建立，你的学生就可以抬起膝盖，在整个过程中锻炼力量。如果他们抬起膝盖，系统某个地方出现问题，则让他们放下膝盖练习，偶尔抬起膝盖只为了吸气。随着时间的推移，这可能会变成一个流畅的动作，并最终延长保持时间。

如果颈部没有足够的力量让人在后弯中仰头看向天空，那么你应该向前看。保持直立的头部姿势，将下巴拉向胸口，这将加强颈前部肌肉的力量。随着时间的推移，学生可以开始慢慢地把头向后仰，当然是从颈部底部开始移动，在力量允许的运动范围内仰头。学生应该分阶段、多次和花一段时间练习，而不应该匆忙移动颈部。

练习：教师

实践教学是运用本书所讨论的一些概念的好机会，但实践起来并不容易。首先，你会看到你面前的身体，看到你不知道该怎么处理的问题。这是学习的自然过程。即使你有教学经验，你被教导的教学方式也不一定正确。我们现在正在重新设计你的大脑看待身体并进行指导的方式。

所以，请对自己有耐心一些。慢点，从起点开始，从底部开始，一次只做一件事。

在瑜伽教师培训中，三人一组，一个教师对两个学生。如果你独自一人在家，找一些朋友或同事来尝试一下。从山式中的中立脊柱开始教学，然后选择一个体式学习。提供变式和调整，学习使用新的语言来描述这些内容。进行口头和实际的调整，以适应新的感觉。这就是实践的目的。在每个体式之间轮流练习，让练习者有一分钟的时间提供反馈并讨论实际应用方法。

教学时，你需要完整地教授体式。教

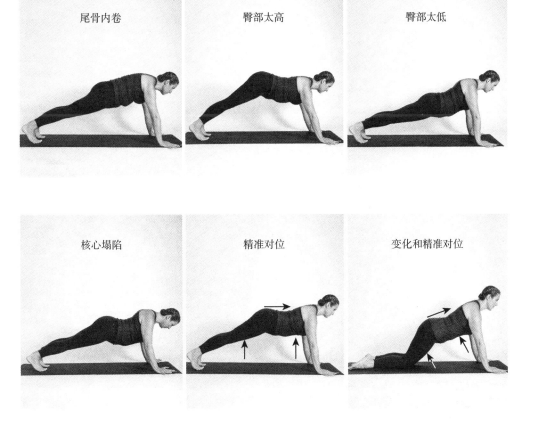

尾骨内卷　　　　　臀部太高　　　　　臀部太低

核心塌陷　　　　　精准对位　　　　　变化和精准对位

授山式时，告诉学生移动身体哪一部分，移到哪里，以及如何到达那里。不要在意他们在这个体式中停留了多长时间，因为你希望能够教会他们完整的体式。实际教学时，你可以调整教授方式，但是在这个练习中，越多越好。

要注意你面前发生的事情。确保你解决了从这些身体中看到的每个人的对位问题。你可以考虑以下内容。

- 中立曲线。

- 肋骨和髋关节的协同，肋骨是否向左或向右移动、侧弯、旋转等。

- 侧弯或扭转时是否保持脊柱轴心稳定。

- 如果进行扭转动作——确保髋部稳定且无代偿。

练习时，自然呈现个人体态，不要自动调整。如果你知道自己存在脊柱侧弯，试着让它显示出来，这样教师就可以看到它。没有必要假装对位，但在这个练习中，你必须只做你被告知要做的事情，这样教师就可以获得有关口令提示效果的反馈。专心听，完全按照口令提示去做，仅此而已。

在提供反馈时，如果教师没有注意到或提到你的特殊个人需求，请提出并向他展示潜在对位的偏移，这样教师下次就有可能看到你的问题。

第九章
下肢：结构和特性

许多人认为站立、行走和爬楼梯的能力是与生俱来的，认为把一只脚放在另一只脚前面是在婴儿时期就学会的事情，一直如此并且也将在生活中保持下去。

但是，我们并不太注意个人的运动模式，不知道脚能够站立的原理，也不了解在重力作用下的运动力学。是什么在支撑我们？什么是真正有效的？很明显，我们知道如何站起来并保持，但在这样做的时候有没有感知到自己是如何找到平衡的呢？我们的习惯和代偿是什么呢？

你现在是否靠在椅子上来支撑身体？如果你要用双脚站起来，你能否意识到哪些部分正在稳定关节？哪些肌肉必须发力才能达成静止与运动之间的平衡？这些都是重要的问题。

下肢的构造是为了在承重时保持稳定，以及帮助我们在空间中移动。下肢是体式的根基和基础，在瑜伽序列中作为动力源，使能量流动。下肢是为一个包括小肌肉和非常大的肌肉的复杂系统而设计的，这个系统需要控制精细和大幅度的动作。脊柱核心与下肢的连续性不能被低估——它们二者完全交织在一起，并且在姿势和动作上都会深入地相互影响。下肢关节的构造是为了在各种条件下工作，承受许多不同的力，同时吸收冲击。然而，下肢关节有其特定的局限性，低效率地使用它会导致退化和功能性紊乱。

对从核心到脚趾的肉体及能量层面上相互联系的理解，是你能够有效编排体式序列所必需的知识。虽然也许不必知道所有肌肉的名称，但对整个系统及其组成部分的相互作用和影响、所涉及的风险和能采取的预防措施有基本的了解，是为学生提供全面及安全的练习的必要条件。

作为一名瑜伽练习者，明智和慎重地使用身体部位。作为瑜伽教师，你有机会帮助每个学生对他们的个体差异进行更深入的了解，以及如何在重力中最好地协调自己。下肢就像是一个充满扭曲和差异的游乐场。没有两个人的骨形状是一样的，甚至许多人的左右两边都不对称。这意味着每个人都有其独特的体态蓝图，这很可能与他们旁边的人有很大的不同。你的工作是尽最大的努力来观察这些差异，并为每个人提供个性化的对位练习。在把基本原则应用到身体组织层面的同时，你现在必须开始考虑洞察每个人的身体和对位。

不同的瑜伽流派对如何放置脚和如何站立有特别的规定。我在此澄清并声明，不论一个人选择哪种方式练习，他们应当基于自己现有的身体练习。他们不需要迫使身体形态变成一个早已作古的教师所宣称的好的身体形态，因为坦白来说，很少有对位是适用于所有人的。

骨

下肢的骨可以说是身体所有部位中形状最奇特的骨。它们的体积从非常大（股骨是最长的骨）到非常小（中足和脚趾是由不规则的小骨组成的）不等。它们的形状令人费解，表面附着数量非常多的韧带和肌肉。当你阅读下面的内容时，看一看图片和你可以找到的三维模型。最终，你将熟悉这些形状和附着点，以至于你每次

看学生的身体时，你都能联想到它们。不管这些骨叫什么名字，能够识别身体中特定的骨性标志，将有助于你在现实中发现个性化的错位。

骨盆

骨盆很简单，而其形状和轮廓可能令人困惑。它的三维特性难以在二维图片中被捕捉到，所以你需要借助骨模型观察骨盆。骨盆由两个独立的部分组成，它们在后面与骶骨（骶髂关节）相连，在前面与耻骨联合相连。每一侧都由三个不同的部分融合而成：髂骨、坐骨和耻骨。了解这些很重要，因为它们是腹部和髋部大多数肌肉的附着点。同时也是帮助你观察和评估学生体态的骨性标志。

髂前上棘是经常被称为"髋关节点"的骨性标志，而事实上它是一个位于骨盆上的点。有些教师称这两点为"头灯"，它们对于观察肋骨与髋关节之间的对应是否一致，以及确定学生的骨盆倾斜度中正与否（及推测腰椎是否中正）是不可或缺的。

髋臼

髋臼是与股骨衔接的窝。髋臼的前部与底部有一处骨质的切面，形成一个深凹，供神经、血管和结缔组织通过。髋臼的深度可能会影响到髋关节的整体运动范围，较深的髋臼可能对应较小的运动范围。髋臼的边缘有一圈软骨，作为股骨头放置到关节内的类似垫圈。

股骨

股骨是大腿上的长骨。它不是直的，在顶部有弯曲，被划分出轴部和颈部，同

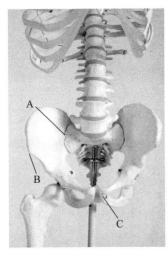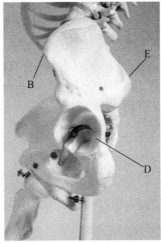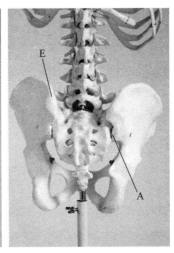

（A）骶髂关节,（B）髂前上棘（ASIS）,（C）耻骨联合,（D）髋关节,（E）髂后上棘（PSIS）。

时在侧面有一个大转子。股骨呈球形，它与骨盆衔接形成髋关节。股骨颈的角度很重要，因为它会影响到髋关节的运动范围。每个人的股骨形状可能不尽相同。

- 股骨轴的弧度在侧面和前部都不同，故而呈弓形。物理学表明，曲线比直线更稳定，考虑到股骨是腿部的主要承重骨，因此这是有道理的。

- 股骨轴的扭转差异很大。一般的扭转为12度，因此，当股骨头在髋臼内时，大转子实际上位于关节中线的后方。这种扭转程度可能会过大或过小，因此当髋关节处于中正位时，膝关节可能不会直指前方。

- 股骨颈的角度有可能呈现差异。接近90度时将限制外展，也可能限制外旋，而接近180度时可能支持更大程度的外展和外旋。

- 股骨头的形状和大小可能差别巨大，这会影响到它与髋臼的关系，同时可能影响到髋关节的稳定性。

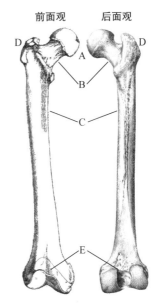

（A）头部,（B）颈部,（C）轴部,（D）大转子,（E）远端。

胫骨和腓骨

胫骨是腿部的承重骨，而腓骨则紧靠其外侧以帮助吸收冲击。在远端，这两块骨通过夹紧位于它们之间的距骨形成了踝关节。胫骨的顶部有两个骨性凹面，股骨远端的髁部位于两个骨性凹面处组成膝关节。

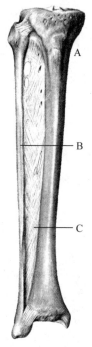

（A）胫骨，（B）腓骨，（C）骨间膜。

距骨

距骨是足部不规则形骨中的一块，由于其与胫骨的衔接，它被认为是"踝骨"。在上面的胫骨/腓骨（踝关节）和下面的跟骨之间，它可以独立运动。这些骨骼是足弓的重要组成结构，为了保持正确的姿势和步态，它们必须对齐，然而许多人的

肌肉缺乏敏锐度来维持对位。

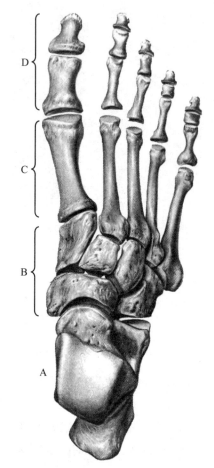

（A）距骨/跟骨（脚跟），（B）跗骨（中足），（C）跖骨（前足），（D）趾骨（脚趾）。

脚：跟骨＋跗骨＋跖骨

这些骨也被称为脚跟、中足和前足，它们就像三维拼图一样，组成了脚和足弓。

关节和结缔组织

骶髂关节位于骶骨与骨盆在髂骨的结合处。每块骨的表面都有一个宽阔且波浪

状的接口，与另一块骨相互对应。如果你把一只手放入另一只手掌中，让一只手的掌根落到另一只手掌里，你可能会体验到这种契合关系。注意指关节是如何叠在一起的，一只手的手指如何滑入另一只手的手指之间的缝隙。如果你将双手压在一起时，会形成一种密封状态，两个表面之间的活动空间很小。骶髂关节的宽大的、有纹理的表面非常紧密地结合在一起，因此骶髂关节的运动范围非常小。

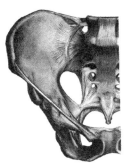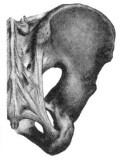

骶髂关节后侧比前侧韧带数量更多。

如果你看一个骨架模型，你会发现在一定程度上从髂骨突起处的背面向后到骶骨，有一个特别深的缝隙，但在活人身上，这个缝隙是被填满的。这些关节有一个致密的韧带层，在脊柱和骨盆之间多角度地前后交叉，看起来像大量的稳定组织。但当你检查关节前侧的照片时，韧带的数量远没有那么多。骶髂关节的构造是为了将承重从下肢转移至脊柱，并作为活动关节之间的一个传导点。

骶髂关节帮助在基本运动中保持稳定，但瑜伽练习让骶髂关节扭转，超出它的运动范围。这导致瑜伽练习者的骶髂关节普遍活动过度。

髋关节。 髋关节是球窝关节，股骨头位于髋臼内。要注意的是，髋臼位于股骨头的顶部，它们不是牢固地"扣"在一起。当你直立时，重力对关节的运动能力有着相当大的影响。为了使其有效地工作，你的姿势必须以一种平衡的方式将骨盆与股骨对齐，否则你就有软组织损伤的风险。你必须使用肌肉来保持这种良好的对位，否则，随着时间流逝，髋关节将磨损和退化。

此外，中立的髋关节对重力传过膝关节和脚踝是至关重要的。尽管普遍认定对位是从四肢的底部开始的，而我认为中正的髋关节确保了骨以其天然的设计恰当地堆叠在一起。在一个中正的髋关节上，大转子应正对中线偏后的位置。由于股骨的轻度旋转，这种姿势让许多人的膝盖可以正好朝前。然而，旋转的个体性差异可能意味着当髋部中正时，膝盖会略微指向内侧或外侧，双脚也会如此（坦白讲，向外比向内更加普遍）。许多人在走路（站立及练习瑜伽）时，习惯性地股骨内旋，从而在膝盖和踝关节处产生扭曲的力量。引导大腿自然外转（从而带动大腿以下的所有部位），将使你在站立时更加平衡。

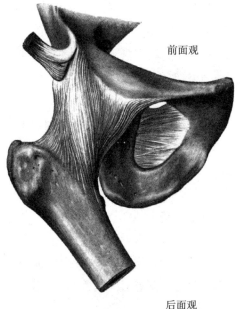

前面观

后面观

髋关节前面的韧带数量比后面的多，它们是专门被设计用来限制伸展的。

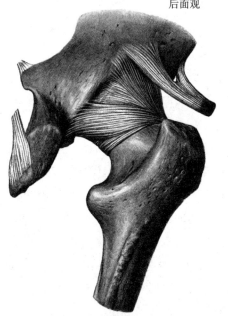

在靠近髋臼前侧的地方有一个类似切痕的部分。如果骨盆在股骨上方向后倾斜

过多（后倾或卷尾骨），那么就会由较少的骨来支撑骨盆与保持平衡，就会导致髋关节不稳定，以及关节软骨及盂唇的磨损与撕扯。

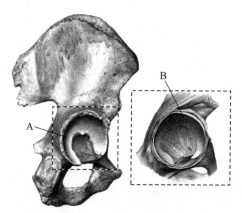

（A）髋臼，（B）盂唇。

幸运的是，在关节的前侧有一条厚而致密的韧带，即髂股韧带。髂股韧带限制了伸展，可以帮助身体保持直立，防止骨盆完全倾斜，滑离股骨。这是一个在肌张力不足时保证身体安全的韧带，但如果滥用其功能，你将失去肌张力，同时韧带将随时间的推移而退化。过度拉伸髂股韧带将导致活动性过度、关节退化和功能性障碍。无论拉伸是发生在站立中的被动错位时，还是在深蹲中找寻强烈的拉伸感觉时，髋部的稳定性都会随着时间的推移而受到影响。

相比之下，后方/下方的韧带短而小，也没有覆盖整个关节。毕竟，除了髋关节在深屈或外展的情况之外，重力使髋关节的下侧不必承担过大的受力。这在正常的生活中是没问题的，但在瑜伽中，我们常常会在这些运动范围内承受重量（如在战士I式、侧角式、三角式等体式中），所以如果你没有使用肌肉来支撑关节，在这些体式中会有很大的受伤风险。

从工程学的角度来看，股骨必须与髋臼保持紧密的连接，以减少冲击并保持关节软骨的健康。如果关节变得过于松弛，无论是由于遗传还是由于韧带的拉伸，在重力作用下运动产生的影响将加速关节结构的退化并导致功能性障碍。

膝关节。 膝关节由股骨和胫骨衔接而成，胫骨是小腿上较大的骨。从本质上讲，膝关节是由四条韧带连结并稳定的。

- 前交叉韧带（ACL）：限制胫骨的前侧运动。

- 后交叉韧带（PCL）：限制胫骨的后侧运动。

- 内侧副韧带（MCL）：限制关节的内侧开口。

- 外侧副韧带（LCL）：限制关节的外侧开口。

Cruciate（ACL/ PCL中"C"的全拼）在拉丁语中是"交叉"的意思，而前交叉韧带和后交叉韧带正是如此。它们分别连接到关节的前面和后面，在中部以某种角度交叉。随着膝关节的屈曲和伸展，交叉韧带会彼此轻微环绕扭转，产生限制运动的张力。这也是屈曲的膝关节在旋转时的真实情况。如果这些韧带被过度拉伸，不再形成张力，膝关节就会变得过度松弛。如果你听到有人说"我的膝盖受伤了"，通常指的是前交叉韧带完全撕裂。在某些情况下，病人可能选择不修复前交叉韧带，使得膝关节在屈膝运动中的稳定性降低。

内（外）侧副韧带是指连接在关节内（外）侧的韧带。由于膝关节不宜外展或内收，这些韧带尽其所能地确保外展或内收不会发生。有些人天生就有异常的韧带，使膝关节易发生侧向松弛。它也许表现为"内翻膝"，这是内侧的支撑不足使关节向中线塌陷造成的。

有大量其他的结缔组织环绕在膝关节周围，这些韧带为膝关节提供了基本的稳定性。虽然有许多肌肉可以移动膝关节，但厚重的肌肉在膝盖的上方或下方，只有肌腱实际穿过膝关节。这意味着，尽管确实可以采用拮抗性收缩来维持膝关节的静态稳定，但膝关节自身并没有获得多少来自肌肉提供的稳定，只有韧带起作用。

内侧和外侧的半月板是附着在胫骨顶部的薄纤维软骨圈。半月板因其呈新月形而得名，它的曲线看似柔和地环绕着股骨髁，实际上在膝关节完全伸展时引导股骨发生轻微的内旋。当我们不承重时，半月板在两块骨之间创造了空间，有助于防止在两个相对平坦的关节表面中可能发生的固定，比如椎间关节。半月板提供一些额外的减震功能，尽管这种功能被纤维软骨的柔软质地所限制。由于半月板不像关节透明软骨那样致密，如果你进行高冲击力的运动，半月板会受到冲击。

如果膝关节在伸直时扭转，或因撞击产生韧带无法承受的剪切力，半月板会有撕裂的风险。内侧半月板更容易出现这种情况，而且往往与前交叉韧带的撕裂相伴。除了一些创伤性的冲击或外力之外，通过避免完全锁死膝关节，你可以将这些风险降低到接近于零。

足部关节。每只脚有三个足弓，由中足和前足的骨构成。

- 横弓：支撑中足的跗骨，减震，由胫骨后部支撑。

- 内侧纵弓：支撑第一跖骨（拇趾）线，减震、平衡，由胫骨前部支撑。

- 外侧纵弓：支撑第五跖骨（小脚趾）线，减震、将重量从脚跟转移到前足，由腓肠肌支撑。

足弓也是由密集的韧带和内附肌肉支撑的，所以脚的形状会相当灵活。穿着限制脚部所有骨恰当运动的鞋子，或减弱对脚部骨起积极支撑作用所需的肌肉，会导致低功能性的步态和姿势，或引起关节和软组织的退行性改变。通常这些问题发生在生命的早期阶段，因此许多成年人随着年龄的增长而需采取补救措施，或者苦于代偿性姿势及整个结构系统的退化。

运动范围

下肢有点像一个工程奇观。从脚部到骶髂关节，骨及关节既要支撑身体在重力下的全部重量，又要支持身体在空间中的移动。为了处理这个问题，这里有一个复杂的系统，包括粗大的骨和细小的骨、发

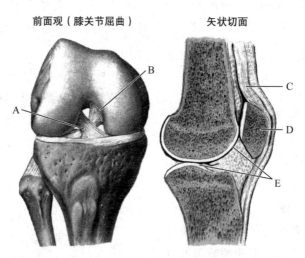

前面观（膝关节屈曲）　　　矢状切面

（A）前交叉韧带（ACL），（B）后交叉韧带（PCL），（C）髌腱，（D）髌骨（膝盖骨），（E）关节软骨。

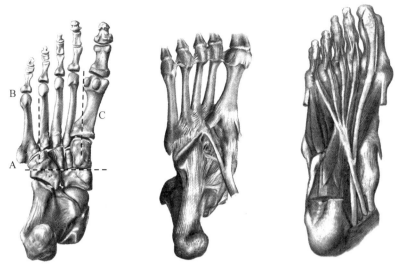

（A）横弓，（B）外侧纵弓，（C）内侧纵弓、韧带（中部）、内附肌肉组（右侧）。

髂胫束：结构和功能

　　尽管髂胫束还未被透彻地理解，人们已经十分关注它的结构。髂胫束（ITT，有时在其他文献中被称为髂胫带）是一条厚的筋膜带，它始于骨盆外侧的顶部边缘，为臀大肌和阔筋膜张肌提供附着点，并沿大腿外侧向下穿过膝关节。许多人说它是用来保护膝盖的，但实际上它只有大约10%的部分穿过外侧膝关节。有证据表明，髂胫束及其覆盖的大腿肌肉（股外侧肌，股四头肌中最大的一块）是分离的，

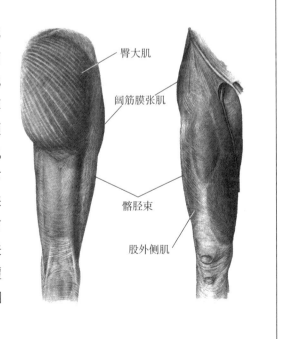

臀大肌

阔筋膜张肌

髂胫束

股外侧肌

同时也有证据表明它通过筋膜与这块肌肉协同工作。髂胫束到底有何作用呢？答案是，起稳定作用。

这条非常致密、紧实的筋膜带类似于螺线包装胶带，像一条负重背带，更像是韧带而非肌腱，将骨盆连到胫骨上。虽说附着在它上面的肌肉的确是髋部的外展肌，但它们所在的位置使它们运动较少，而更多地起稳定作用。当阔筋膜张肌和臀大肌轻微收缩时，ITT就会受到很大张力，在髋关节和膝关节之间形成一个强有力的连接。然而，这主要在直立时才会发生。只要髋关节或膝关节适当地屈曲，ITT的受力角度就会发生巨大变化。还记得前面关于张拉性整体结构的讨论吗？ITT是一个明显的例子，一个区域的张力将会影响整个结构系统。膝关节不是由实际与该关节相连的细小组织支撑的，而是由整条长韧带，以及它上侧与肋骨的连接和下侧与腿部组织的连接来支撑的。张力作用于整体，支撑着该系统中每一块骨和关节。

但是，由于许多人在站立时髋部没有适当对位或运动，消去了ITT自然产生的平衡性张力，ITT通常没有发挥其正常的功用。相反，它承担了不平衡的张力（阔筋膜张肌常常处于过度拉长或缩短的状态，而臀部肌肉要么完全松弛，要么过度紧绷），不能有效地在股外侧肌上移动，并逐渐变得干燥、粘连。一旦组织干燥，股四头肌和ITT之间的活动筋膜层也会变硬并相互粘连。由于身体上筋膜的侧线与其他功能线交织在一起，导致大量的姿势改变及功能性障碍。站立姿势、行走步态，甚至瑜伽练习时的活动方式都会被影响，因为整个系统是如此充分地整合在一起。

一旦这种粘连发生了就真的难以缓解，因此泡沫滚轴等类似产品的市场广阔，而事实是，它们中没有一个真正能实现持久的改变。让这种致密的组织重新变得水润是很艰难的，就如把它与其下面的层次分开以保持它的活动性一样，但这是可以做到的。简单地按压这些粘连区域并沿其长度滚动，实际上只是自我折磨。为了有效地使这些层次彼此分开，你需要把它们拉开，而不是把它们压在一起。这就是专业的身体治疗的介入点。在筋膜硬化的过程中，需要进行机械分离，而那些可以跨纤维（而不是沿着肌纤维，如滚动）施加的技巧要有效得多。你也可以用拔罐治疗，但在自己身上尝试前，建议获得一些专业的治疗。

达的肌肉和精细的肌肉。瑜伽教师必须了解这个系统中的不同机制。每个关节的实际功用是什么？如何优化运动范围，使其既具备支持性又具备活动性？如何使用大块肌肉在重力中向上支撑身体？如何微调动作以保持关节的稳定性、平衡性？

首先，你需要对每个关节或关节群的功能有一些了解。仅仅看身体就可以发现脚部的设计与膝关节或髋关节的设计不同。当你有机会在图片或模型骨架中观察骨时，你会发现身体对活动性和稳定性的需求是由设计不同的系统来满足的。双脚有很多小的骨，形状非常奇怪（如脚跟和踝骨），以便在向各个方向活动时提供恰到好处的力量支撑。脚中部有扁平的关节面（跗骨），提供了几乎无限的运动组合可能性，并借此向众多方向传导能量。然后，长骨（前足的跖骨）将能量有效地导入更具复杂性的系统。此外，还有很多韧带将它们紧紧地固定在一起，并承担这些功能性足弓持续的承重功用。沿着腿部、大腿和骨盆向上，有着更大的骨和更大的关节，在关节处有更大的自由活动范围。韧带仍然把它们都固定在一起，但由于运动范围更大，所以出现低效运动模式的机会也更多。

我们将在后面讨论创造这些动作的具体肌肉。现在，让我们关注每个关节或复合体的运动。请记住，所有这些动作都是从一个中立的解剖位，或者说是从山式来定义的。

髋关节。球窝关节的特点是能够在任何方向和所有的运动平面上活动。

- 屈曲：将大腿骨向前拉向胸部。在瑜伽练习中，我们看到的这个动作比其他动作都要多。想想看，仅一个拜日式（Sun Salutation, Surya Namaskara A）就有多少个前屈动作。通常屈曲主要受制于肌筋膜，因为关节的后部几乎没有韧带支撑。

- 伸展：将大腿向后拉。这个动作在后弯和站立体式中会使用。由于髋关节前侧的韧带很厚，伸展受到很大限制。通过外旋可以稍微放松这些韧带，所以如果你把外旋和伸展结合起来，你将在轻微增加伸展潜力的同时减少拉伸韧带带来的风险。

- 外展：将大腿向外拉向旁侧。其常见于如分腿前屈的体式。但请注意，很少孤立地使用外展。这是因为骨质形状及一些肌筋膜的限制会阻止很多侧向的运动。从肌肉角度来看，外展经常被作为一种稳定的动作。

- 内收：将大腿向内拉向中线。由于中立位的髋部让大腿非常接近中线，所以这个动作也是受限的。通常，内收是指从外展位置到中立位的内收。除非是腿部深入交叉的姿势如鹰式或牛面式。请注意，为达到交叉腿部的姿势，需要一定程度的屈曲。

- 内旋：旋转大腿，使股四头肌（在前面）向内指向中线。这通常作为一个稳定性的动作。例外，在英雄式的变式中，膝关节是屈曲的，脚跟比膝盖更向外展开。这些姿势本质上通常是比较被动的，让重力牵引身体内旋，而不是使用肌肉直接内旋。

- 外旋：旋转大腿使股四头肌指向外侧，远离中线。战士Ⅱ式的站立姿势有时被称为外旋姿势，因为与战士Ⅰ式相比，大腿旋转方式是远离中立位的，但这并不完全准确。外旋实际上只起支持性作用，帮助维持髋部的稳定。其中的例外是在坐姿的"开髋"系列中，需要有意地旋转来配合屈曲和外展，以便大腿着地，或像莲花式变式中通过旋转将脚抬到对侧的大腿上。

- 水平外展：屈曲和外展相结合；将大腿带到髋部高度，然后将大腿向外拉到侧面。这是在练习树式、战士Ⅱ式的站立体式、分腿前屈和坐姿开髋时所采用的活动范围。水平外展常常与外旋相混淆，但它事实上是一种独特的动作。正如你看到的，这种混淆是由于外旋肌肉收缩时产生外展部分肌肉这一事实所强化的。

- 环转：使髋部经过其完整的活动范围，结合所有三个面，进行大幅度的圆周运动。有些人称环转为"蛙式踢腿"。它并不真正用于特定的瑜伽姿势，有时会在热身练习或放松时使用。

膝关节。 膝关节只能在矢状面和额状面上运动。膝关节不应当向外侧或内侧移动，尽管遗传和长期受力会导致膝内翻，即膝关节的向内偏移。请注意，膝关节运动范围与身体内其他屈/伸关节相反。

- 屈曲：膝关节弯曲就是屈膝。

- 伸展：膝关节伸直即膝关节伸展。要清楚，骨自然处于中立位时，也许没有得到韧带的充分支撑，因此，膝关节可能出现过度伸展，即膝关节向后弯曲。

- 旋转：一个锁死的膝关节不应旋转，但如果弯曲，由于腘绳肌从大腿后部到胫骨前侧的附着点的缠绕方式，使胫骨能够向内或向外（内侧或旁侧）旋转。

踝关节。 踝关节是胫骨和腓骨与距骨组成的一个滑车关节。将距骨与胫骨固定在一起的韧带实际上位于关节的上方。这些是在高位踝关节扭伤中受到损伤的部位。典型的踝关节扭伤发生在腓骨、距骨和足部骨之间的任何一条外侧韧带上。真正的踝关节（对于喜欢深入研究的人来说是距骨关节）在矢状面只有两种运动。

- 跖屈即绷脚背。脚底是你将脚踩在地面的部位，即足底表面。

- 背屈是我们通常所说的勾脚：将脚趾拉向膝盖。如此描述是因为站立状态下的脚有一个顶部和一个底部，而不是像腿那样有一个前面和后面。这个顶面被称为背侧。

足部关节。中足和前足帮助脚部做其他动作。中足被定义为距骨和跖骨之间的所有关节，而前足包括长骨和脚趾。

- **内翻**是指脚底向内转向中线。战士Ⅱ式中的后侧脚是内翻的。有些人在这个动作上受到软组织上的限制，如果脚踝多次扭伤，这个部位往往有活动过度的情况。

- **外翻**是将脚底转向外侧，远离中线。对于大多数人来说，在踝关节内侧的厚韧带（三角韧带，因其形状而得名）限制了这种运动。

- **内转和外转**是你可能从学生那里听到的术语，尤其是如果他们是跑步者。内转是内翻和足屈的结合，外转是外翻和背屈的结合。我不认为你需要完全理解这些，因为坦白地说，在大多数情况下这些术语都没有被正确地使用。这些信息可以留给购买跑鞋的人，而不是练习瑜伽的人。

由于形成足部的关节数量众多，因此涉及很多内在肌肉。比如一会儿你将看到的，小腿上也有许多肌肉。这些肌肉是脚部和踝部的主要运动部位，帮助我们在空间中活动。你需要付出大量的努力来使这些肌肉高效地工作。对许多人来说，一些按摩或徒手理疗对确保这些肌肉有良好的血液流动和神经敏感度是必要的。你可以借助高尔夫球或网球、按摩工具、徒手按摩，以及脚趾和中足的被动关节运动，重新提升脚部灵活性和平衡性，并改善步态。这些转变可以帮助双腿和脊柱产生积极的代偿效果。

请记住，虽然这些肌肉确实产生了运动，但它们也帮助稳定了足弓。它们与大腿和脊柱上的肌肉通路协同工作，来保证身体直立。小腿肌肉被称为姿势性肌肉，它们会保持活跃，甚至在必要时出现痉挛，仅仅为了防止我们倾倒。很多人都会惊讶地发现我们的小腿在被按摩时是多么酸痛和敏感，这是因为它们承受了重力，为我们过度地工作。伸展一下它们，定期地为它们做温水浸泡，它们会以更流畅的动作、更强的力量和敏捷性来答谢你。

肌肉

许多人的稳定肌群已经失去了很多的觉知和力量。这就使得那些大块头，那些真正为承重和发力而生的重量级组织，也要努力固定关节并保持平衡。这种觉知的缺乏和精力的滥用常常导致严重的代偿性错位。我的希望是如果你了解每种功能的运用需要启动哪些肌肉，你就能更完备地教导学生必要的精细化动作，以找到并保持优雅且灵活的姿势。

脚与步态的关系

尽管很多人已经行走了几十年，但从没认真想过是如何走路的，更很少想过应该如何走路。事实是，很少看到有人在保持好的姿态的同时身体是平衡的，同时四肢在做它们应做的事。你会发现，三个足弓的两个主要功能：吸收冲击及把重量和受力传导到脚的其他部位。我们得到了一些相当复杂的工具，却没有使用它们的最佳说明手册。

人类想通过关节的主动柔软性来推动自己在空间中移动。这意味着，我们要依靠肌肉的收缩来移动骨。肌肉收缩会产生轻微的弹力，甚至是微妙的滑动。但是很多人反而依靠韧带来达到最大张力，与此同时，肌肉却大部分时间处于松弛状态，关节锁定，力量转移到结缔组织上。这是很糟糕的低效状态。

每一步都应该是一个流畅的微妙动作和位置变化的序列。记住这个：脚跟、小脚趾、大脚趾。

1．脚跟，着地。前脚应落在脚跟的中心线上，脚部主动背屈，直到与地面接触。

2．小脚趾，旁侧传导。脚步的重量现在沿着侧足移动，不是外侧边缘，而是沿着第五跖骨下面的外侧纵弓，移动到小脚趾根部。

3．大脚趾，离地。重量继续传导经过脚掌，几乎是一个滚动运动，传至大脚趾的根部，大脚趾根部主动压入地面而推动整个身体向前。

每个动作都以相当精确的方式在剩余的肢体中产生张力。如果你保持膝盖柔软，肋骨与骨盆对齐，这些步骤将帮助你以一种流畅的方式启动你的小腿、股四头肌、腘绳肌和臀肌，以避免大多数步伐中的拍脚、锁膝、甩动的方式。通过这些动作，你更可能感觉像在滑冰；起初，你甚至可能体验到一种从一侧到一侧的微妙的左右摇摆感，直到髋部和外侧稳定器重新意识到它们的作用。随着关节逐渐适应越来越多的微妙柔软性，滑行感就会自动显现出来。

这如何应用于瑜伽练习呢？如果你能在站立和行走等日常活动中更多

地觉知脚部和脚踝的启动，你就更有可能在站立和平衡体式中具有参与的灵巧性，更不用说增强内附肌的力量会帮助你适应变式了。

需要注意，跑步的步态完全不同，所以不要去尝试用溜冰的方式跑10公里。

在研究髋关节的运动时，你可以记住这些肌肉和它们所做的动作，或者你可以查阅图片，并且注意肌纤维的不同走向。图片里的那些线条不仅为了展示，还反映了实际的肌肉条纹，并且代表在每个肌腹内的肌纤维走向。每块肌肉都会沿着肌纤维的方向使其附着端相互靠近。因此，这些图片提供了有用的信息。

举个例子，整个身体遵循的一个根本规则是，有斜向纤维方向的肌肉会产生旋转。如果你看臀大肌的图片，你会发现线条是斜线，所以你该自动想到它们会产生某种旋转。如果你之后发现这块肌肉将股骨外侧拉向骶骨，你就能更清楚地认定这种旋转是外旋。

思考以下问题，能帮助你定义任何肌肉的功能。

1. 它跨过哪个关节？

2. 它连接在哪里？

3. 如果两端更靠近彼此，哪块骨会移动，以及向哪个方向移动？

下肢的许多肌肉会产生不止一种运动。你需要密切注意它们穿过一个关节的细节。它们甚至可能不止穿过一个关节，从而同时作用于这些关节。当这种情况发生时，要分别考虑肌肉在每个关节上的作用。

跨过髋关节前侧的肌群会屈曲。

- 腰大肌与髂肌（主要动力）。这两块肌肉都是屈髋肌，但由于它们围绕股骨的路径略呈斜向，因此它们也作为外旋肌发挥作用。这两块肌肉常被一并称为"髂腰肌"。我并不认可。虽然它们确实在股骨上有共同的肌腱和插入点，但它们在身体不同的部位有着不同的起点，同时肌腹结构也差别巨大。腰大肌起源于脊柱上，长并且较细；而髂肌起源于骨盆上，呈宽阔的带状，有多种肌纤维方向，位于更靠近关节的地方。仅从形状和长度来看，它们有不同的工作要做，一个更多地充当稳定器，另一个充当运动器。同时，虽然骨盆和脊柱在许多方面深度整合，但它们依然是完全分开的，因此肌肉的收缩会对核心的运动产生精微且不同的影响。

两者相比较，腰大肌通常更广为人知，因此应该在瑜伽练习中的每一个转动中有意拉伸它。我承认这块肌肉常常有功能性障碍，但对一般人来说，它很少真的短。如你知道的，当你走路或前行时，或在任何需要你保持平衡的瑜伽姿势中把腿抬向前侧时，这块屈髋肌的最大功用是屈曲髋部。然而，一个被广泛误解的功能是它能微妙地向前拉动腰椎，这个动作并不会导致它被指责的那种大幅度运动，相反会在脊柱中部和核心深层中起到至关重要的对抗作用。当你通过前侧腹壁来启动腹部收束术，或简单地激活腹直肌时，腰大肌可以通过把腰椎拉成微妙的伸展状态来对抗任何潜在的过度弯曲，帮助产生更多的腹压和脊柱减压。很少有人这样使用它，甚至很少有人把它用到极端，这种极端常常被认定是腰曲过度的起因。

这两种功能都要求肌肉既强壮又柔韧，可以大范围有力地收缩。遗憾的是，肌肉虚弱是一个常见问题。许多人在没有明显代偿帮助的情况下，无法将膝盖抬到髋部高度。如果你要他们在那里直腿，除了经验丰富的瑜伽练习者之外，其他人都要靠运气了。这真的很难。

因此，我们需要激活腰大肌，而不是拉伸。我们需要让血液流向它，这样筋膜能够软化，痉挛就能消除。许多人需要直接的手法治疗来帮助消除可能存在的触发点，这些触发点可能引发慢性痉挛。下一章中将讨论可以清楚且稳定做到这点的不同方法。

对于髂肌，由于它起源于髂骨的内侧凹面，它的主要活动在骨盆上，而非直接在脊柱上。当然，如果参考"骨盆在哪里，脊柱在哪里"，把髂肌和腰大肌合在

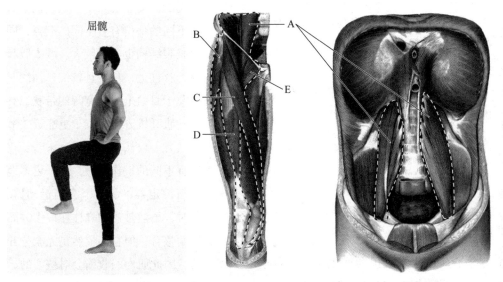

屈髋

（A）腰大肌（与髂肌相邻），（B）阔筋膜张肌，（C）缝匠肌，（D）股直肌，（E）耻骨肌。

一起来看似乎是合理的。但是，为什么腰大肌更广为人知呢？

如果你考虑一下瑜伽练习者的实际情况，或者考虑一下来找你的许多学生可能在某个时刻摔过跤或发生过车祸，或小时候练过体操或舞蹈，那么你可以确定几乎你课上的所有人都有某种程度的骶髂关节不稳定。这种不稳定意味着，当髂肌收缩时，它将在不移动脊柱的情况下移动骨盆，至少不是先移动脊柱。骶髂关节最终会达到它的活动极限，但在那之前发生了许多在它运动范围之外的运动。由于竖脊肌已经有疲弱的倾向，不足以稳定活动过度的髂腰肌，所以功能性紊乱的髂肌单方面就能引起一些特殊问题。

这两块肌肉都容易出现无力、痉挛和触发点被激活的情况。两者都能对下背部的姿势和知觉产生影响。两者都需要被重点关注，但其原因不同，方式也不同。

- 股直肌（协同作用）。这块肌肉是大腿上的四块股四头肌之一。它是这四块肌肉中唯一跨过髋关节的肌肉，其他肌肉只负责移动膝关节。它长且很薄，为屈髋提供一些杠杆作用，但不是特别有力。它容易出现疲软和粘连，如果过快地超负荷工作，就会出现痉挛。

- 缝匠肌（协同作用）。这是一块非常薄、非常长的肌肉，环绕大腿前侧，跨过髋部和膝盖。它的斜向角度意味着它也是一块外旋肌，也易

粘连，在过量的工作或拉伸后会引发疼痛。

- 阔筋膜张肌（协同作用）。虽然它的学名是阔筋膜张肌，我倾向称它为"生存的祸根"。这块短而致密的肌肉位于髋部的前外侧，只是因为其插入ITT的角度才使它有助于髋部屈曲。大多数情况下，它作为一个稳定器，并通过自身对ITT施加张力，以支持股四头肌的外侧。然而，当它如此做时，它易于产生影响显著的触发点，这些触发点会影响髋部、下背部、腹部、腹股沟和膝盖。

垂直穿过髋关节后部的肌肉**伸展**。

- 臀大肌（主要动力）。臀大肌附着于骶骨、尾骨和坐骨的外侧边缘，在所有肌肉中，臀大肌有着最大的潜在体积。但就大小而言，它只有少量的神经单元，因此我们对同时启动多少肌纤维缺乏控制。这意味着人们很可能，尤其是在他们才开始练习的时候，在一段时间内往往"全部或全不"启动肌纤维。细腻的控制是可以实现的，但这需要大量的练习，并需要学习如何将所有的伸展肌作为一个完整的系统来启动。我们需要避免通过完全收紧来保护骶髂关节免受破坏性力量的伤害，同时我们需要为第五腰椎留下一些空间，以便在必要时进行微调。

腰大肌与坐姿

你会经常听到有人说，由于现在的人坐太久，所以腰大肌变短了。正是这种说法被用来敦促人们深度拉伸屈髋肌群，如做弓步和深入的战士式。你会注意到很多学生在做低位弓步和高位弓步时，臀部在重力的作用下下降，而事实是，腰大肌的功能性障碍很少是由其长度引起的。

如果你观察一般人的实际坐姿，你能在髋部看到90度的角吗？这个人是否以直立的姿势坐在中立的骨盆上，并保持脊柱直立？他们的脚是否平放在地面上，膝盖正位于脚踝上方？如果你观察坐在办公桌前、汽车里或电视机前的人，你能看到保持几分钟的任何一种接近良好姿势的对位吗？恐怕不能。

事实是，即使深知什么是理想对位的人，除了在最严格的观察环境内，也不容易保持这种姿势。几乎所有人都会轮流做以下两件事中的一件。

- 让臀部向前滑动，把骶骨折在身下，把腿伸出去很长，也许还会交叉脚踝。让上背部靠在椅背上，并把头向前伸到胸的上方，手臂会向键盘或方向盘的方向伸长。

- 臀部会坐在椅子中心附近，尾骨向内收。我们的胸部会向骨盆下塌，整个脊柱向后弓起，脸向前压向屏幕。颅骨的根部会压住颈部的顶部，而手臂会挂在我们的正前面，肘部弯曲。

这些就是我们在日常生活中的行为。

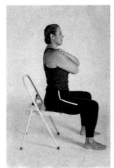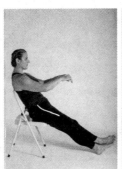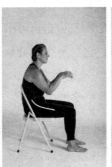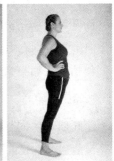

腰大肌只有在标准坐姿时才会真正收短，而大多数人的坐姿并不标准。

也就是说，看着图片中模特的姿势，我来问你这个问题：臀部是否良好地屈曲？如果答案是否定的，那么，我想腰大肌的长度并没有受到常见坐姿的严重影响。

有一个特别的说法，即当我们站立时，腰大肌会用力拉扯腰椎（当然是因为它短），以至于它要对背部前凹负责。我一点都不相信这是真的。事实上，大多数腰曲过大的人都会有这样的体验，在站立时骨盆向前移动，随着肋骨在重力作用下下沉而下方又没有支撑，导致腰椎塌陷。在这个姿势中，骨盆实际上后倾，髋部处于伸展状态。这使得腰大肌和髂肌都需要跨越耻骨弓，才能到达它们在股骨上的附着点。换句话讲，在站姿中两块肌肉都未缩短，反而都在被拉长。

所以，在实际的常见姿势中，没有什么在缩短腰大肌，我们也不需要利用重力和深蹲姿势来将其拉回原位。事实上，它最需要的是锻炼。

你需要特别注意的是，交叉腿的坐姿。如果你不习惯坐在椅子上，不在办公桌前工作或经常站立，或者恰巧是一名瑜伽教师，每天都会遇到各种坐在地面上的情况，最后你很可能会坐在一个简易盘式（Easy，Sukhasana）、至善坐式（Accomplished，Siddhasana）或莲花式（Lotus，Padmasana）的变式里，或甚至蜷成一团。在这些情况下，你的腰大肌实际上是被深屈和外旋缩短了。对腰大肌和髂肌进行适度的拉伸当然是合适的，但没有必要进行极深的、纯粹的重力拉伸。考虑到这些肌肉的短不是主动收缩的结果，而是被动定位，这些肌肉依然需要锻炼、增强张力和促进血液循环。

- 臀中肌（协同作用）。这块肌肉的后部肌纤维协助伸展，但由于臀中肌起始于外侧髂骨，所以更多地作为稳定器而不是运动器。如果你仔细观察，你会发现臀中肌实际有三个独立的肌纤维方向，其中两个是斜向的，并且方向相反。这表明一块肌肉在完全收缩时实际上在自我抵消，这加强了它在旋转、伸展和屈曲中的稳定性。

- 腘绳肌（主要动力）。四个独立的肌腹组成了腘绳肌。只有其中的三个穿过髋部，连接到坐骨侧面的坐骨结节处。请注意这个起始点有多么靠外，尽管它在坐骨上。还请注意，我把臀大肌和腘绳肌都标为主要动力源。这意味着任何一个肌群都可以独立地将臀部移至伸展状态，而这正是人们常做的事情：启动一个或者另外一个肌群。但是，这并不是一种非常有效的移动大腿的方式，尤其在瑜伽中把腿伸到身后的后弯和平衡体式。这些动作起到强杠杆作用，所以要用力来完成，我们需要结合使用这两个肌群。

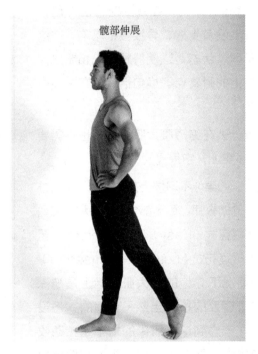

髋部伸展

- 大收肌（主要协同肌）。这是内收肌群中最大和潜在最强的肌肉。由于它的起始点相对宽广，位于坐骨底部，因此它比其他同类肌肉都更加靠后，这为它提供了必要的杠杆功能，使它成为一个强大的外展肌。在某些肌肉体中，它在伸展中的工作强度会大于腘绳肌。股骨的形状和位置会影响这些肌肉的启动情况。事实上，众多瑜伽练习者和教师都受过一种常见的拉伤：腘绳肌附着点损伤。它很难治愈且易复发。几乎在百分之百的情况下，经过检查，我可以完全肯定地说，他

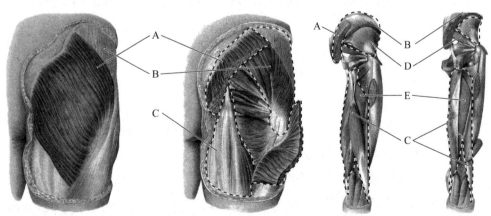

（A）臀大肌，（B）臀中肌，（C）腘绳肌，（D）臀小肌，（E）大收肌。

们实际上没有以任何方式伤到腘绳肌，但他们在坐骨处拉动了大收肌。

跨越髋部外侧的肌肉**外展。**

- 臀中肌。臀中肌在髋外侧有三个方向的肌纤维。中间的肌纤维收缩将产生外展。所有肌纤维一起启动将增强外展的力量，它们也将在屈/伸和内/外旋中起稳定的作用。这里需要记住的关键是，尽管臀中肌可以在外展中移动髋部，它更多作为一个稳定器，而非一个运动器。你做侧向动作比不上向前的运动那么多，除非你从事足球或橄榄球等运动。因此，大多数情况下，使用这块肌肉进行小的调整和保持平衡

是更加实用的，否则你就要冒激发触发点并使其陷入慢性痉挛的风险。

- 臀小肌。臀小肌有多个方向的肌纤维，起始于髂骨的外侧面。它比臀中肌更小，在位置上更靠向前侧，因此它会在屈曲和外展时发挥更大的作用。同样，相对于活动性而言，它确实可以更多地保持平衡和稳定。

- 阔筋膜张肌。由于其在髋外侧，会参与臀中肌和臀小肌的外展协同作用。它很容易因过度外展而受到刺激，并且会让你感觉到它不适。重要的是，在保持稳定性的同时而不

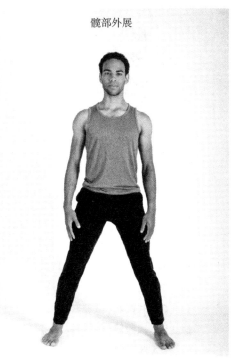

髋部外展

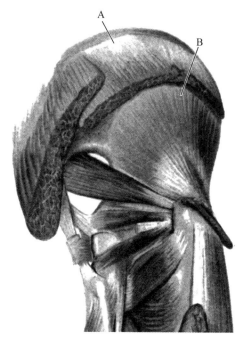

（A）臀中肌，（B）臀小肌。

收紧阔筋膜张肌。

跨越髋（腹股沟）内侧的肌肉**内收**。

- 大收肌、长收肌、短收肌、耻骨肌、股薄肌。所有的内收肌都起始于骨盆并沿股骨粗线插入，股骨粗线是一条贯穿股骨后部的骨脊。耻骨肌是最短和最靠前的肌肉，这使其成为屈曲的协同肌。大收肌是最大的，也是最靠后的肌肉，这使其成为一个有力的伸展肌。其他的长短不一，但大多作为内收肌起作

用。对于这群肌肉，需要观察的是，它们的肌腹往往很宽（除了股薄肌，它长且薄），而且它们从前至后相互层叠。这种关系使它们都有可能相互粘连，这意味着由于粘连点的多变，拉伸它们会相当困难。

髋关节周围的肌肉可以**内旋**。

- 阔筋膜张肌。它的肌纤维的斜向方向，将大转子拉向前侧，向内旋转。
- 内收肌群。如果仅看图片或骨架模型，看起来我们会把股骨后部向前

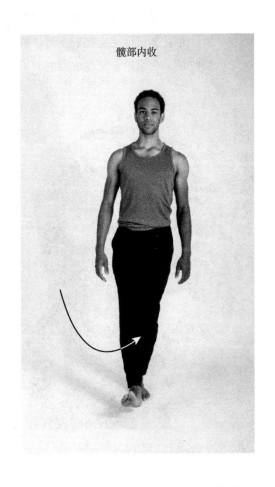

髋部内收

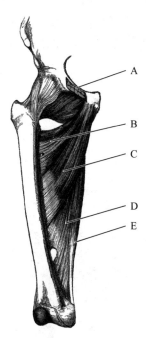

（A）耻骨肌，
（B）短收肌，
（C）长收肌，
（D）大收肌，
（E）股薄肌。

拉，但现实中并非如此。由于股骨颈部的角度和股骨轴的不同弧形角度，力量会结合起来产生内旋。这就是一些教师在学生的大腿之间夹住一个木块，在你前屈时向后送木块的原因。

- 臀中肌。臀中肌的前部肌纤维与阔筋膜张肌连成一线，它们一起工作以协助内旋。问题是，许多人在站立时髋部一直处于内旋状态，没有处于中立位。因此，臀中肌和阔筋膜张肌都处于缩短的位置，使它们

容易痉挛和形成触发点。

水平或斜向跨过髋后部的肌肉**外旋**。

- 臀大肌、臀中肌。这两块肌肉有双重作用。但请记住，臀中肌在运动范围内更多地作为一个稳定器，臀大肌可以说是主要助力器，帮助腰大肌和髂肌在前侧收缩形成外旋。臀大肌也是形成水平外展动作的主要协助肌。

- 深层六肌，包括梨状肌。深层六肌是由一系列相互交织的小肌肉组成

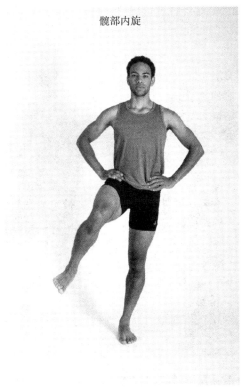

髋部内旋

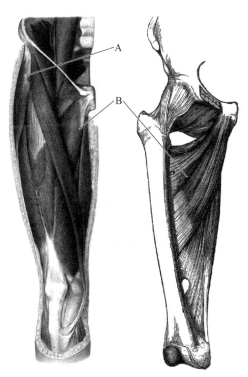

（A）阔筋膜张肌，（B）内收肌群。

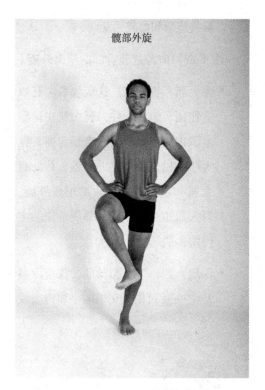

髋部外旋

的系统，主要从骶骨和骨盆延伸到大转子。它们的水平排列使它们在外旋和水平外展方面能够进行非常直接的协同作用，但它们相对较小的体积和靠近关节囊的位置使它们在本质上成为微调器和稳定器，而非主要动力源。许多人已经完全失去了对它们的觉知，并且需要康复级别的练习来重新获得健康。

许多人可能已经听说过深层六肌中的某一块：梨状肌。这块肌肉确实特别，因为它与坐骨神经有关系。坐骨神经是人体中最大的神经束，恰好从腰骶部穿至髋关节后方，并下行到大腿及腿部。

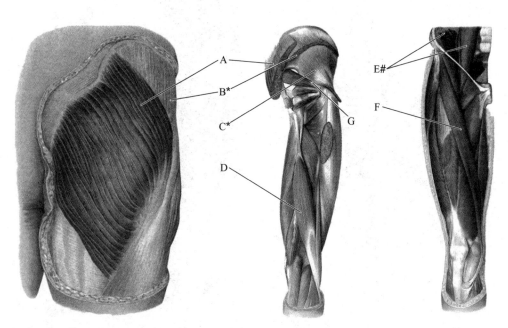

（A）臀大肌，（B）臀中肌（＊后方肌纤维），（C）臀小肌（＊后方肌纤维），（D）腘绳肌外侧，（E）髂肌和腰大肌（＃有共同的附着肌腱和共同的运动），（F）缝匠肌，（G）梨状肌。

在它穿过髋后部时，它会走以下四条路径中的一条。

1. 梨状肌下方，它会受其他深层六肌的挤压。

2. 梨状肌上方，它会受到臀大肌的挤压。

3. 一分为二，缠绕梨状肌，它会受到深层六肌或臀大肌的挤压，或甚至同时被二者挤压。

4. 穿过梨状肌中间，它几乎会被任何的肌肉收缩所刺激。

梨状肌的健康和功能性会以某些方式对服务于整个下肢的神经产生直接影响。

尽管这里有一些假设，即在包括瑜伽的许多运动领域中，梨状肌需要拉伸以保持其健康并给坐骨神经带来一些空间。我不确定所有身体都会有这种情况。

- 髂肌/腰大肌与缝匠肌，它们在髋关节前侧呈斜向分布）。

越过膝盖后侧的肌肉**屈曲**。

- 腘绳肌（主要动力）。腘绳肌使膝关节屈曲，也使膝关节旋转。插入的肌腱从大腿后侧环绕到胫骨外侧和内侧。由于腘绳肌由独立的肌腹组成，它们可以独立启动，从而使屈曲的膝关节旋转。记住，如果膝关节是伸展的，就不应该旋转。

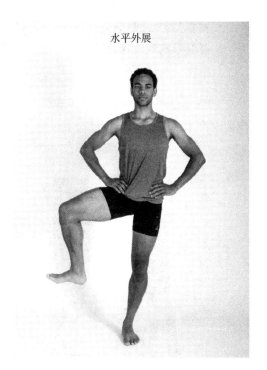

水平外展

这个动作是屈曲和外展的结合动作。一旦髋关节屈曲，髋关节后部的肌肉都会参与形成水平外展。

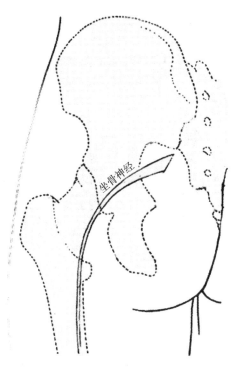

坐骨神经

- 缝匠肌（协同作用）。这条薄而长的肌肉从骨盆前部穿到胫骨处的膝盖内侧。由于它的长度，它不是一个强有力的伸展肌，但在屈膝时将帮助膝关节旋转。

- 腓肠肌。这条小腿肌肉从下侧穿过膝关节。它是你在小腿顶部附近看到的心形肌肉，在骑自行车的人身上尤其明显。它的近端一分为二，每一边都缠绕在股骨内侧和外侧。由于这种分裂，这些肌纤维呈现出斜向排列。由于它们是单一的肌腹，所以它们会同时收缩，因此它们作为使膝关节旋转的稳定器而不是运动器。

穿越膝关节前部的肌肉**伸展**。

- 股四头肌（主要动力）。股四头肌由四块肌肉组成。四块肌肉全部都连在一个共同的肌腱上，肌腱嵌进髌骨，即膝盖骨。四块肌肉中最大的是股外侧肌，它位于大腿前部的最外侧，实际上环绕着股骨至臀部上侧的腘绳肌。ITT位于股外侧肌的筋膜上方，并与其融合，徒劳地试图增强该肌肉束的稳定性。如果你注意学生的大腿，你会发现很少有人的股四头肌中的各肌肉有一致的生长形式。这可能是受家族遗传影响，也受到姿势和步态的影响。如果髋部不中正，四肢就会用各种方式进行代偿，以试图更有效地帮助身体在空间中移动。这些代偿会导致股四头肌的张力不均匀，极可能影响到髌骨在股骨上侧槽中的路径。

斜向穿过膝关节后部的肌肉在膝关节弯曲时产生**内旋和外旋**。

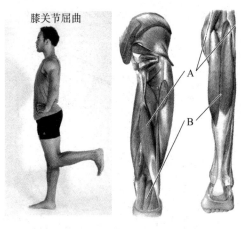

（A）腘绳肌，（B）腓肠肌。

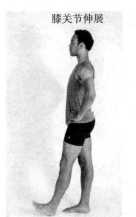
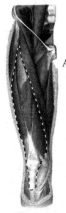

（A）股四头肌（股直肌、股外侧肌、股内侧肌、股中间肌）。

- 腘绳肌。腘绳肌的肌腱以一种环绕腿部侧面的方式包裹，能在膝关节屈曲时旋转胫骨。

- 腓肠肌。由于这块肌肉的顶部分开并缠绕在股骨两侧，当它启动时（两个头同时启动），可以对膝关节的旋转起稳定作用。

跨过后踝的肌肉**足屈**。

- 腓肠肌（小腿肌的上部）。

- 比目鱼肌（足屈的主要肌肉）。它与腓肠肌的近端重叠，它们的筋膜融合到同一个肌腱，即跟腱。正是由于这条肌腱，这两块肌肉可以有力地进行足屈，这是行走、跑步、攀登和站立的基础动作。这两块肌肉是姿势性肌肉，意味着它们对保持直立姿态非常重要，如果它们疲劳了，小腿会进入痉挛状态，而不是放松状态。因此，大多数人的小腿有一种慢性低水平痉挛状态。

- 胫骨后肌。它协同踝关节和足部发挥许多功能，但很少被关注。它位于贴靠胫骨后部的很深位置，这使得它难以被拉伸和按摩，但有几个接触点，下一章介绍相关内容。

跨过前脚踝的肌肉**背屈**。

- 胫骨前肌。这是背屈的主要动力源，一些趾伸肌也会起作用。你会

膝关节内旋

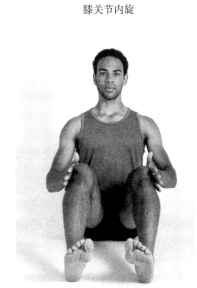

膝关节外旋

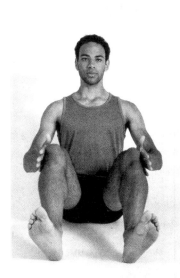

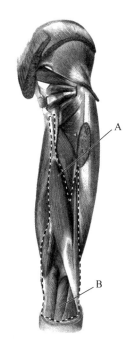

（A）腘绳肌，（B）腓肠肌（仅作为稳定器）。

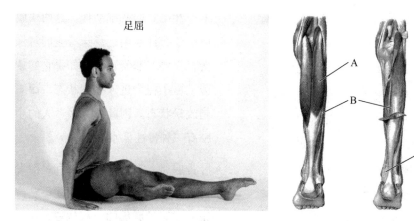

足屈

（A）腓肠，（B）比目鱼肌，（C）胫骨后肌。

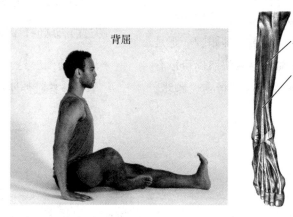

背屈

（A）胫骨前肌，（B）趾伸肌。

看到胫骨前肌在收缩时在小腿前侧隆起。尽管它沿着胫骨的外侧附着，但在脚踝附近，它越过内侧足弓，插入第一跖骨的底部。它是一个筋膜连续体的组成部分，为足弓起到类似马镫的作用。

• 趾伸肌。这是胫骨前肌运动的协助者。深层伸展肌群也会出力。

跨过外侧踝关节的肌肉可以**外翻**。

• 腓骨长肌与腓骨短肌。二者是腿部的外侧肌肉，沿着腓骨延伸到脚部。腓骨长肌的肌腱实际上穿过脚底，连接在胫骨前肌插入处的附近，完成了之前提到的"马镫"结构。它增强了对多个足弓的支撑作用，并且试着稳定踝关节使其做外翻运动。

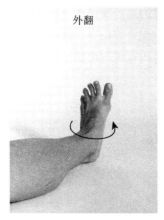

外翻

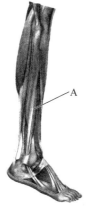

A

（A）腓骨长肌和腓骨短肌。

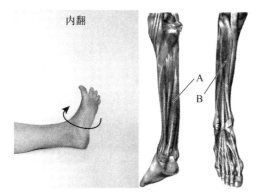

内翻

A
B

（A）胫骨后肌，（B）胫骨前肌。

跨过内侧踝关节的肌肉**内翻**。

- 胫骨前肌。这块肌肉跨过足内侧，因此，当收缩时它会把脚底向上拉向中线。

- 胫骨后肌。胫骨后肌沿着内侧脚踝到跗骨的底部。在收缩时，它会把脚底向上拉向中线，也会在站立时支撑横弓。

收束术

中足和脚跟/脚踝的共同协作是形成足部收束术的物理结构，或称足部容器。虽然收束术是能量中心，它与肌筋膜体有着紧密的联系和很强的对应性。这意味着在物理上及能量上，你都能创建从脚底向上通过腿部，穿过骨盆，然后进入会阴收束术（会阴容器）的连接。所以，足部收束术切实提供了会阴容器的根基。如果没有四肢的行动，会阴收束术不仅在承重时会很难，在正常启动时也会很困难。与站姿一样，坐姿中足部收束术也提供同样多的功能。

注意：塌陷的脚部难以平衡，而锁紧的足弓也是如此。你必须在移动和稳定之间找到平衡，以创造最佳的能量和结构提力。这种平衡只能通过同时激活小腿的长肌肉和足部的内附肌肉来实现。

体验式学习

当我在按摩学校时，我发现使用不同的方法和学习工具可以帮助我长久地巩固知识。阅读是一种方法，查看图片是另一种方法。我发现自己制作抽认卡，并在不同的时间、不同的地点反复浏览，对我帮助巨大。记住，你不必画图；你可以在网上找到图片并打印出来，然后贴在抽认卡上。

也有其他触觉或体验式学习方法。如果你通过实操学习得很好，可以找一个朋友来做你的模特，然后用可清洗的无毒记号笔直接在他们的身上画肌肉。你也可以用胶带勾勒出髋部和腿部上的各种肌肉。在学校里，你也可以使用黏土来塑造各种肌肉。

采取对你有用的方法做这件事。

我相信你已经注意到了，在这一部分有大量的资料要学习。下肢是很复杂的。因此，我建议把下肢分解成更小的部分。从骨开始（骨没有那么多），确保你能将技术名称与非专业术语互换。比如，将股骨替换为大腿，诸如此类。一旦你掌握了这些，你就可以活动关节，用与之相连接的骨来描述它，也许还可以提及将它稳固在一起的重要韧带。也许以后你还可以说出这些韧带产生的某些具体限制。最后，你可以学习肌肉。没有必要记住庞大而复杂的系统中的每一块小肌肉的确切名称。我认为最重要的是知道主要参与者穿过哪个关节及它在那里的主要活动。你可以给它们起个绰号，如果可以，保持前后一致。开发一个对你来说有用的系统，然后当你将有用的信息整合到你的系统中时，你将有一个强大的框架以供借鉴。

如果你真的想在此基础上更上一层楼，并为自己和学生带来更深入的了解，几个肌肉在瑜伽界备受关注，你应该关注它们及其作用，以及了解瑜伽界对它们的看法。腰大肌是我在本章前面特别提到的。你可以回顾一下本章，挑出一些关于以下肌肉的特别细节，这些肌肉也许没有得到应有的关注。这些肌肉有什么重要

性？练习中，它们是否需要进行具体的锻炼或特别注意？也许你没有直接回答过这些问题，但你可以在练习中移动身体的时候问自己。

- 髂肌。

- 阔筋膜张肌。

- 大收肌。

- 胫骨后肌。

限制

常见的骨性限制

股骨颈的角度。股骨颈相对于股骨轴的角度可以被精确地测量，但这不是你要做的。你要做的是观察：当角度接近90度时，大转子和髂骨之间很快产生挤压，外展幅度会被减小，因为那里的空间

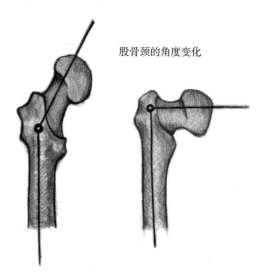

股骨颈的角度变化

接近180度，或许在髋关节有更大的活动范围。接近90度，活动范围很可能会减小。

有限。如果角度接近180度，大转子和髂骨之间的空间就会大得多，在产生挤压之前，可以外展更多。

对于髋关节有骨性压迫的人来说，继续争取更大的活动范围对他们并没有好处。这种努力不会使肌肉变长，只会使软骨受到压迫，并可能被碾碎。练习开髋式是一个棘手的事，练习者需要能明显感觉到拉伸和挤压的差异。

错位/畸形的骨盆。如果髋臼很深，或者它在骨盆内的角度不正常，那么前面所有的内容都无效。如果髋臼真的很深，在外旋、外展或内旋时，无论股骨颈的角度如何，股骨颈都会挤压到髋窝的边缘。在这种情况下，如果股骨内收过多，屈曲就会受到影响。如预期的那样，如果髋臼很浅，所有这些情况都会不一样，从而增加骨支撑层面的不稳定性。

如果角度不稳定，那么力可能以不平衡的方式施加在股骨上，导致髋窝本身或股骨和盂唇之间出现挤压点。

股骨扭转（上面观）

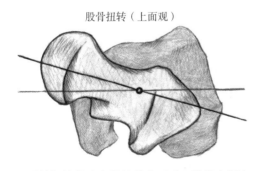

股骨的扭转将决定髋关节中正时，膝盖会指向哪个方向。

股骨与胫骨的扭转。大腿和小腿骨的扭转会影响到大转子与膝关节或膝关节与脚部的对位。通常认为脚趾直指前方即中正，但考虑到个体性差异时，很少是这样的。事实上，对许多人来说，对位可能在髋部形成巨大的内旋，并随着时间推移在髋部、膝盖、踝部造成较大的压力。观察你的学生，他们的膝盖是否指向正前方，或指向外侧。

中正的髋关节使大转子位于髋臼中线的后侧。一旦髋部中正，你就能看到膝盖是否指向正前方，或者脚是否指向正前方。对许多人来说，中正的髋部让脚处于一种"外八字"的站姿，这是完全可以的。如果他们在练习时轻微外旋，长此以往他们会受益匪浅。

距骨的畸变。在距骨的前面通常有一个深的凹槽，当脚背屈时，胫骨很好地嵌入其中。这个凹槽的深度因人而异，而有些人没有这个凹槽。他们的距骨是实心的，没有空间来安放胫骨时，胫骨和距骨在很小的活动范围内就达到挤压点。骨越多，活动范围就越小。这种硬性的感觉可能会导致踝关节无法超过90度屈曲。

常见的软组织限制

髋关节伸展。肌肉常常阻碍髋关节伸展，但如果屈髋肌群是柔软的，那么最终会触及韧带。你不希望拉伸韧带。在功能上没有任何理由要过度伸展髋关节，反而

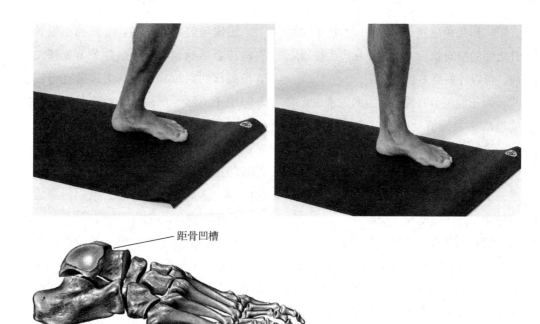

距骨凹槽

在距骨的前面如果没有凹槽，胫骨将不能活动超过90度。

有大量的理由不去这样做。外旋会为韧带提供一点儿松弛，某些情况下你确实需要获得更多的伸展，如神猴式（猴式/完全劈叉），但我建议骨盆稍微屈曲/前倾，以避免拉伸韧带或转动骶髂关节。在非对称性极为明显的姿势中，如果有功能性核心的良好支持，稍微后弯是完全可以的。

髋关节屈曲。最常见的限制是股骨和骨盆之间的肌腱或滑囊的挤压。有许多肌腱穿过耻骨弓的前侧，还有许多肌肉直接连接到耻骨弓或髂前上棘，导致柔软的部位存在被挤压的风险。事实上，滑囊存在于任何柔软组织跨越硬组织的地方，这就会增加可能被刺激并变得敏感的结缔组织的数量。这里还有一条韧带跨过耻骨结节和髂前上棘之间的间隙，形成了一个平坦

的通道，这些组织的大部分都穿过它，所以任何刺激或炎症都会导致该通道内的空间减小。如果该韧带变硬或粘连，如果肌腱或滑囊有任何发炎，或者如果你的骨骼形状在这个区域被挤压，屈髋将伴随疼痛。问题是，在瑜伽中（日常生活中也

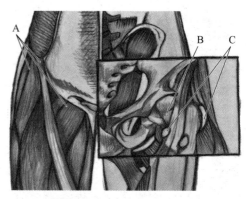

（A）屈髋肌群肌腱，（B）髋关节韧带，（C）滑囊。

距骨畸变对姿势有何影响

这是一个非常重要的问题，因为它证明了即使是与平均水平有微小的偏差也会对体式练习产生重大影响。考虑到这样一个事实，当你在负重并需要屈曲膝关节时，沿着小腿自然会产生向前的势能——随着重心调整，腿部呈现出"之"字形。为了使小腿向前倾压，脚踝需要背屈。如果距骨过大或缺少凹槽，脚踝就不能背屈太多，那么平衡就会被影响，通常会引发系统中其他地方的代偿。

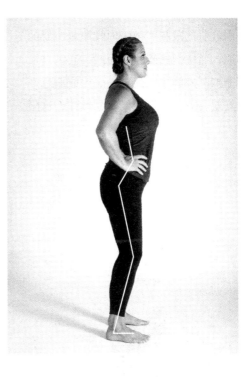

下犬式、站立前屈式、深蹲、椅式等体式会如何受到有限活动范围的影响呢？你可以亲自试验。进入下犬式，一旦进入自然姿势，两个踝关节呈90度。观察对位会如何变化。

你可能也会看到一些学生不能完全足屈，因此在做像祈祷式、金刚坐（Rock，Vajrasana）或英雄坐（Hero，Virasana）等体式时，他们的脚踝不能与地面齐平。如果足弓特别高，骨可能过于僵硬和错位，无法让距骨和根骨全方位活动。踝关节的其他骨骼形或软组织问题也可能是原因之一。

是）经常屈曲髋部，所以注意降低这里的刺激发生率是保持健康和愉快运动体验的关键。

髋关节内旋。 如果髂股韧带极度僵硬，你的内旋可能受限。更有可能发生的是，像臀肌、缝匠肌及腰大肌这类肌肉的僵硬、痉挛，或与周围结构的粘连。如果它们僵硬并缺乏柔韧性，它们甚至不一定真的变短了。髋关节的结构在肌肉和结缔组织的分层中必然是复杂的，这为压迫和缺乏运动对其功能造成破坏提供了充足的机会。内旋本身活动范围并不大，所以就算很少发生软组织功能性障碍，这个动作也会被影响。

髋关节外旋。如果你的个体化骨形状是为外旋而生的，那么髋关节外旋可能会受到内收肌的限制。由于内收肌是主要的内旋肌，当它们僵硬或变短时，它们是最有可能抑制外旋的肌肉之一。内收肌之间的相互层叠方式使它们极容易粘连，这限制了它们的滑动性。最短的内收肌——耻骨肌，非常接近腹股沟，更多作为稳定器而不是运动器，但由于它与腰大肌、髂肌和缝匠肌（都是外旋肌）等活动肌重叠，任何粘连或功能性障碍都会大大地影响外旋。

膝关节。膝关节的韧带限制了外侧和内侧的运动、旋转和伸展，而许多人由于先天因素或不良姿势而有超伸的问题。

尤其是交叉韧带，如果挑战运动范围极限，它就会在拉伸上有高风险，所以我们在这里真的需要注意。在韧带健康的情况下，你应该在有把握的情况下弯曲膝关节；当负重时，你需要限制这种运动。

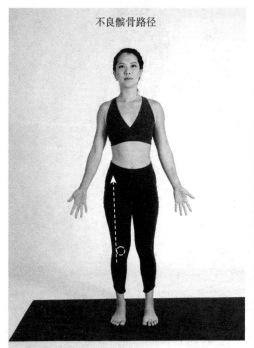

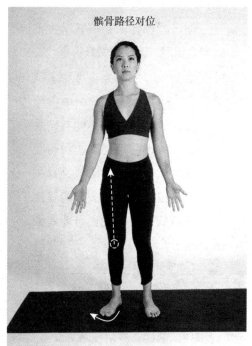

如果双脚被迫平行，股四头肌不再把膝盖骨直接向上拉到股骨的凹槽。相反，会有侧向的偏差，导致髌骨的背面和股骨前端的凹槽表面出现磨损和撕裂。

如果髋关节经常不中正，髌骨的路径也是一个问题。由于许多人在日常姿态中倾向于内旋，股四头肌拉向膝盖骨的角是歪的。这种不良的对位导致髌骨和股骨软骨出现额外的、不均匀的磨损和撕裂。

踝关节和足部。通常认为跟腱是踝关节背屈的主要限制因素，但后侧部分的深层肌肉，特别是胫骨后肌，对踝关节背屈也有较大的影响。从后侧肌肉穿过脚跟的深层筋膜链可能会变厚、变硬或卡住。所有这些都会限制背屈，因为紧张或粘连会在被拉伸时引起疼痛。

足底筋膜，或从脚底多点开始交织在一起的结缔组织，在某些人的身体中会非常紧绷。这里会出现许多问题，有时是炎症，有时是痉挛，还会引起轻度到重度的疼痛，并且在休息期后限制负重能力，或影响足部背屈的方式。足底筋膜的功能性丧失往往与小腿和胫骨的肌肉及结缔组织的功能性障碍有关。

韧带或前部肌肉往往是跖屈受限的原因之一，但骨也可能是原因

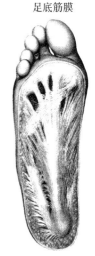

足底筋膜

膝关节手术

已经通过手术置换的韧带可能会很明显地限制膝关节的屈曲，因为它们通常被故意做得紧绷，以便"适应拉伸"。我的观点是，应该随着时间的推移进行屈曲练习，扩大膝关节的运动范围。你可能会看到学生在课堂上由于韧带限制而回避这种动作——在运动范围之外无法进行很多的挑战。相反，你可以把他们介绍给医生，来获得更多的信息，或建议更多的身体理疗介入，使他们回归正轨。

手术性的瘢痕组织也会导致运动范围明显缩小，它可能产生拉伸紧张或挤压模式。我也有学生在手术后出现骨赘，在做某些动作时产生疼痛。请注意，许多因素都可能在这里起作用，而且情况可能相当复杂。

你的工作并不是要确保他们在做所有的动作时都不疼痛，关键是提供改进建议。额外的辅具可能对这些人有很大帮助。例如，在坐姿中加高位置，在跪姿时在膝关节后面垫上毯子，或者在深屈膝姿势时使用折叠的瑜伽带。

之一。如果后部肌肉组织粘连或者在缩短时效率低下，那么在深度跖屈时，脚跟后侧会感到不舒适的压迫。韧带过长或过短，或有大量的瘢痕组织，会导致踝关节和中足的僵硬或慢性错位，可能会影响启动足部收束术的能力，请在站立姿势中保持后足的小趾边缘压向地面，或在深蹲姿势中把脚跟留在地上。

常见情况

通常，下肢的损伤属于扭伤/劳损类。但许多先天性的问题会导致其他形式的关节退化，不良的姿势、步态和对位问题会加速这种退化。这意味着我们必须在关节附近的组织中形成高度觉知，以确保在最佳的运动范围内运动，拉伸肌肉而不是韧带。我们也需要了解薄弱的肌肉在练习中是否有受伤风险。在肌肉组织中建立力量和长度之间的平衡对防止劳损是必要的。在这一节中，本书将着重描述可能出现在练习教室里的情况，这样你就可以熟悉它们以及其与瑜伽的关系。在第十章的"实践方法"部分将剖析你应该说什么，如何围绕着这些进行教学，并介绍所有的调整或纠正动作。

我认为注意以下的情况及其潜在影响对你来说非常重要，以便你能胜任对学生的练习进行调整或排除的工作。但我也想强调这个事实：瑜伽教师不是诊断师。除非你是一位专门研究肌肉骨骼状况的医生，不然你没有资格去告诉学生他们的伤势。在我看来，你可以让他们知道你认为某种特定的疼痛与这个或那个有关，但你必须把他们介绍给医生，由医生进行恰当诊断。

韧带和结缔组织

髋部。在髋部，防止受伤意味着要接受髂股韧带对伸展的限制。突破限制，就会导致韧带的拉伸和长期退化（韧带对髋部起支撑作用），以及潜在有害的过度活动。在这种情况下，盂唇也有风险，因为活动性过度会给这个脆弱的软骨增加额外的压力。髋臼和股骨颈之间的骨质挤压会极大地限制运动范围，并会导致盂唇损伤和退化。一旦成为慢性病，这种情况被称为股骨髋臼撞击症（FAI）。髋臼的位置和形状，以及股骨颈的角度，影响一个人在正常的运动范围内发生这种撞击的风险。

在韧带扭伤或盂唇撕裂的情况下，疼痛是局部的或弥漫性的，会从受损点放射出来，也会出现在一个完全不同的区域（称为转介）。常见的转介包括腹股沟、髋外侧、骶髂关节、下背部和骨盆。韧带和盂唇一旦受伤都不会再生，所以建立对过度伸展的强大抵抗力可以为你和你的学生避免多年的疼痛、潜在手术和康复性治疗。

膝关节。在瑜伽体式中，膝关节的损伤原因很多。

- 重复性或创伤性的超伸（交叉韧带）。

髋关节置换

作为一个曾经接受过整体髋关节置换术（是将新型钛/聚乙烯植入体内）的人，我可以告诉你一件事：超疼，不疼的时候就是好时候。

髋关节置换的频率越来越高，接受髋关节置换术的人的年龄越来越小，而瑜伽练习既可能是造成伤害的罪魁祸首，也可能是避免髋关节受伤的工具。作为练习者和教师，你可能进入一种思维模式，即"更深是更高"，或"更远是更好"，或"更多的感觉意味着更好的锻炼"。所有这些想法都是众多瑜伽练习谬论的根源。如果能把对练习的认知转变为强调动作性、完整性和稳定性，你就能安全地进行身体练习。

髋部的结构首先是为稳定性而生的，为它增加活动性时必须深思熟虑，并且在个人的骨结构的运动范围内进行。你可以创建体式序列，利用固有的张力为关节减压，而不是不断在骨之间摩擦结缔组织。瑜伽练习应该注重成长，而不仅仅是深度。

如果你课上有做过髋关节置换术的学生，要注意他们的年龄、多久前做的手术，以及之后他们做过多少体式或其他活动。髋关节置换术的技术在过去几年中发生了巨大的变化，所以那些做了"前路手术"的人通常会有接近正常的运动范围，除非有阻碍运动的瘢痕。那些采用"后开手术"的人有更多的限制，但他们可能对这些限制非常熟悉。在这两种情况下，扩大运动范围对于他们练习瑜伽体式来说，确实不是最好的方式。这需要通过身体理疗解决。你的工作可以是增强周围组织的意识，找到稳定肌群的全面支持，并强调每个体式的完整性。

- 在弓步中膝关节长期超过踝关节（交叉韧带+髌腱）。

- 在如莲花式之类的坐姿中，胫骨旋转过多或与股骨形成的角度不对（涉及半月板和侧副韧带）。

在高位弓步的姿势中，如新月式和战士式，所有的身体重量都通过股骨转移到膝关节的交叉韧带。在恰当的对位中，重量有效地转移到胫骨和脚上，但如果膝关节移动超过脚踝，重力的传递就会绕过腿部"转弯"的部分，直接冲击膝关节组织的前侧。因为在这个体式中，股四头肌和髌腱不在它们的中间位置，力量卡在交叉韧带上，可能会导致微创伤，例如过度拉伸或韧带之间的过度摩擦。

一旦后侧膝关节在低位弓步中向下触地，髋部就承受了体重，并且转移了重心。这时弯曲膝关节至超过脚踝是安全的，因为在这个位置上，是髋部而不是膝盖吸收了重力。

这些韧带在膝关节超伸时也有风险。你在直腿站立时，要努力保持膝盖不被锁死，以避免超伸，因为超伸会拉伸交叉韧带，并无法在运动范围内保持稳定。许多教师会在这些姿势中提示"膝盖骨上提"，以努力支撑膝盖，但想一想，膝盖骨上提意味着股四头肌收缩。股四头肌收缩会使膝关节伸展，这并不是防止超伸的必需动作。本书会在下一章中讨论处理这个问题的更好方式。

胫骨顶部的关节软骨和半月板处于退化的高风险中，因为它们吸收了所有冲击。如果对位有哪怕一点儿偏差，这个组织就受到了滥用。膝盖骨背面的软骨也有退化的风险。有时，它受到直接冲击，如摔倒时膝盖触地。这里的大多数麻烦是来自日常使用的磨损和撕裂，这被称为软骨软化，这种退化会因为髌骨在股骨上的不良路径而被放大和加速。如果股四头肌不平衡，或者一侧比另一侧更粘黏，或股骨头没有在关节窝中处于中立位置，膝盖骨就会被以奇怪的角度拉到自然的凹槽中。

这将以不均匀的方式磨损膝盖骨上的关节软骨，最终直接磨穿它，使骨对骨的运动出现。我确信你会知道这很疼。有这种情况的人，每次跪地时，都需要给他们的膝盖垫上垫子。你也应该考虑为他们提供中正髋部的指引，来看看改变股四头肌的拉力是否会减少对该系统的压力。

膝关节前部的髌腱很容易出现肌腱炎。因为瑜伽练习经常使你向下进入跪姿，这条肌腱有三重威胁：物理压迫（在骨和地面之间）、过度拉伸（膝关节深度屈曲，超出最大限度）和过度工作（在你退出体式时，股四头肌是你从屈曲到伸展的主要动力源）。这些都有可能导致刺激和炎症。我建议一直用毯子来垫膝盖，减轻一些挤压和摩擦。此外，保持良好的弓步对位，以减轻高位弓步的不良姿态可能带来的过度劳累或过度拉伸。最后，如果你的学生最终患上了肌腱炎，让他休息。在患肌腱炎的情况下练习，只会使病情恶化。休息、水疗、身体锻炼（当急性期过去）是较好的治疗方法。

胫骨疼痛对进行高冲击运动的练习者来说是常见的。这种情况通常由贯穿胫骨和腓骨之间的结缔组织的炎症引起。每次冲击时，腓骨会轻微弯曲以帮助吸收一些冲击力。当这种冲击发生时，如果骨间组织是坚硬且干燥的，或者如果骨的弯曲程度超过正常水平，筋膜会受到刺激或撕裂，产生炎症反应。前部或后部严重粘连的肌肉组织会导致该组织产生炎症，引起疼痛。在瑜伽中对此进行修复是很困难

筋膜间室综合征

常见的胫骨疼痛令人感到痛苦，应认识到这种损伤，并需要立即处理。由于我们生活在一个学生可以在瑜伽练习之外参与其他运动和体育活动的世界里，我想你应该注意到筋膜间室综合征。

它通常由对小腿的直接冲击引起，但有时也由反复的冲击吸收引起（如在舞蹈或体操中），是腿部两块骨之间的骨间膜的强烈炎症。由于一些很完整的血管和神经穿过这一区域，严重的炎症会造成切实的损害。急性筋膜间室综合征被认为是一种医学上的急诊，也应按急诊处理。如果学生抱怨胫骨或腿部疼痛，还说最近被一些物体击中腿部，并且在胫骨前侧的组织表现出热、红、肿，请立即把他们送到急诊室。送他们去看医生，让他们休息。你必须介绍他们去找有适当资质的人；你不能强迫他们去，但你需要让他们意识到有真正风险的可能性。

的，但自我按摩或滚压，加上拉伸技术，可以帮助减轻疼痛。

脚踝和足部。足底筋膜会因周围肌肉（包括小腿）的过度紧张和粘连，或在塌陷的足弓上施加过多的力而受到刺激。这被称为足底筋膜炎。学生可能会抱怨当他们承重时，特别是在坐了一段时间后，会感到剧烈的疼痛。一些人的疼痛在脚底，而另一些人可能感觉症状起于脚跟后侧，就在跟腱附着的地方。

对于这种情况有着不同的处理方法，有些人认为是炎症，有些人则把它当作慢性筋膜受限来治疗。我个人倾向采用热疗或按摩等方式，并密切关注胫骨肌肉及足底内附组织。你可以考虑给学生提供一些时间来按摩他们自己的脚，滚动胫骨肌肉，并活动踝关节。我将在下一章中提供更具体的方法。

肌肉

腰大肌。正如我在关于"腰大肌与坐姿"栏目中讨论的那样，那些习惯性地坐在椅子上的人其实不太可能存在腰大肌短的问题，而那些习惯盘腿坐姿的人大部分会有。由于盘腿坐姿是以一个被动的方式在缩短肌肉，这就产生了一个问题：腰大肌是短而强还是短而弱。很可能，是后者。

所以现在让我们假设，大多数人在日常生活中没有以应有的方式启动腰大肌；因此，腰大肌通常很弱。它也许还是坚韧和紧绷的，甚至是痉挛的。这确实需要某种形式的释放，但拉伸它可能不是恰当的治疗方式。腰大肌需要血流量，需要张力。它需要学会在适当的时候启动。为此，我们需要收缩它，而不是拉伸它。我们需要首先在稳定的姿势中启动它，在它获得了主动弯曲髋部的功能性力量后，要求它以更加动态的方式工作。

避免深入的重力伸展是建立健康的腰大肌系统的准则。了解它有助于保持脊柱中正性和核心稳定性，也可以帮助我们更有用地激活它，并保持它的张力和反应性。

外展肌。外展肌从根本上讲是稳定肌。我们可以从它们在同一肌腹有相反的肌纤维方向来判断，它们是靠近关节的短而胖的肌肉，并且位于一个不允许有动态性运动范围的地方。在这种情况下，为了加强外展肌，我们应该按照它们被设计的方式来使用它们。练习平衡体式，例如，从树式、战士Ⅲ式到半月式，配合一些运动来逐渐触及它们所有的肌纤维。

不要重复做使它们达到最短长度的练习，如"消防栓"抬腿、"蚌壳伸展"或"侧向伸腿"。因为内收的范围是有限的，对于不能通过其反向运动有效延长的肌肉，我们在缩短它们的时候需要谨慎。没有很好的方法来拉伸这些肌肉，我们只能"滚动它们"或给它们按摩。

内收肌。因为它们协助屈伸的肌群工作，内收肌在很多时候都被忽略了。这些肌肉在一般日常生活的活动中并没有被频繁使用，因为我们很少进行侧向运动。这意味着大多数从事朝九晚五工作的人有弱的、紧的内收肌，需要收缩以变得强壮和健康。

舞蹈家、运动员、瑜伽练习者等通过扩大运动范围来使用内收肌，包括侧向运动，但不一定以健康的方式。尤其有一种会发生在瑜伽中的独特损伤，练习者经常自我诊断为腘绳肌拉伤：这种损伤发生在靠近坐骨结节附着点的肌腱处。瑜伽练习者描述了一个反复出现的疼痛点，当他们坐下时会感觉到，它不断地产生疼痛，拉伸时疼痛会加重。其实，这不是腘绳肌，而是大收肌。像你感觉到的，这块肌肉向后连接到坐骨，与腘绳肌一起作为伸展肌。由于其位置和动作，它经常被与邻近的肌肉混淆，而且会很容易因为前屈动作而被拉伤。

当你深度前屈时，髋关节存在一些复杂的几何关系。如果股骨内旋过多（这很

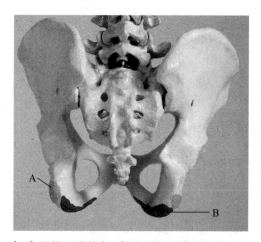

（A）腘绳肌附着点，（B)大收肌附着点。

容易做到，因为有时你实际上被指导将大腿内侧压向后墙），产生的角度使腘绳肌稍微松弛，而更多地强调大收肌的作用。很少有人觉知到内收肌附着点缺乏控制运动的肌肉力量，而且缺乏加入臀大肌所需的抵抗作用。内收肌最终会过度劳累和劳损，而且由于你试图保护腘绳肌而不断地重新受伤。保持髋部主动内旋和外旋之间的平衡，将有助于在前屈中保护内收肌。

下肢的风险

骶髂关节过度活动。你或许注意或没注意到，我在运动范围部分中直接跳过了这个关节，而我是有意这样做的。从功能性上讲，骶髂关节不应过多运动。但由于许多站姿和坐姿的不对称性，大多数瑜伽练习者将不可避免地过度拉伸骨盆的韧带，从而导致活动性过度。如果它是轻微的，你甚至可能感觉不到它。如果它是严重的，你可能会有炎症、疼痛，某些动作中会感到僵硬和敏感，甚至可能有神经刺激和触发点，产生看似毫无关联的疼痛模式。为了减小骶髂关节的过度性活动，或减缓进一步的退化，你将需要保持对骨盆整体性稳定的密切关注，使用反作用力使髋关节的伸展得到支持，并将代偿作用分散到整个系统中：大腿、髋关节、骶髂关节、下背部、核心深层等。

盂唇撕裂。有许多方式会造成髋关节盂唇撕裂，但在瑜伽中往往是由于挤压——深层髋关节以不协调于你的骨质结构的角度来屈曲和旋转。大多数情况下，人们来上课时可能已经撕裂了盂唇，而在瑜伽练习中加剧了这种情况。可能在髋部、腹股沟或骨盆前部感觉到局部疼痛，但许多人也会感觉到疼痛转至骶髂关节、下腹部、下背部、髋侧面和大腿内侧。髋关节盂唇一旦撕裂，就没有真正好的修复方法。如果你限制自己的运动范围及避免会引起疼痛的动作，轻微的撕裂可以维持多年。手术是治疗严重撕裂的方法。

发育异常。发育异常是指股骨头不能牢固地嵌入髋臼，通常这是由于遗传引起的，但它也可能是髋关节活动过度引起的。它会引起髋关节盂唇和关节软骨的进一步退化，也会引起向下传导的对位问题，会影响到膝关节和踝关节。学生可能会说："感觉我的髋关节会从窝里弹出来。"非常重要的是教导这些学生缩小运动范围，并练习更精确的反向运动，以建立起髋部的深层稳定。

膝关节超伸。膝关节超伸既是韧带扭伤或膝关节不稳定的一个征兆，也是引起这些问题的一个风险因素。你应尽量提供大量的提示，使膝关节保持微弯、相互拮抗和具有支撑力。对于膝关节超伸严重的人，你要在他们做金字塔式和三角式时为其提供辅具。

肌腱炎。肌腱炎常见于髋部的内收肌或腘绳肌的附着处（向前折叠）、膝盖的髌腱（弓步时的不良对位），以及跟腱（过度拉伸、下蹲、弓步）。学生如果患有肌腱炎，需要休息和自我保护。当重新开始练习时，学生需要更精确的对位，在拉伸时保证影响肌腱的肌肉启动，并在重新开始练习的前几周保持冰敷、热敷及消炎性的治疗。

草皮趾（Turf Toe）。这是一种大脚趾屈肌（脚底）的韧带和肌腱的炎症。它通常是由练习脚底力量和耐力的活动性弓步导致的。在练习之外，它可能是由舞蹈、短跑或敏捷运动引起的。由于这是一种扭伤-劳损性的损伤，需要采用RICE方案：休息、冰敷、加压包扎、抬高患肢。有时，医生会提供给患者靴子穿，以确保稳固和有限的负重。

与脊柱的关系

由于骶髂关节的结构，下肢和脊柱在功能上是不能分开的，遵循代偿法则，"骨盆去哪里，脊柱去哪里"。股骨是骨盆的杠杆，所以你施加在大腿上的力量几乎会直接传导到脊柱上。我重申，需要在移动髋部时有意识地稳定脊柱，反之亦然。为了培养保护所有结构的意识，应把不同的部分分开，学习很好地控制它们，然后当你熟练掌握后再重新整合它们。

由于髋部的伸展非常有限，所以在这个范围上脊柱有高水平的代偿。为了控制脊柱的代偿，腹部核心必须精确地参与，以保持腰椎前凸，但不要进入挤压性的过度前屈状态。既要找到髋部肌肉的极限，又不至于让韧带过度参与，同时也要找到腰椎的延展和充分支撑的状态。请记住，

你可以通过启动上腹部肌群并支撑腹部收束术来大大减少腰椎的压力。一般很少通过卷尾骨或屈曲腰椎来减压。

在后弯中这个原则也普遍适用。当你做眼镜蛇家族的体式时，俯卧的后背脱离了重力而弯曲上抬，有必要保持臀肌的适度收缩。如果你收紧臀部，事实上在尾骨和骶骨周围会形成一堵"砖墙"。这意味着所有能量都会集中于第五腰椎区域，因此，挤压不可避免。但是，如果你稍稍启动屈髋肌群，臀部的动作就会得到调节，尾骨就有了"逃生通道"。现在，双腿和能量根基非常活跃，而你可以从中间向两端（使用腹部收束术模式和上肢的精确动作）来实现脊柱的延长，而不是从两端向内挤压。这个原则实际适用于所有的后弯体式，但我认为在眼镜蛇家族中最容易感觉到。

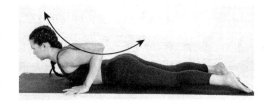

在桥式家族中，仰卧的后弯体式需要从重力中抬起身体，很多人会倾向于用臀部将骨盆推向天空，但这会对第五腰椎造成同样的挤压。如果你能适度控制这个动作，同时用腘绳肌和臀肌一起来抬起大腿，保持腰椎中正位的曲线，你就有机会将能量向上转移到胸椎和胸骨，同时也减轻了骶骨处的挤压。脊柱从尾椎到颈椎形

成一个更平衡的曲线，腿部成为推动胸部靠近下巴的引擎。

在脊柱旋转中，骨盆也倾向于跟着一起旋转。这是另一个在稳定骨盆的同时，只让脊柱单独做运动的例子，而不是为了让动作看起来或感觉更深而让骨盆旋转。为了确保不会进入最松弛的状态，并且避免脊柱的扭转，你需要保持腰椎和骨盆的整合和启动。在坐姿扭转中使用毯子边缘来抬高臀部，不仅可以减少腘绳肌对骨盆的部分拉力，而且也给自己触觉提示，知道骨盆是否保持稳定。当你进行胸椎运动时，骨盆应与毯子保持平行。这需要内收肌和外展肌同时发力，以找到侧向的稳定性，并加深核心的运动，以让旋转只发生在肋骨上。

因为许多站立姿势涉及不对称的双腿，你必须考虑最佳的骨盆对位，保证髋部和脊柱都是安全的，工作是有效的。弓步是一个很好的方法，有助于了解在负重和核心肌群动作中的微妙变化。开始时，

它可能看起来是一团糟，但当每次分解一个动作时，它开始有意义。让我们在这里做一个练习，并观察这些动作。

体验式学习

当弓步时，一条腿的屈曲和另一条腿的伸展使骨盆可能扭转（前腿在支撑一个中正的骨盆，后腿在向前倾的方向拉伸），以及旋转（通常后腿一侧被向后拉）。这些力量本身都是可以接受的，前提是我们有效管理髋部和核心的启动。否则，它们会对骶髂关节和腰骶关节造成严重的破坏。

要使站姿发挥作用，意味着要在髋部和脊柱上施加反作用力。因此，从右腿向前的弓步开始，使用这些不同的反向动作和重心的转移，来看看骨盆和下背部的对位及深层核心的启动是如何受到影响的。

- 重心在右脚跟，脊柱直立。注意整条前腿需要多大的努力，以及脊柱

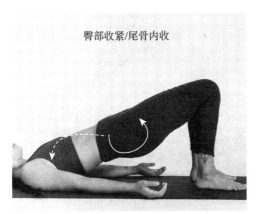

臀部收紧/尾骨内收

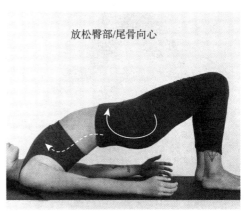

放松臀部/尾骨向心

有何种倾向：是自然地处于中正位、弯曲还是伸展？

- 将你的全部重量向前和向后移动。在大腿重新平衡你的体重时，感受腿部是如何工作的。

- 后脚的足部收束术激活，脚跟向后拉。注意通过脚掌而不是脚跟下压，可以产生多少向上的能量。脚跟在脚趾上方，足弓启动，胫骨和大腿轻盈，所有这些都促使骨盆的整体上提。

- 将左大腿向前拉向身下，将右大腿向后拉向身下。腿部的剪刀形动作（它们不会动太多，但深层肌肉会启动）抵消了脚部下压远离核心的

感觉，它增加了整个上半身的轻盈感。注意：现在从足部收束术到会阴收束术之间建立了连接。

- 使用你的后腿，而不是主要依靠前腿来承担你的重量，试着让左大腿向前压，好像它可以塞到骨盆下面，然后把整个身体核心稍微靠在其上面一点。注意当后腿承担更多的工作量时，前腿会多么地轻盈。不需要过度拉伸屈髋肌群。

- 用力上提尾骨，或者激活下背部脊柱旁的肌肉。这是否会让你的下腹更容易向脊柱收拢？尾骨向下倾斜，在两种动作之间来回切换，并观察其中的差异。

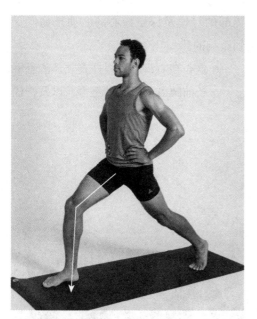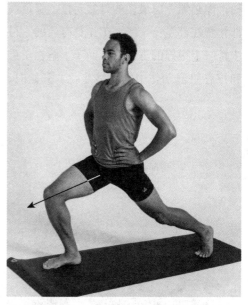

当膝盖正位于脚跟上方时，能量有效地穿过膝盖传递到脚踝。如果膝关节的位置超过脚跟，所有的能量通过膝关节韧带直接向外传出，随着时间推移，退化和受伤的风险都在提高。

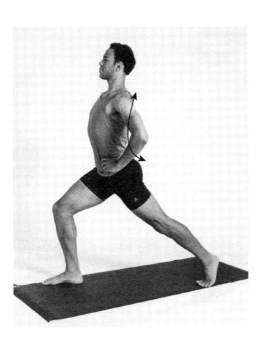

子上，将重心在右腿和左腿之间移动。身体侧面在这些力量变化下是否有所反应？一侧腰部比另一侧短，还是在维持脊柱轴线？要做到这个，需要采取哪些核心动作？

- 在稳定肋骨的同时摆动尾骨，然后让肋骨作为一个整体与骨盆一起移动。承重方面有什么不同？当肋骨稳定时，核心部分的反应是否相同？

- 双手放在垫子上，在高位弓步中将左脚平放在垫子上，形成战士式的脚部姿势。注意这个动作是否可以只发生在髋关节上，或者是否整个骨盆都在跟着肋骨一起运动、脊柱下面也在扭转。

这些练习将有助于增强洞察力，明白当我们在练习中运动时，下肢是如何以各种方式影响脊柱和核心的。把代偿作为首要的关注点，可以确保我们在课上关注它们，以及自己的反应，并清楚地观察到学生常见的失调现象。下一章将详细介绍如何通过这些内在的观察与行动来促进课程的发展。

- 使用不同的肌肉使膝盖下沉，进入一个低位的弓步。首先用自然产生的力下沉左膝。右膝会向前移动吗？下背部发生了什么？现在不要让右腿膝关节超过脚踝，试着向下蹲。这时你启动大腿、髋部和下腹的方式有什么不同吗？重复地慢慢下沉和上抬，将膝盖轻轻放在垫子上，然后再抬起。

- 从一个低的弓步开始，双手放在垫

第十章
下肢：教学原则与实践方法

本章将重点介绍在瑜伽练习中有关下肢的教学内容。既然你已经了解了可能遇到的个体差异及这些差异可能导致的后果，现在将讨论如何将这些知识直接应用于实践。本章将讨论常见的错位及其修改和调整方法，详细谈论下肢运动的具体方式。由于有很多关节相互影响，本章会介绍从地面开始处理姿势的方法，包括身体上的和精力上的。

教学原则

就像脊柱一样，我们需要特别注意下肢关节过度灵活的人。脊柱有几个常见的弱点，髋关节、膝关节、踝关节和足部也是如此。主要关节稳定肌群较弱的人比能够精确控制这些肌肉收缩的人的受伤风险更高。我们的语言需要反映出对抗和肌肉支撑的感觉，以防止过度运动带来的损伤。

我们需要学会观察一个人的骨骼结构，即使他们还没有完全站正。我们需要让人们舒服地在垫子上调整自己以获得更集中的核心支撑。我们需要注意学生何时只关注到腿或只关注到脊柱。大多数人不会自然地在脚、腿和核心之间建立联系，因此我们需要学会看到这些细节，然后和他们的身体直接对话。我们需要教授如何整合整个系统。

下面是一些需要注意的事情，关于下肢及其在更多练习中的作用（我相信其中的一些大家应该很熟悉了）。

- 这个姿势需要髋部的运动或力量吗？这和脊柱有什么关系？记住，通常在一个姿势中，一个部位是活动的，而另一个部位是稳定的，尤其是在过渡动作或流瑜伽序列中。

- 髋部的更多活动，比如过度伸展，这并不是一种更深或更高级的练习的标志，它只是表明你的学生没有在重力下有效地支撑自己。

- 髋部的代偿会破坏脊柱的整体性。要确保这两个部位的协调。

- 保持基础与核心的能量连贯性。无论你教的是否是站立体式，都要确保脚、腿、骨盆和脊柱之间能够相互呼应。这通常是一种双向的对话，而不是单向的独白。

观察技巧

我们已经熟悉了脊柱的对位，还需要熟悉下肢的整合。检查脊柱并观察哪里脱节了，并不是那么困难。要看到腿部需要转变的地方不太困难，困难的是预测一个

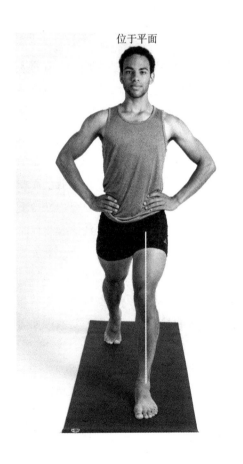

位于平面

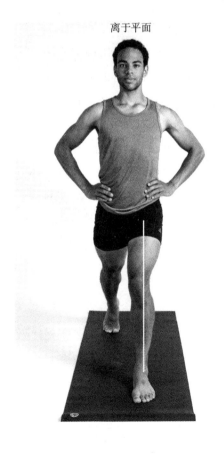

离于平面

区域的转变将如何影响其他区域。你能通过观察整个系统，来确定脊柱对位中的问题实际上是否起源于下肢吗？

养成用一个检查表测量的习惯，以确保你已经看到了脊柱相对于髋部的对位情况。无论是处于站立、弓步还是仰卧姿势，都要注意以下情况。

脚跟—膝盖—髋部平面。在站立姿势中，无论是弓步式还是战士式，你都希望能够看到脚跟、膝盖和髋部在一个平面上。你可能经常看到屈曲的膝盖向中线偏移。如果你把膝盖压向旁侧，使其与髋关节和踝关节重新对齐，通常骨盆会与肋骨保持一致。

如果后腿在弓步中看起来很糟糕，比如膝关节锁死并朝向中线，你需要检查几件事：后脚是否足够外展？髋部是否内旋？我发现通常这两件事是同时发生的。

足部收束术。如果足弓塌陷而足部收束术没有启动，向上延伸到脊柱的整个线条都会被影响。如果在脚跟—膝盖—髋部平面存在明显的偏差，那么没有启动足部收束术可能是罪魁祸首。除了从髋部进行调整外，还要观察学生脚部的动作。脚部不应该有明显的抓地或强行收紧内侧足弓的迹象，而应该呈现出一种整体的轻盈感，贯穿整个脚的中心。

对于一些人来说，由于他们骨的形状，

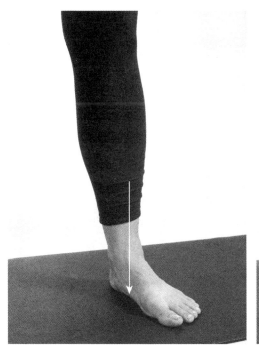
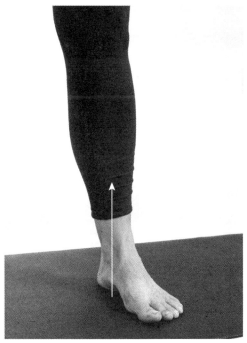

从拇趾根部到外脚跟的支撑为足弓提供了回弹力。

他们几乎没有机会启动足部收束术，除非他们可以轻微地向外翻转足部，有时一只脚要比另一只脚的翻转幅度大一些。外翻动作可以中和髋关节并且自然而然地调正脚跟—膝盖—髋部平面。你可能需要有意识地做这个动作，因为你的双脚不太可能意识到你需要它。

脚跟到膝关节到髋部的对位。

- **双脚与髋部同宽。** 如果双脚与髋部同宽，你很可能会发现两侧髋是齐平的。观察学生在做弓步或进入站姿时双脚站立的位置，通过对称的姿势如前屈和椅式，也能帮助他们找到真正的与髋同宽的站姿。如果双脚间距太窄，这个姿势会失去很

多能量，因为内收肌和股四头肌会更用力且臀部肌肉会松弛。

- **膝盖与髋部同宽。** 如果双脚和髋部同宽，双膝也应当与髋部同宽。如果在任何体式中锁住膝关节，你就无法保持稳定。让髋部轻微地外旋，以确保脚跟到膝盖再到髋部是笔直的，并且左右大腿大致平行。在直膝和屈膝的姿势中都应如此。

- **脚趾向外转。** 需要注意的是，我们正讨论的是脚跟—膝盖—髋部的对齐。平行的脚尖边缘或均匀的足弓并不一定是一个人最稳定的或最佳的脚部对齐姿势。股骨或胫骨有明显的结构性扭转，足部指向的方向

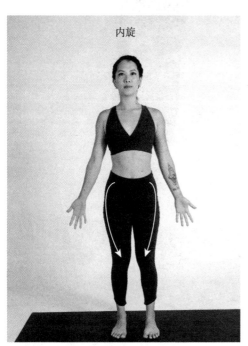
内旋

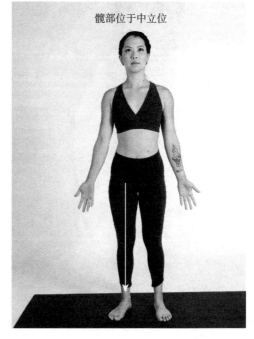
髋部位于中立位

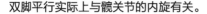
双脚平行实际上与髋关节的内旋有关。

和膝盖指向的方向就可能不一致。如果髋部在旋转中是中正的，但在股骨或胫骨存在扭转的情况下，当脚指向外侧时，膝盖才可能指向前方。在许多情况下，双脚可能需要指向外侧，才能保证膝盖在整个过程中是安全齐平的。

骨盆/肋骨一致（找到轴线）。 确保肋骨和骨盆在一条直线上。肋骨在骨盆前面吗？肋骨移到一边了吗？你在侧弯吗？给学生一些提示，帮助他们拨正脊柱的轴线，以确保肌肉代偿最小化。有些学生会发现很难将肋骨的运动与骨盆的运动独立分开，所以徒手纠正是必要的。

尾骨轨迹。 特别是在一些不对称的姿势中，骨盆在前腿一侧上移是很常见的。

在这种情况下，以下原则几乎总是成立的：在尾骨和脚跟之间建立稳定的连接。这并不是说我们要把尾骨拉向脚跟，而是我们要做旋转性纠正。为了让身体保持在中线上，我们需要尾骨向后腿方向靠拢，而不是只移到一边，使得整个骶骨像指针一样旋转，直到尾骨与中线相交。这是一种非常精细的调整，可能最初需要徒手纠正。

体验式学习

为了培养你的观察技能，你可以找一两个朋友做模特，用来训练你的眼睛以寻找刚才提到的视觉线索。但是不要将你的观察局限于此。从这里开始，要

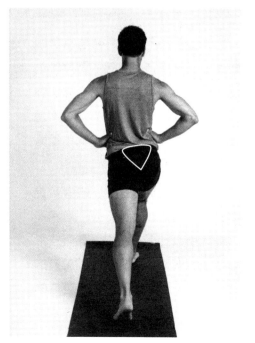
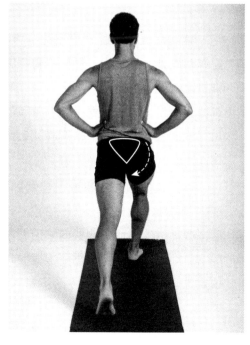

保持一种开放的心态，看看你面前真实的身体、骨骼，以及当下可能出现的不平衡。用衣着和骨骼标志作为这些不平衡的指示器。

如果可能，三人一组，一个学生做低位弓步，膝盖着地。当学生做出准确的动作时，两名作为观察者的学生要关注到腿和脊柱的相互影响：重心向前，向后，转移到左腿，然后转移到右腿。摆动尾骨，在稳定肋骨的同时让肋骨和骨盆作为整体一起运动。努力让双脚以不同的方式接触地面：通过前脚掌，再通过脚跟，施加更多压力。在低位弓步中，通过后侧胫骨按压地面。注意这些变化是如何贯穿整个身体系统的：腿、骨盆、核心肌群、肋骨，甚至肩膀和颈部。这些变化是生理上的

骨骼决定髋部宽度

还记得我们在关于脊柱的章节中讨论过的视觉假象吗？类似的情况也可能在对下肢的观察中发生。理想情况下，当你观察脚跟、膝盖和髋部的对位，质疑尾骨是否对齐，判断膝盖是向外还是向内朝向中线时，你正在像X光透视般"看到"人体的骨骼。你不应该只想着要研究一个人身体的肌肉轮廓，如果这样，你观察到的信息可能会误导你和你的学生。

髋部宽度与大腿宽度不同。大腿有曲度和轮廓，有些内侧曲线更明显，有些外侧更突出。即使股骨弯曲，髋关节仍然保持耻骨弓的宽度，这种骨骼框架不会随着年龄、体重或激素的变化而变化。将你的两个拳头并排放在耻骨前，大约就是你髋关节的宽度。如果你把拳头放在脚踝（不是足弓或拇趾）之间，那么脚踝就会在股骨颈下方对齐，将上半身的重量落在双腿上。

对于大多数体式来说，与髋部同宽的姿势比双脚接近中线的姿势更理想。需要注意一种不对称的姿势，即任何一只脚向后的姿势。当我们后退或前进的时候，会倾向于沿着中线移动，所以要保持警惕。在有些情况下，前脚的位置可能需要根据股骨的形状进行调整，才能增强髋关节的稳定性。请注意，骨骼（而不是软组织）的变量，才是实现基本对位的关键。

吗？所有这些观察结果都将帮助你做出切合实际的调整。

词汇

在课堂上，我们不想用过多的术语来"轰炸"学生。我们可能都了解过解剖学、生理学、哲学等，这些都很高深，以至于我们真的学不进去。为了避免这种情况，让我们花一些时间，以创造性和系统性的方式去创造一些方法，来描述体式练习中的运动、动作、意图、能量流动和下肢的位置。

在脊柱相关章节中，我们使用了词云图，它非常适合用于在表面上看起来不相关的学科之间建立联系。这次，让我们使用流程图。我认为这种形式有助于建立更具体的联系，以不同的方式来呈现相同的信息。

举个例子（请参阅下一页的流程图），假设我们要从前屈变成弓步。我们需要知道哪个部分在移动、它要移动到哪里，以及它将如何到达那里。我们可以用哪些选项来描述这个特殊的运动，从技术层面到具体实操，再到深奥的理论？这是一个非常简单的示例，但它会告诉我们这个工具是如何运作的。

使用这种方法，对其他动作、姿势的改善或转换进行概述。下面列出了一些可能的例子。

- 从山式开始，将双臂举过头顶。

- 从祈祷式过渡到牛式/猫式。

- 从下犬式开始，向前跨步，到弓步。

这个练习有无数的选项。如果这个方法对你有效，你可以在体式练习中为任何动作建立一个深层的线索库。

如果你在一个团队中工作，或者聚集了一些志同道合的学生，这里有其他的方法可以尝试。使用提供的各种工具（流程图、列表、词云图等），通过头脑风暴得出的词汇可以在课堂上传达关于骨骼、肌肉和下肢运动范围的信息，包括对膝盖和脚部的描述。

每个小组将从一个通常教授的体式开始，如弓步、战士 I 式、战士 II 式、三角式等，并扩展到对每个重点部位的描述和说明，如脚、膝盖、髋部和脊柱。有很多方法可以做到这一点，你可以选择有创意的方法，跟着你的直觉走，避免那些常见的提示。

口令原则

在任何特定的体式中，你需要关注很多。当你站在瑜伽教室前面，看所有你能看到的，注意每个人做的各不相同的细微动作，以及所有可能的调整，确实会感觉有无数细节需要覆盖。虽然你可以简化它。如果你的课程有一个主题或一个目标体式，提示与这个主题或动作最相关的细节。这将在看似无关的体式之间创造关联性。

流程图

```
                        ┌─────────────────────┐
                        │      前屈到弓步        │
                        └─────────────────────┘
        ┌───────────────────────前屈───────────────────────┐
        │                         │                        │
        ↓                         ↓                        ↓
  ┌──────────┐          ┌──────────────┐          ┌──────────────┐
  │左脚重，右脚轻│ ◄───── │ 重心转移到脚  │ ◄─────  │ 用瑜伽砖支    │
  └──────────┘          │ 跟，弯曲双膝   │          │ 撑前腿        │
                        └──────────────┘          └──────────────┘
                                                          │
                                                          ↓
                                                  ┌──────────────┐
                                                  │ 尾骨上提，    │
                                                  │ 打开胸腔      │
                                                  └──────────────┘
```

| 右脚滑动至垫子后方 | 抬起右脚置于垫子后方 | 弯曲左膝，似椅式，右脚后撤成弓步 | 右脚踏步，撤至垫子后方 |

重心在左脚跟，膝盖在脚踝正上方

后脚掌下压，脚跟上抬 → 提尾骨上提，打开胸腔

右腿胫骨、大腿提起

后侧小腿和大腿向上轻松提起

右脚跟、髋部、心脏在一条线上

心脏在骨盆正上方，向后上方提拉肋骨

右大腿向前拉，左坐骨向后拉，背部向下

骨盆上提，感觉轻盈

记住，在提示下肢动作时，你必须考虑脊柱和核心部位运动的肌肉代偿。在站立姿势中，通常从下向上进行提示，但这并不总是能最有效地利用时间和呼吸的方法。如果你已经教过一次基础动作，那么关注学生的脊柱稳定性可能会更加有效。但是，如果你正在教一个扭转动作，你可能需要强调基础的稳定性，以便在脊柱上更有效地移动。总是要先考虑你的意图：需要稳定什么，需要移动什么，哪一个必须先做。

在下肢中，考量驱动力也是很重要的。如果学生从弓步向前推进到前屈或战士Ⅲ式，那么他们就削弱了在髋部及核心深处建立力量的能力。他们正在错过让动作平衡、优雅和流畅的机会。起初，将这些过渡动作分解成小步骤可能会显得很机械，但随着时间的推移，耐力会逐渐增强，他们的动作实际上会变得更加流畅，而猛推和猛冲的动作会减少。

在现代瑜伽练习的口述历史中，有一些提示词被过滤了。务必注意那些修辞性的提示词。一遍又一遍地重复我们听过的词是一种自然的练习，尤其是作为一名新教师。你在课堂上待的时间越长，你就会对提示词越有想法。你会开始观察你面前这个身体的具体动作，你不会只出于习惯说话，而是会对你实际看到的错误动作做出反应。

对许多教师来说，这源于他们在自己练习或在课堂上展示体式时，对自己身体感觉的更深层的认识，认识到自己软弱或紧绷的习惯，以及容易出错或完全忘记的地方。毕竟，如果你的身体有这种感觉，很可能其他人也有这种感觉。但你不能永远依赖这一点，因为如果你主要关注自己的身体，就不能随时观察学生的情况。总有一天，你需要离开教室的垫子，并信任自己的语言。相信你的经验，相信你的眼睛，相信你对身体从这些活动和动作中得到的更深层次的理解。

在下一章中，我将更详细地描述一些常用的短语，我会肯定或质疑它们。思考一下你在课堂上经常听到的其他短语，并分析它们：它们真的准确吗？它们真的有用吗？它们有功能性的目的吗？

我还在这个列表中添加了一些我认为从物理学或能量角度来看非常重要的原则。这些想法可以帮助证实反作用力原则，以及防止肌肉的代偿。我发现，这些提示实际上提高了学生的轻盈度、上升力和觉知的完整性。所有这些品质结合起来，能够增强力量和流畅性。

卷尾骨（或相关变式）

把你在课堂上听到这个指令的各种变式都写下来，然后忘记它们，这对未来的瑜伽练习有好处。

无论是可感知的脊柱减压，还是强调髋部的伸展以获得更多的屈髋肌伸展，这些指令几乎是不合适的，这些提示不会带来什么好处。脊柱沿着骨盆收尾骨实质上是骨盆后倾，以致腰曲平坦。从长远来看，这没有好处。如果屈曲髋关节是你的

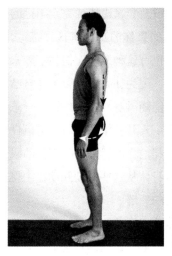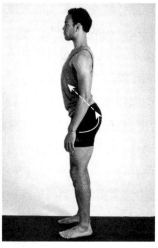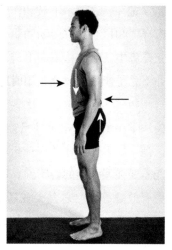

目标，请记住它们很少会在开始时变短，因此，你的首要任务是保护和支撑腰椎前凸，仅此而已。

大多数学生需要强化他们的腰部曲线，而不是减弱它。这意味着，我们不应该要求学生卷尾骨，而应该提供相反的建议：

> "请将你的尾骨向心区的后方抬起……感受下背部肌肉的启动……收小腹的肌肉向后支撑你的身体器官，启动盆底肌，并稳定这个腰椎的新曲度。"

这些新指令将有助于慢慢增强脊柱固有的肌肉力量，重塑脊柱前凸的曲线，并随着时间的推移产生更深层核心的稳定性。我有数不清的学生通过改变常见但错误的运动模式缓解了他们的慢性下背痛。

膝盖在脚踝正上方（弓步等）

在大部分情况下，膝盖在脚踝正上方是好的。如果你在做高位弓步或任何战士系列的体式，后腿伸直，保持膝盖在脚踝正上方，对膝盖韧带的长期健康是不可或缺的。有趣的是，虽然被告知过一定要这样才可以，但很多人除非知道不这样做的后果，否则都不会这样做。务必告诉他们：

> "你现在可能感觉不到疼痛，但伤害已经形成了。拉伸你的韧带，甚至在这种姿势下轻微撕扯它们，都会导致严重的伤害。"

在高位弓步中，身体的重量有向前的驱动力。如果前小腿是直立的，它会将重量很有效地转移到胫骨并转移至脚跟。然而，一旦膝盖超过脚踝，身体的大部分重量就会沿着股骨通过膝盖向外散发。这些

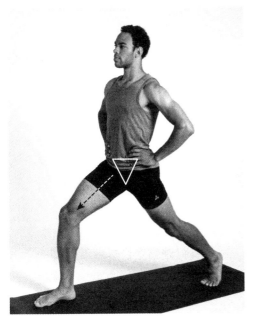 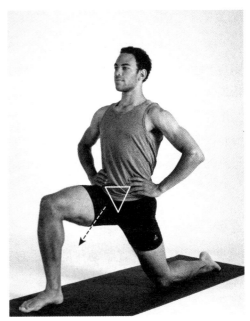

力是巨大的，随着时间的推移，会拉伸甚
至撕裂交叉韧带的纤维组织，而交叉韧带
在向前或向后的压力中起稳定作用。

"确保你的前侧膝盖不超过
脚踝，小腿应该完全直立。一
旦膝盖超过脚踝，无论你有多
强壮，你的韧带在这里都有危
险……让脚跟比前脚掌承担更多
的重量——你的臀部会做更多的
工作，同时力量会从大腿有效地
传递到小腿和脚跟，而不是通过
你的膝盖传到外侧。"

然而，当后膝落地时，重心转移，承
担身体重量的工作转移到了髋部，解除了
前交叉韧带承担向前的驱动力的负担。现

在，只要脚踝的骨骼和软组织允许，该侧
膝盖完全可以安全地移动到脚踝的平面
之外。

"把你的后侧膝盖放在垫子
上，确保它与髋部同宽。现在重
量集中在你的髋部，如果你的其
他软组织允许，你的前侧膝盖可
以安全地超过脚踝。"

所有这些口令对于因为受伤或做手
术而没有前交叉韧带的人来说很重要。并
不是每个人都能马上替换前交叉韧带，所
以如果你意识到某个学生有这种情况，在
上课前和做这些体式时向他们强调这些口
令。因为他们的半月板长久性受损和股四
头肌肌腱拉伤的风险要高得多。

站姿中的负重

关于站姿有一些基本的规则，这些规则与下肢的骨骼和关节涉及的一些基本的物理学知识相关。我们要利用重力，而不是把它当作对手。我们的目的是为重力的流转创造最有效率的通道，而不使任何能量流失到会泄漏的地方，如锁死或松弛关节的韧带。

直腿规则

当你做一个有直腿动作的体式时，无论是前面的腿还是后面的腿，这个原则都适用：承重应该从拇趾根部开始，穿过脚部到达脚跟外侧，并以外旋式的运动向上升到髋部外侧。应用这个原则，将启动足部收束术，以及腿部的通道和髋部的外旋肌群。没有一个肌群需要过

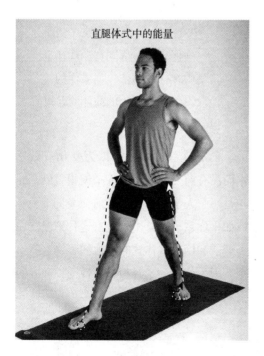

直腿体式中的能量

度工作，同时你将不太可能让膝关节锁死或超伸。

例如，在三角式中，右腿在前。

"前腿伸直，后腿伸直。通过右脚拇趾用力，让它成为'锚'。脚跟外侧扎根，以支撑足弓，激活足部收束术。让这种螺旋形的力量沿着腿部上行至大腿外侧和髋部，将坐骨拉向后侧墙壁，并启动臀部肌肉。左脚拇趾锚定，然后沿着脚的外侧边缘到外侧脚跟，将该边缘下压，使内侧足弓启动并上升。将能量连接到左髋外侧，轻轻地启动臀肌，来帮你感受整个骨盆的提升。"

直腿规则在战士式和金字塔式这样的不对称体式中作用明显，在这些体式中，伸直腿不是直立的。而在站立前屈式中也是绝对必要的。记住，"前屈有向前的力"，而重量总是集中在前脚掌上。在中立或开腿的变式中也是如此。

"当你前屈时，让重心转移到脚掌上。脚跟轻落在地面上，同时根据需要弯曲膝关节，以便髋部深入折叠，下背部不下塌。脚趾尖是轻盈的，前脚掌向下压以保持平衡。即使在前脚掌扎根时，大腿和臀部也有向上的力，它们可能没有实际移动得更高，但是有向上的能量。"

屈膝规则

在屈膝体式中，重量被转移到了脚跟。拇趾通过小腿的肌肉动作保持稳定，但它不承担身体重量，拇趾支撑着足部收束术。膝盖应直接正对脚踝上方，因为在这些体式中，身体的重量往往有向前的驱动力，这会通过股骨传递巨大的力量，并作用于膝关节的交叉韧带。然而，如果膝盖在脚踝正上方，而且脚跟承担重量而不是前脚掌，同时臀部的大肌肉充分参与（伸展肌群和外旋肌群），就会减轻股四头肌的全部负担并防止其疲惫，与此同时，能量有效地从股骨传递到胫骨，再到跟骨。由于肌肉和筋膜线从基础到核心都处于启动状态，因此，韧带损失的能量非常少。

例如，在战士Ⅱ式中，右腿在前。

"右膝弯曲，位于脚踝上方，不要超过脚踝。让脚跟比前脚掌承担更多的重量。感受髋部的参与，从而减轻膝盖的负担。想象髋部褶皱向后墙方向拉回，与胫骨前压的力量持平。试着不要把髋部沉得过低，或许可以把右脚跟向后拉，感受从下方传来的轻微提升感和骨盆的轻盈感。"

平衡体式

平衡体式是一个特殊的体式类别。它是直腿的体式，但是它遵循屈膝的原则。就像在山式中一样，平衡体式依赖于之字形的前/后反作用力，以及踝关节的结构性稳定，以确保重力在直立系统中传

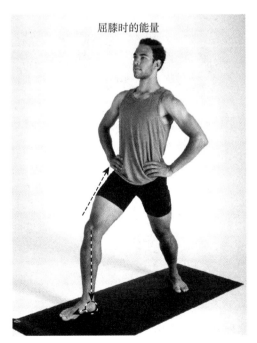

屈膝时的能量

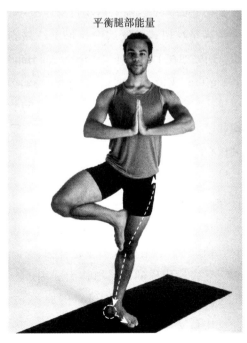

平衡腿部能量

递的最高效率。如果在一个平衡体式中，将重量主要放在前足，足弓就会坍塌，足部收束术就会消失，脚部的内附肌群会很快地疲劳。

例如，在树式中，右腿向上。

"放松你的左膝，轻轻地在左侧髋关节处折叠，所以你可以向后坐到左脚跟上。通过脚跟向下按压，然后向下固定拇趾根……使用腿部的肌肉，不要简单地前倾。感受一种向后坐的感觉……现在通过脚跟向下压的同时向上站直，但保持重心向后。对抗骨盆向前冲的倾向。足弓启动，但支撑你上提的是整条腿部，而不仅仅是脚部。"

抬起的脚部也需要启动足部收束术，无论脚是在树式的变式中扎根于站立侧腿，还是如在手抓拇趾式（Extended Hand to Big Toe，Utthita Hasta Padangusthasana）中悬挂在空中。这会有助于保持骨盆的平衡和髋关节的稳定，同时将双腿根部连接到核心。

"随着你把右脚放在大腿内侧，更多地用脚跟而不是前脚掌下压，感觉你的右侧髋部稍稍启动。现在让前脚掌也扎根，轻轻地用你的足弓抓住大腿内侧，而不仅仅用脚趾。同时，让直立腿向脚部的方向推，让

它们在中间相遇，而不应该让一个完全压过另一个。"

上提膝盖

"上提膝盖以保持膝关节"经常在热瑜伽课上的平衡体式中听到，当然我也在其他地方听到过。如果你看一下公认的非常规的体式的图片，它们通常有一个共同点：站立腿的膝盖是锁死的，或者是超伸的。我的意思是，在这些体式中，身体大部分的重量是向前延伸的，所以必须在某处加以拮抗。以我看来，腿部和核心的肌肉需要均衡启动，而不仅仅依靠膝关节的韧带。

所以在这里用一个肌肉动作的提示来帮助练习者。但是，"上提膝盖"会调动股四头肌，也就是膝关节的伸展肌群。如果强行做这个动作，而没有任何腘绳

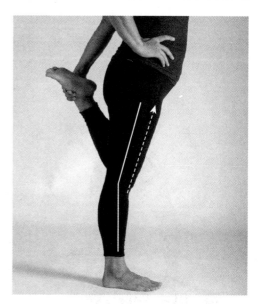

上提膝盖只会强化超伸。

肌的反向作用运动，膝关节会被锁死，而平衡体式的大部分能量会被传递到韧带上。你恰恰在做与支撑膝关节相反的动作。事实上，这种情况使关节处于受伤的高风险之中，要么是当时就发生巨大创伤，要么是加速交叉韧带的磨损和撕裂，这将导致关节整体不稳定性和退化性的提高。

当务之急，你在尽全力启动股四头肌的时候，要一直保持膝关节的轻微弯曲。这就是反向作用规则存在的确切原因：当你孤立地启动一个肌群时，你无法用肌肉来稳定任何关节；你必须用相同的方式使用两个相对立的肌群，以确保能量从韧带转移到肌筋膜组织中。在平衡体式的情况下，你弯曲膝关节，把重量带到脚跟，并稍微屈曲髋部。这些动作结合起来使臀肌得到大量的锻炼。随着时间的推移，这些臀部肌肉会变得更强壮，而这最终会抵消

像手抓拇趾式或舞王式等体式中产生的向前的力。

例如，在手抓拇趾式中，右腿伸展。

"把重量放在左脚跟处，并向下压来抬高髋部。抵抗臀部肌群收紧或骨盆前倾的倾向。相反，微微放松一点儿膝盖，髋部处折叠一点，并深深地收腹部。臀部肌群会很用力，但是要避免心区后仰及髋部前倾。站立的那条腿会很用力，但它会向上支撑你。"

若完成上述所有要点后仍然提示"上提膝盖"，尽管股四头肌已经充分发力，髌骨实际位移幅度也很有限。因此，学生很容易感到困惑，或者继续试着更努力地收紧股四头肌来执行这个口令。由于这两种结果都不理想，我建议你不要用这种特定的口令。

杠杆和扭力

坐式、外旋体式如头碰膝式，以及鸽子式的变式中存在严重的力量代偿，你的关节随时可能被撕裂。你觉得这有点儿言过其实了吗？不是。大腿、腿部和脚部的骨骼都像杠杆一样起作用，把运动从一个或另一个方向传入髋部、膝盖和脚踝。如果你使用这些杠杆来强迫运动发生，而不是让拮抗力起作用，将在骨骼、软骨和韧带之间产生挤压和剪切力，而这些组织并不是为吸收这些力而生的。重复性的压力或巨大的撕裂会引起损伤。

因为这些体式依赖于髋部的活动性，所以如果髋部缺乏活动性，就会对整个动力学链的上游和下游产生影响。如果身体系统内的拉伸能量不能沿着关节均匀地传导，并通过脚部向外传出，那么无论何时当它返回，大量的旋转能量都会直接被吸收到关节的结构中。这是运动中的代偿。

下面来看看典型鸽子式的前腿。在腿部的长骨及从髋部到脚踝的关节，有哪些运动和力在起作用？髋关节在三个平面上移动，为该体式构建基础。

- 弯曲髋部使膝盖向前（股四头肌朝上）。

- 外展髋部使膝盖靠近垫子边缘，打开你的髋关节（股四头肌朝上）。

- 髋部外旋使脚踝移到身体中线前方（股四头肌朝外）。

髋关节在这些动作中已经接近其运动极限了（对于许多人来说）。大腿骨因靠在地上而得到稳定，骨盆绕着股骨运动，同时把张力传给了髋关节的组织。也就是说，股骨变成了一个杠杆，而髋关节是运动的支点。韧带和肌肉的阻力影响骨盆在没有股骨代偿性旋转的情况下可以移动多远。若强行突破髋关节的活动极限，股骨将再次向内滚动，股四头肌不再指向外侧，而是更加向上。这是髋关节活动性不足导致的股骨代偿。

只要胫骨靠近股骨，即膝关节深度弯曲，使两块骨保持在同一平面并近乎整体运动，该系统就相对简单。如果膝关节没有深度弯曲而是接近90度，胫骨也会变成一个杠杆，它会以不好的方式影响整个系统。有了这个杠杆，股骨的内部代偿就被阻止了，扭转的能量要么反弹到髋部（过度拉伸）和脊柱

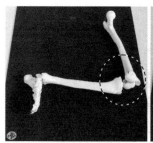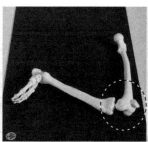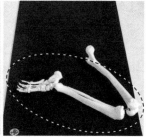

只有当股骨足够的外旋时，膝关节才能安全地达到90度。如果脚部是屈曲的，这将促使膝关节发生危险的扭转，对韧带及半月板有潜在的伤害。如果脚部不屈曲，膝关节不被迫保持90度，胫骨可以在膝关节处自然地旋转，防止有害的扭转。

（侧弯或扭转），要么向下传到膝关节。

请记住，当膝关节在弯曲时是可以旋转的，但旋转幅度不是很大。换句话说，在将扭转能量传导到下一个可以触及的活动点（胫骨/小腿）前，它可以吸收有限的扭转能量。膝关节屈曲角度越大，股骨的代偿能力就越弱，膝关节承受的旋转力就越大。

考虑在鸽子式中，当前侧小腿靠近骨盆时，把小腿推向远方，与垫子的前侧边缘更加平行。你可能会注意到，在"靠近"的版本中，小腿前部离垫子相当近，这表明小腿和大腿骨在一个相似的平面，在共同适应张力的变化。在"推远"的版本中，你会看到腿的侧面，而不是前面与垫子相接，这表明胫骨没有随着股骨旋转。

哪种体式在髋部或膝部（或两者）有更大的扭矩？深度屈膝且脚跟靠近的体式，其杠杆效应要小于呈90度角的版本。

在这个模型中，还有一个元素有待考究，那就是踝关节。脚部其实是这个动力学链的终点，是所有运动能量与地面/空间连接或受阻的地方。如果脚踝弯曲，事实上是在系统中增加了另一个杠杆，运动力可能在此处淤积并在膝盖中产生扭转。如果脚踝松弛，脚部和胫骨会作为整体一起运动，让整个系统来吸收旋转的力量并保护膝盖。

足部屈曲以保护膝盖

"足部屈曲以保护膝盖"是在坐立的外旋姿势中常给出的一个口令，其原理基于对抗作用机制。虽然通常有效，但并不完全适用于此类体式的所有变体。为了充分地理解，我们需要把这个体式分解一下。从理论上讲，这个口令在试图激活小腿肌肉，以稳定膝盖处胫骨的旋转，同时，这个姿势又利用胫骨作为杠杆来实现股骨在髋关节处的旋转。这真是一个相当复杂的运动，给膝关节带来许多不同的压力，而我们正在试图通过一个非常简单的动作来控制它。

现在，详细介绍一下。首先，你要认识到"弯曲脚部"实际上是一个足背屈的口令，它只启动了小腿前侧的肌肉。因为这一口令事实上在指出反向作用，背屈肌和跖屈肌都需要同时启动。这意味着你不能只弯曲脚部。你在通过激活后部（腓肠肌/比目鱼肌）来使脚部跖屈，然后你可以通过背屈（将脚和脚趾拉向胫骨）及收缩前侧（胫骨前侧）来抵消这个动作。这是一个足够简单的纠正动作，我一直把它叫作"脚趾瑜伽"。但我们应该承认，这种方法在稳定膝关节旋转方面的作用极其有限。在这些体式中起作用的运动力量，也许太多了，超出了腓肠肌的独立工作能力。下面给出了一些口令提示。

"把脚趾拉向小腿，主动绷脚。与此同时，将脚掌向外推，启动小腿肌肉并对抗你开始时做的背屈。"

最后，你应该问一下，这项工作是否真是自己想要做的。你真的要阻止胫骨旋转吗？是的。你必须考虑你想要做的体式，确定脚的位置，并预估在做这个体式时你将如何转移你的重心。在你试图增加髋部的外旋幅度时，这些因素都会增加膝盖的扭转程度。在不同的体式中需要对膝盖进行不同程度的保护。

脚踝跨过大腿的体式

如果你的脚踝跨过另一条大腿（坐着或站着），这个提示就可以适用。当你把脚踝跨过大腿时，膝盖可能会一直停在髋部上方的平面上。请注意屈曲的脚本身是有旋转的空间的，因为它没有被钉在地面上。这种自由使能量更均匀地分布在系统之中，所以纠正对膝盖的影

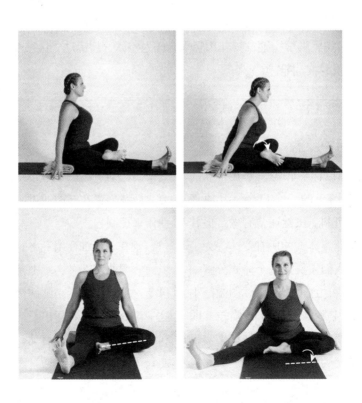

响极小。这适用于莲花式的准备体式，如双鸽式及其变式。

"把你的右脚踝跨过左大腿，确保脚踝完全越过大腿。现在启动你的脚趾，把脚趾向后拉到屈曲，同时把脚掌向前推。你会感觉到整个胫骨前侧和后侧的肌肉在启动。"

脚踝着地：鸽子式

然而，如果脚踝在地面上，你必须让前脚踝伸展并使其伸展到跖屈的位置。如果你在这里背屈脚部，就像边栏中描述的那样，你就创造了一个额外的杠杆，强推扭转的能量进入膝关节，而不是将其向下分散到胫骨。一旦髋关节超过极限，膝盖将吸收扭转能量，所以你不仅不能达成你的目标，在这个过程中你还会受伤。这些能量在前屈体式中会被放

大，比如在鸽子式中，所以在这里请不要屈曲脚部。

就像在单腿鸽王式中一样，如果你保持上半身直立，在背屈中可能会有一点点活动的空间，因为你可以通过调动两侧的内收肌、伸展肌和屈髋肌群，来获得上提，以中和髋关节的外旋。

在你自己的身体里感受这些差异是个好想法。当你探索足部屈曲时要非常小心。

在右腿在前的鸽子式中，注意以下要点。

"让右膝依据需要向垫子边缘移动，让髋关节自然下沉。让右脚踝伸展，然后通过足部收束术启动脚部。你可以勾起你的后方脚趾，并启动整条左腿，上提膝盖。双手推地，同时如果有足够空间，每次向后移动髋部1英寸（约2.54厘米），保持右脚固

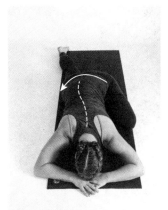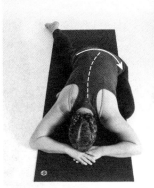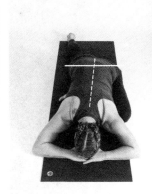

在做这个版本的鸽子式时在很多地方容易出错。要注意脊柱、髋部和膝盖上的所有力量。随着脊柱和骨盆的移动，如果前脚是屈曲的，身体上所有向前的能量都会转移到膝盖上。

定，并使右髋部更深地旋转。当你感觉到有任何阻力时，停止继续向后移——不要勉强，只是刚好接触到。松开后方勾起的脚趾。让髋部沉向地面，保持双髋齐平，同时不要向右侧倾斜。你可以开始向前折叠，但要非常缓慢地移动，保持对右髋部和右膝盖的觉知；如果你感到膝盖有任何扭转，小腿略微向前滚动，右脚向其脚尖的一侧稍微倾斜。你可能觉得需要再一次向前移动髋部。不必急于前屈或完全放松下沉。保持髋部和腹部的启动，胸部延展。用你的呼吸……"

在鸽子式的变式中，让脚部保持屈曲是合适的。

"从鸽子式的腿部姿势开始，完全转向右髋部。让左膝盖放松一点儿，以保持平衡。右膝关节弯曲至90度，足部完全屈曲。将胸部向左转，右腰与右大腿内侧对齐。将右臂伸过头部，拉长右侧——在右髋部折叠，肋骨放在大腿内侧，手臂沿地面向心的前方伸出，右侧太阳穴贴在地面上或瑜伽砖上。首先，左手可以伸出去触碰右手。当你稳定进入……"

在单腿鸽王式中，注意以下要点。

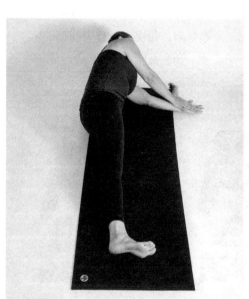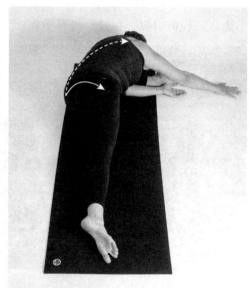

虽然脚部是屈曲的，但在这个版本的鸽子式中增强了脊柱的稳定性，同时降低了膝盖处的风险。它也触及了髂胫束附着点，这个位置在其他动作中难以触及。

"让右膝依据需要向垫子边缘移动，找到合适的弯曲程度，确保膝关节处无扭转感。可以使用手下的瑜伽砖来让胸腔轻盈上提。收腹部并从头顶部上提。感觉后膝向前拉，启动屈髋肌群。将右坐骨向后拉出，启动髋部深层及下背部肌群。你会感觉骨盆下侧有提升感，腹部保持紧实，呼吸顺畅。右脚可能会屈曲到地面上，额外启动整个右腿，但如果膝盖有扭转感，请不要这样做。脚是对齐的，将脚踝和胫骨压向地面，同时通过髋部前侧向后拉……"

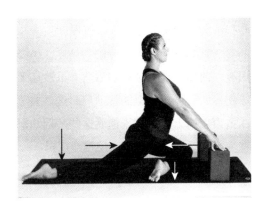

在打开的站姿体式中"堆叠的"髋部

战士Ⅱ式鼓励你打开骨盆，使其与垫子的边缘平行。一些学生会带着根深蒂固的想法来找我，他们认为这是在战士Ⅱ式、三角式和侧角式中必须要做的。然而，根据我对股骨形状的了解，不同的人之间的活动范围有很大的差异，这取决于骨骼的限制而不是肌肉的灵活性，并且表明这种方式可能会有严重的不良影响，尤其对于骶髂关节和膝关节。

相反，我建议在骨骼框架的自然极限内工作，然后通过启动关节周围的深层稳定肌肉来对这个框架进行功能性的支撑。对大多数人来说，战士Ⅱ式的骨盆位置介于传统战士Ⅰ式和Ⅱ式之间。骨盆调整越符合个体生理结构，膝关节或骶髂关节承受的扭转力就越小。

在三角式中，右腿在前。

"确保你的右侧膝盖指向前方，同时不要内扣，启动大腿的外旋肌。随着你把骨盆旋转打开，当你感觉到右侧髋关节或骶髂关节在阻抗时要停止动作。不要强迫它。你可以让左髋部向地面的方向稍微靠近（避免'堆叠的'动作），在右侧髋关节创造一些空间。现在把右髋部折痕处笔直向后拉，并且延长右侧腰。后（左）侧足部扎根于垫面，从拇趾到脚跟外侧，同时感受这种螺旋继续向上延伸至左髋部，启动臀部肌群。你在这个动作中可能会更多地感觉到从髋部到核心的整体性。"

所有外展的站姿体式都将受益于这种方法。在战士Ⅱ式和侧角式的变式中，如

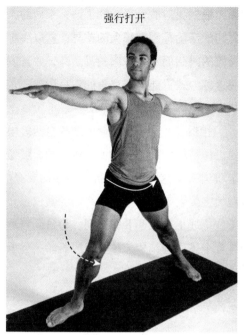

强行打开

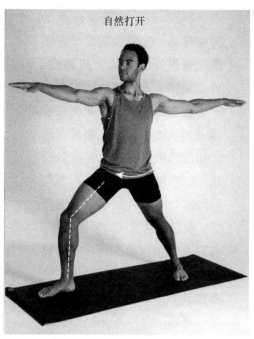

自然打开

强行打开的骨盆会把前侧膝盖拉离中线。很多时候，这取决于骨骼的形状和韧带的状况，而不是短的肌肉，所以不要在非必要的情况下尝试更多地打开骨盆。

果前侧大腿和膝盖开始拉向垫子中心，你就会知道骨盆已经打开得太大了。在三角式中很难察觉这个视觉线索，但大腿和膝盖同样会表现出向中轴线"滚动"。

实践方法

现在你了解了一些有关对位的原则及可用于实操的动作，还有一些使用口令的方法，下面让我们更具体地谈谈有关下肢的体式。在接下来的部分中，我概述了不同体式类别中的主要对位要点。在适当的地方，我为特定的体式加了注释。下肢几乎对每一个体式而言都是不可或缺的，因此我选择以分类的方式进行梳理。

为此，我将把姿势分解为站立、坐姿扭转、前屈、外旋坐姿和后弯。虽然这无法涵盖所有体式，但能帮助理解这些关节在重力作用下的运作规律。这些基础知识将为更复杂的体式提供底层构建逻辑。

站立

站立体式是很重要的。因为在垫子上的每个人都有不同的骨骼构造，髋部、膝盖和脚部关节在重力作用下的运动方式各不相同，我们需要建立基础指导原则并针对个体差异进行调整。

诚然，这可能会变得既复杂又乏味。

有的站立体式是中立的或外展的、对称的或不对称的，有的是直立的，有的是前屈的，以及有的是旋转的。这些子类别相互交叉重叠。为了避免详细介绍瑜伽中的每一个体式，我选择列出某一类别的所有体式，但只详细概述其中一两个体式。当你学习的时候，希望你能清楚地知道哪些对位点适用于哪些情况。有一些所谓的通用口令，应该成为这些体式的标准口令。足部收束术的动作对每一个体式都是必要的。你也需要留意脊柱，这里会简单提醒保持脊柱中立位的要点，而不展开详细说明。

揭秘传统站立体式的调整误区

基础的站立体式构成了阿斯汤伽（Ashtanga）瑜伽传承的主要系列，在许多方面为西方的哈他瑜伽和流瑜伽的实践提供了借鉴。B.K.S.艾扬格在《瑜伽之光》中概述了一些特殊的对位要点。由于这两个原因，这些体式几乎成为我参加过的每节瑜伽课的主要内容。话虽如此，我认为，对这些体式仍有一些不解之处，同时有些细节至今仍被忽视或误判。当然，我会去除"卷尾骨"的口令，到目前为止，这已经是一个事实了。但还有其他传统的模式和指示在继续困惑着我。

- 对于外展体式，我认为强求骨盆完全展开至所谓标准对位毫无必要。由于骨骼的限制，很少有人能以安全的方式完全打开。强行达标通常意味着要过度扭转膝关节，通常会导致第一骶椎（S1）和第五腰椎（L5）受到压迫。因为这些都不是很有成效的，而且会导致实质上的伤害，所以我强烈建议放弃将此作为练习目标。更可取的是保持脊柱尽可能中立，前侧髋关节精准铰链，打造活跃而完整的体态。

- 相当武断的"充分展示"体式的方式之一是：前大腿必须与地面平行。对许多人来说，这个姿势表现出显著的力量性差异。前侧髋关节难以保持中立位，这会使髋关节容易过度拉伸和不稳定。建议以膝盖对齐脚踝作为基准线，然后随着时间推移逐渐调整两脚之间的距离。相比追求夸张的步幅和下蹲幅度，更重要的是保持稳定、上提和轻盈感。

- 在传统的瑜伽练习中，战士I式鼓励脚后跟对齐。这是很武断的。由于髋部的活动性限制，对大多数人来说这个间距过于狭窄。你的脚跟实质上是在一块平衡木上，你根本不可能让髋部保持中正。要做到这一点，就会迫使后膝和下背部极大地扭曲。相反，如果脚跟与髋部同宽，骨盆遇到的旋转阻力就会小得多，其他关节的代偿压力也会小得多。

- 对普通练习者来说，战士Ⅱ式要求的脚跟与足弓对齐的站距仍显狭窄。我更喜欢让学生在此体式中也采用与髋同宽的基础站姿。这种调整为骨盆创造了充分开放的空间，而避免了腰椎压迫。练习者能在髋关节和踝关节处找到充分的支撑性对抗力，而非单纯依赖拉伸阻力。此外，还更容易保持骨盆在肋骨的下方，从而为上身躯干带来轻盈的上提感。

中性组

中性组包括椅式（Chair, Utkatasana）、战士Ⅰ式、战士Ⅲ式（Warrior Ⅲ）、金字塔式、扭转侧角式。注意：椅式是唯一对称的体式；其他体式中都有一条腿向前，另一条腿向后。从根本上说，你需要教授直膝和弯膝的原则，然后努力使学生的骨盆平衡。

战士I式（Warrior I, Virabhadrasana I）

大多数人无法将骨盆与前方墙壁完全中正对齐。大家应该努力将动作做标准，但为了实现这一点而进行代偿是不可取的。

- 中立脊髓曲线，启动收束术。

- 双脚分开与髋部同宽。

- 后脚轻微外摆，适应脚踝的限制，但是避免弯曲膝关节——有时更多地将后脚外摆更有帮助，但每个人的情况不同。

- 后腿伸直，不要锁死膝盖，重量从拇趾根延伸到小脚趾，到外侧脚跟，再到外侧髋部。

- 弯曲前腿，重量通过脚跟中央，同时拇趾根的肌肉扎根地面。

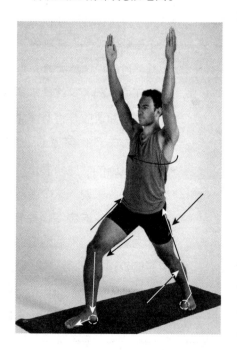

- 膝盖与脚踝对齐。

- 髋部位于膝盖正后方，根据需要调整脚部外旋角度。

- 后腿承担更多的重量，脚部压向地面，推动股骨/髋部向前；努力使臀部与前方墙壁中正对齐。

扭转侧角式（Revolved Side Angle, Parivrtta Parsvakonasana）

左腿在前。扭转侧角式以一个外展的姿势得名，但其身体对齐方式实际上是中立的，以适应扭转。现在，请注意，我们应该避免使用手臂来帮助扭转。

- 保持中立的脊柱曲线，启动收束术。

- 脚部与髋同宽。

- 左膝在脚踝正上方。

- 右膝置于垫子上，与髋同宽；也可

以抬起膝盖，进入全弓步。

- 弯曲左膝，重量通过脚跟下沉，拇趾的肌肉扎根地面。

- 右侧小腿向下压，外旋向髋外侧。

- 右膝向前拉，左小腿/脚跟向后拉（双腿像剪刀般内夹以稳定骨盆）。

- 双手并拢（手掌在心区中央相接触），心口向右侧扭转，胸椎扭转；稳定腰椎。

- 髋部深入折叠，保持骨盆平衡；避免左髋/大腿下沉。

- 右手放在右肩下侧的砖上，或左肘放置在右膝/大腿上方。

- 核心保持轻盈。

- 随着时间推移，扭转可能会更深入，使肘部得以延伸，但切勿用手臂杠杆强行加深扭转。

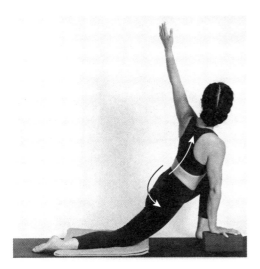 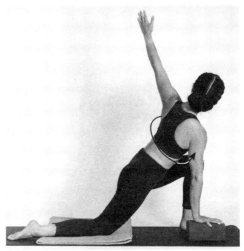

外展组

三角式（Extended Triangle, Utthita Trikonasana）

　　右腿在前。你会注意到这个体式结合了前屈与胸椎扭转。通过脊柱旋转，我们能让骨盆保持相对闭合的同时仍然创造出"平板"的感觉，防止髋部向后靠而躯干向前摆。同样的事情也会发生在侧角式上。

- 保持中立的脊柱曲线，启动收束术。

- 双脚与髋同宽。

- 双腿伸直，重量落在拇趾根，传递到脚跟外侧，螺旋环绕至大腿外侧。

- 骨盆打开到阻力临界点，不要用强

力扭转膝关节或骶髂关节。

- 右髋部深入折叠。

- 将右坐骨/腹股沟拉向后方墙壁。

- 心区与头顶向正前方延展。

- 收紧腹部，将心区与肋骨螺旋式地打开到侧方墙壁。

- 右侧腰完全启动，右侧腰长度不变。避免侧弯。

- 收紧肋骨，防止后弯。

平衡组

树式（Tree, Vrksasana）

　　右膝弯曲并上抬。请记住，平衡体式中支撑腿需使用弯曲膝盖的原则。另外，

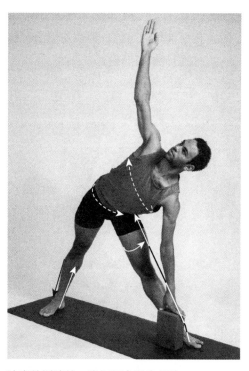

注意前侧膝盖，确保不会发生超伸。

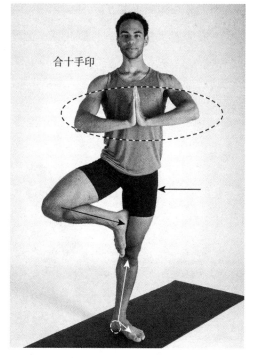

合十手印

不要强行打开骨盆，这只会导致脊柱的代偿，并使身体偏离中线。

- 保持中立的脊柱曲线，启动收束术。

- 双手并拢（手掌在心区中央相接触）。

- 左脚通过脚跟承重，然后肌肉发力锚定于拇趾根。部分身体形态可配合轻微外开角度。

- 左膝保持微弯；所有腿部肌肉启动，同时稳定关节。

- 左髋靠向中线；不要让髋部向左突出。

- 右大腿打开到阻抗点，切勿强行外展；如果你强迫膝盖指向外侧，骨盆很可能会产生代偿。

- 右脚足部收束术启动，稳固抵住左脚踝、小腿或大腿。（不同接触部位会针对左下肢不同区域产生差异化稳定训练效果，并非代表从初级到高级的进阶关系。）

- 双手可以在头上方并拢互推，可以保持连接或向外伸出。

- 保持收束术，不要让薄弱点向下塌陷。

坐姿扭转

坐姿扭转一组为我们提供了许多脊柱旋转的变化形式与腿部姿势。传统说法是扭转，但除了灵活的人之外，所有的人都像在做侧弯。扭转头碰膝式（Revolved Head to Knee，Parivrrta Janu Sirsasana）就是其中之一。髋部打开，深度外展以使肋骨在大腿的上方，并在进行肋骨扭转之前配合明显的侧弯。只有当身体的各个部分都变得足够灵活时，这个动作才开始看起来像一个真正的扭转。

同组中其他体式的扭转特性更加明显：鱼王式、马里奇式（Marichi's Rose，Marichyasana）变式，以及扭转深蹲（Revolved Squat，Parivrtta Malasana）。

在几乎任何扭转中，骨盆都需要保持稳定，这样胸椎就可以在旋转时完全启动。但是，当我们试图深入扭转，用手臂作为杠杆转动自己时，骨盆极其容易跟着一起动。坐姿中，不可缺少的是要时刻注意潜在的髋部代偿，并使用深层核心来帮助我们在坐姿中保持稳定。在不对称的动作中，伸直腿一侧的髋关节向前移动是很常见的，但大多数时候我们应该避免这种代偿性运动。腹斜肌成为骨盆、核心和肋骨根部的稳定器，允许高处的胸椎旁肌和肋间肌进行旋转。

通常情况下，我们希望手臂只起支撑或引导作用，而不是作为主动的曲柄杠杆来使我们深入扭转。手指可以落在地面上，充当支架。手或肘部可以轻轻地穿过大腿，通过肢体与核心间的对抗力维持垂直轴线。不能发生的是手抓住身体的另一个部位，迫使脊柱扭转或弯曲。一旦以这种方式启动手臂，就会消除脊柱的深层收缩，丧失体式的核心价值。

鱼王式（Lord of the Fishes，Matsyendrasana）

右膝弯曲并交叉。在这个体式中下方腿有多种选择。考虑到弯曲膝关节的选项

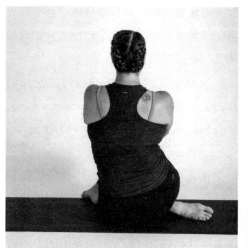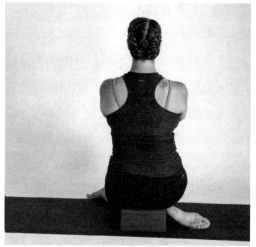

如果用毯子而不是瑜伽砖，可能会帮助只抬起下方腿的髋部，让上方腿的髋部轻柔下沉。核心必须保持启动。

会使骨盆和髋部产生更大的扭力，这会导致要进行更多的工作以维持脊柱稳定。评估哪一种是合适的，不仅要评估髋关节的打开度，也要评估脊柱轴线中的力量和觉知。手臂也有不同的选择，但要避免使用它们的杠杆作用强行扭转。

- 左腿要么在你前面伸直（半鱼王式），要么弯曲膝关节，脚跟靠近右侧髋部；弯曲膝关节可能会导致右臀部抬高和骨盆倾斜。
- 双脚的足部收束术启动。
- 右脚可以转向任何方向，以减轻膝盖处的扭力。
- 右侧拇趾扎根地面。
- 脊柱保持自然曲线，启动收束术。
- 右手触及右髋部的外侧并在其背面；手指放松，手臂作为触觉提示

来保持胸腔轻盈和直立；手部没有实质的负重。

- 腹部收紧，腰部稳定。肚脐与耻骨保持一致。
- 心区转向右侧，胸部扭转。
- 保持身体位于中线上，避免侧弯和后弯。心区高于髋部，头部在心区的正上方。
- 左臂的选择：

  左手或拳头放在右小腿的前侧，直接向后拉，向上激活上背部和腹部，肋骨上提至大腿；

  在不弯曲脊柱的情况下，左肘跨过右大腿，手指指向天空；

  左臂穿过右大腿后内旋，右臂伸向后方，避免脊柱弯曲。

前屈

这是一个值得研究的体式组,因为如果将前屈定义为髋关节屈曲,就说明我们在体式练习中经常这样做。基本上除了后弯、山式或摊尸式,几乎所有体式都涉及单侧或双侧髋关节屈曲。

然而,如果我们试图建立一个类别,其中向前屈曲是姿势的主要元素,就可以稍微缩小范围。排除那些显而易见的扭转式及更倾向于直立而非弯腰的站立体式,那么我们就得到了一组体式,其中髋关节屈曲和向前的力量是体式的驱动力。无论是站着还是坐着,心和头顶向前延伸对保持脊柱的稳定性和长度至关重要。在这个过程中,重力是朋友或敌人,它在站立体式中(至少在一定程度上)提供牵引力,在坐姿的变式中却会促进塌陷的概率。这意味着,当孤立髋关节的运动时,我们必须始终觉知到深层核心的活动,来减少脊柱和腰椎区域的压力,尽可能地保持腰椎前凸。

和往常一样,足部收束术在这里是需要的。无论脚是否踩在地面上,都必须保持启动。除非有牵引力来起作用,中立的脊柱的曲度将不可能完全保持,但我们要努力保持背部肌肉活跃。最终,我们必须始终牢记"前屈有向前的力量",这将引导我们进行稳定的髋关节屈曲,不论存在哪种个体性限制。

站姿前屈

在站姿前屈中主动地使用脚和腿部,以减轻脊柱的工作。即使躯干的部分重量落在大腿上,但如果我们有效地使用腿部,脊柱将能够在重力的牵拉中解放自己。那些腘绳肌和小腿肌肉特别短或僵硬的人,通过更深地屈曲膝关节,可以在背部找到额外的松弛空间,但不能让这部分重量向后移动得太远。即使膝关节深度屈曲,学生也需要将重心前移到前脚掌,借此保持腿部的肌肉力量,并让脊柱放松。

站姿前屈一组的代表体式包括开腿前屈式(Wide-Legged Forward Fold, Prasarita Padottanasana)、站立前屈式、站立半前屈式、金字塔式、拇趾式(Big Toe, Padangus-tasana)、手放脚下式(Hands Under Feet, Padahastasana)和下犬式。这些都是对称的姿势,所以两侧臀部将努力找到活动范围内的平衡。足部收束术在所有这些体式中都至关重要,体重应分布于前脚掌而非脚趾抓地,且双脚需独立调整以确保髋关节中立位。一些传统的对位模式要求拇趾稍微向内转动,但这会对大多数身体的膝盖和髋关节造成额外的压力。

站立前屈式

站立前屈式是除了站立半前屈式的其他体式的范本。

腿部起着最大的作用,这样脊柱就可以在重力的牵引力下放松了。

- 双脚与髋同宽。

- 中正的髋部转动。

- 重量向前移到前脚,脚趾轻盈。

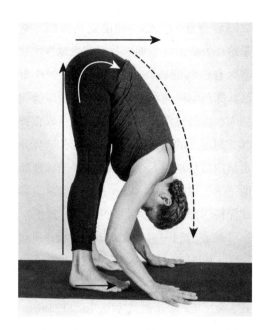

力量从站立前屈式起身，正确的方法是头部、心脏和骶骨处于同一平面，平行于地面。如果膝关节深度屈曲以适应短的腿筋，身体角度可能会更直立。

- 双脚与髋同宽。

- 髋部中正转动。

- 重量向前移到前脚，脚趾轻盈。

- 膝盖微屈，根据腘绳肌的张力来决定是轻度屈曲还是深入屈曲。

- 足部向下压，髋部和大腿后侧有向上的力量。

- 臀大肌有轻微动作；把坐骨轻轻挤在一起或把大腿/膝盖稍微分开远离中线，直到它们与脚踝对齐。

- 双手轻轻地落在膝盖上侧的大腿上。

- 髋关节折叠角度清晰，腹部上提以支撑腰椎。尾骨轻轻地向上倾，有点像牛式（会阴收束术）。

- 膝盖微屈，根据腘绳肌的张力来决定是轻度屈曲还是深入屈曲。

- 足部向下压，髋部和大腿后侧有向上的力量。

- 臀大肌有轻微动作；把坐骨轻轻挤在一起或把大腿/膝盖稍微分开远离中线，直到它们与脚踝对齐。

- 腹部深深收向脊柱，以保护腰部和肋骨。

- 面部柔软，呼吸顺畅，同时头顶放松朝向地面。

站立半前屈式（Standing Half Forward Fold, Ardha Uttanaanana）

站立半前屈式与站立前屈式的区别在于脊柱曲线的中立性。腿部的动作是相同的，但它们往往更有力，以对抗在空中的躯干的杠杆重量。常见错误是仅用上背部

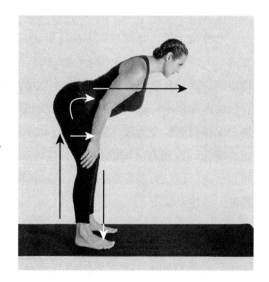

- 前侧肋骨向上收向脊柱，像猫式一样支持心区（腹部收束术）。

- 胸腔打开，像牛式一样延伸锁骨。

- 声带上提以支撑延长的颈部后侧（喉部收束术）。

- 尾骨向后方墙壁发力，头顶向前方墙壁发力。

金字塔式（Pyramid, Padahastasana）

金字塔式的特点是腿部的不对称性。因为前脚旁侧需要比后脚旁侧更深地屈曲，所以代偿是常见且复杂的。仅仅是让体重均匀地落在两只脚之间就是一个挑战。让骨盆和脊柱保持中正，不要左右侧移，它们时而整体，时而独立侧移。双手下方的瑜伽砖，在刚开始时几乎对所有人来说都是必要的工具，它可以为心区减轻一些重量，降低拉伸强度，这样操作起来就可以更容易一点儿。

- 右脚在前，左脚在后，双手与肩同宽，放在瑜伽砖上以支持前脚。

- 脚部根据需要外转，来适应中正的髋关节对位。

- 向前后移动，来测量并找到重心。学生往往把更多重量向前放了，以代偿髋部的紧张或腘绳肌的短，这表现为右髋部位置过高。向后侧移动会把左髋抬高，向前侧移动将把右髋抬高。

- 可缩短步距以保持骨盆水平。

- 两条大腿微微外旋，膝关节放松不锁死。

- 心区居中且轻盈，不向右腿倾斜。

- 骨盆居中，体重平衡以保持尾骨直指向后。

- 尾骨上倾，右髋部紧密折叠，腹部上提来支撑腰椎（会阴收束术+腹部收束术）。

- 胸部打开，像牛式一样延伸锁骨。

- 声带上提以支撑延长的颈部后侧（喉部收束术）。

- 尾骨向后方墙壁发力，头顶向前方墙壁发力。

坐姿屈曲

坐姿屈曲一组体式有很多变式，很多选择，以至于想要把所有姿势都列出来是难以想象的。本书讲解了扭转的部分，所以事实上我们只需要研究屈曲时腿部的对称和不对称性之间的区别。对称组包括祈祷式/婴儿式（Paryer/Child's Pose, Balasana）、权杖式（Yogi Staff, Dandasana）、坐姿前屈式、船式（Boat, Navasana）、束角式（Bound Angle, Badha Konasana）和坐姿开腿前屈式（Seated Wide-Legged Forward Fold, Upavistha Konasana）。在这些体式中，首要考虑的是腰椎是被支撑的还是在下塌的。我们需要一直有意地保持脊柱处于中立位及肌肉活跃，来为下背部减压。如果追求被动放松，比如在阴瑜伽的课上，那么我们必须使用辅具来防止挤压和塌陷。教师坚持使用辅具是完全可以的。

不对称组包括头碰膝式、马里奇式、

单腿鸽王式。除了要注意脊柱的中正和启动外，还必须注意骨盆的代偿倾向。这在任何同时涉及扭转的前屈体式中尤其普遍，因为所有这些动作都会增加围绕着髋部和骨盆的复杂性张力。

我建议在坐姿屈曲体式中用折叠的毯子边缘来抬高尾骨。对于许多腘绳肌长且柔韧的人来说，他们会避免坐姿垫高，因为他们认为毯子只适用于腘绳肌短或紧的人。我并不同意。虽然垫高整个骨盆确实会缓解后侧肌群过度紧张，这种为臀肌和尾骨加垫子的技术在不需要太多努力或收紧的情况下，也会帮助保持骨盆和腰椎在中立位。前屈应该从权杖式开始。

坐姿前屈式

坐姿前屈式就像众多前屈一样，往往会产生过多向下的力量，使心区向大腿的方向塌陷。理想的是，脊柱尽可能长时间地保持自然曲线，朝向脚部的方向延伸胸骨。如果你能触碰到脚就避免使用手臂对脊柱进行物理性的拉动，而应通过肩部构建微妙张力，帮助背部肌肉的启动，以此对抗重力。

- 足部收束术启动。
- 尾骨上提，收腹，尽可能保持脊柱自然曲线。
- 髋部深入折叠，启动屈髋肌群和股四头肌。
- 注意髋部的轻微外旋，特别是在髋部折叠处有一种"挤捏"的感觉时。

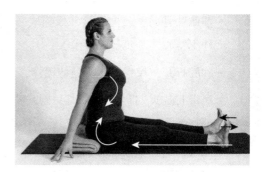

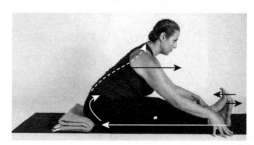

- 心区向前方墙壁的方向延伸，不要向大腿塌陷。
- 一旦髋关节达到屈曲最大限度，主动练习需保持背部肌肉收缩，修复性练习可用辅具来支撑胸部或头部；继续寻找延展的能量，避免向下塌陷。
- 手臂在开始时可能先在身体后侧支撑，协助骨盆前倾；在适合的时候手臂可以向前伸到地面、小腿或脚，保持非常细微的拉力来使背阔肌启动。

头碰膝式（Head to Knee, Janu Sirsasana）

在不对称的屈曲中，人们肯定会问："我想达到些什么？"在头碰膝式中，传统的对位方式使膝关节深度屈曲，把脚放在靠近腹股沟的位置上，这对大多数人来说有打开骨盆的效果，所以它不再是中立状态的。之后你要将胸部与伸直侧腿的上方对齐，形成明显的单侧下背部伸展。如果你做这个体式的目的是伸展脊柱，那么完全没问题。

但如果你的目的是作用于髋关节，那么你就需要对这种对位方式做一些调整。这里提供一种替代方案，来说明代偿是如何大大改变体式的效果的。在所有不对称的坐姿体式中，你需要对骨盆代偿保持高度警觉。

- 右膝向右外侧弯曲，将右脚在左膝盖旁边对齐，而不是完全拉至腹股沟处。
- 足部收束术启动，前屈时右脚可根据需要轻微足屈。
- 保持骨盆与垫子前侧齐平。
- 保持脊柱自然曲线，尾骨上提，收腹部，颈部拉长。
- 保持肚脐、心与耻骨在同一直线

上，避免向左大腿偏移。

- 髋部深入地折叠，启动屈髋肌群和股四头肌。
- 左腹股沟向后推，避免骨盆外翻倾向。
- 心区向前侧墙壁方向延伸，不要向大腿塌陷。
- 在深入折叠中，左肩会落在腿上，心区保持在中线上。
- 一旦髋关节达到屈曲最大限度，主动练习模式需保持背部肌肉收缩，修复练习模式可用辅具来支撑胸部或头部；继续寻找向上延展的能量而非向下塌陷。
- 手臂在开始时可能先在身体后侧支撑，协助骨盆前倾；在适合的时候手臂可以向前伸到地面，小腿或脚部，保持非常细微的拉力来使背阔肌启动。

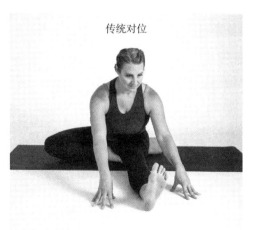

传统对位

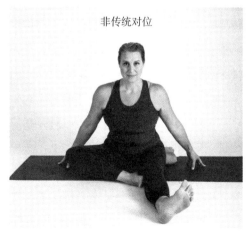

非传统对位

传统的对位包括轻微的脊柱侧弯，形成单侧的下背部伸展。如果目的是专注于运动并只是伸展髋部，可以考虑将心区保持在中心位，而不是把它放到大腿上方。

外旋坐姿

外旋坐姿一组的体式中也可能存在前屈，如束角式，但并不总是如此。你也可以从技术的角度出发，说任何时候只要坐在地上，髋部必然是屈曲的，从而才能做到前屈。但现在我们假设屈曲体式需要心区超过坐立时双腿的位置。考虑到这一点，这一组包括束角式、双鸽式、莲花式和半莲花式（Half Lotus，Ardha Padmasana）、权杖式，以及仰卧或坐立的鸽子式变式。

请记住"踝关节屈曲以保护膝关节"并不像许多人认为的那样有用，正如本章前面所述。当做脚踩地的体式时，这句话通常对大多数人来说是不适用的。

双鸽式（Fire Log，Agnistambhasana）

双鸽式对我来说是一个困难的体式。事实上，我发现它比莲花式更具挑战性。由于膝关节的弯曲度较小，胫骨离骨盆远，在髋部形成较深的挤压。如果髋部缺乏足够的外旋运动范围，挤压就有可能对膝关节产生更大的扭矩。要谨慎，动作慢一些。注意你的身体所承受的力量，并在必要时提供足够的支撑。

- 右膝弯曲，小腿与垫子前部大致平行。足部收束术启动，但只有在膝关节没有发生扭动的情况下，踝关节才能弯曲。
- 左膝叠在右脚踝（不是脚）下，左脚在右大腿外侧，足部收束术启动。
- 不需要把膝盖压下去，让髋部慢慢

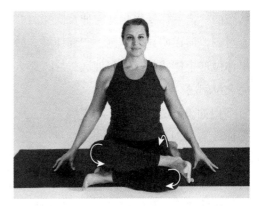

千万不要强迫膝关节向下压低。如果膝关节确实非常高，就用毯子或瑜伽砖垫高臀部。

打开。强行向下只会使膝盖扭伤。如果膝盖太高了，可以坐在毯子或长枕上。

- 尾骨上提，收腹。
- 心区位于骨盆正上方，头在心区的正上方。
- 双手做祈祷式或反祈祷式。
- 如果向前屈曲：

  右脚踝松弛以允许胫骨进行所需要的旋转，保持足部收束术；

  左脚踝可以保持屈曲，也可以不保持，保持足部收束术；

  髋部屈曲，动作慢一些；

  腹部向上提，心区延展；

  双手可以根据需要向前伸以支撑上半身。

后弯

在后弯中有一种倾向，即完全释放髋

关节前侧然后进入超伸状态，使耻骨向前突出（或在俯卧姿势中使耻骨推向地面，又或在仰卧姿势中使耻骨向上突出），但在理想状态下，我们要避免这种情况。首先，超伸通常会增加第五腰椎和第一骶椎的挤压。另外，如果屈髋肌群被拉伸到最大限度，它几乎不可能向深层核心提供任何反作用力。理想的情况是，髋部保持轻微屈曲，以便最大限度地控制骨盆的运动，这样就可以激活后腰部的肌肉，并保持脊柱的启动和伸展，而不是压迫。

我认识到，试图保持髋部的屈曲是完全反常的，特别是在深度后弯的体式中，如反弓式或骆驼式。但请相信我，深度伸展髋部会导致压迫性的力量聚集在腰部。

一般来说，后弯可分为三类：俯卧、仰卧、直立后弯。俯卧后弯主要是眼镜蛇家族的体式，如眼镜蛇式（和小眼镜蛇式）、上犬式、斯芬克斯式（Sphinx，Salamba Bhujangasana）、弓式（Bow，Dhanurasana）、青蛙式。仰卧后弯主要是桥式家族的体式，如桥式、鸽子式、反弓式。直立后弯主要是骆驼式家族的体式，如骆驼式、站立后弯式。

桥式

桥式是我最喜欢练习的后弯体式。它有倒立的元素；整个身体都是激活的，也是贴近地面的。这能让我极其平静，但并不一直都是如此。在很长一段时间里，我屈服于常见的口令，我的第五腰椎受到重创，同时膝盖也因股四头肌的过度用力

而感到疲劳。保持腰部和核心的收缩是关键，从而产生减压力量以避免缩短腹部前侧和髋部过度伸展的习惯。

- 手肘向下压地。肘部弯曲至90度，可以帮助提高敏锐度。

- 将肩胛骨拉向脊柱方向。你应该能感觉到脊柱上半部分很少甚至没有任何压力，它应该大体离开地面。

- 将尾骨拉向心区后方。你应该感觉到脊柱的启动并且伸展整个身体进入后弯，从尾骨一直延伸到脖颈。不要把腰部向下压向地面。

- 头部微微变重，以激活后颈部的肌肉；避免将小腿伸向天空或将小腿缩到胸前，导致喉咙挤压。

- 脚趾和脚跟内侧扎根于地面，平衡内收和外展的作用力和反作用力。

- 髋部前侧轻微收紧，当股骨上升时，骨盆有向前倾斜的感觉。

- 当尾骨开始伸展时，心区后方卷起并将胸骨向下巴的方向上提。

- 避免在背后交扣双手，这样你就能保持肌肉的活跃，而不是依赖交扣带来的外部支撑。

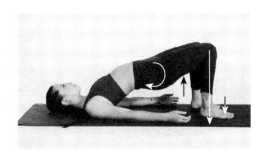

眼镜蛇式

在一个人善于以有效的方式使用手臂之前，我建议只练习小眼镜蛇式。如果你用手臂撑起自己，脊柱关节弯曲但几乎没有肌肉的支持，那么你实际上不是在做后弯，你只是在懒散地做俯卧撑。你的手臂需要在肩膀处伸展，手臂夹住身体的两侧做出一个向后拉动瑜伽垫的动作，可以激活背阔肌。这是确保脊柱既启动又有减压作用的关键，而不仅仅是在脆弱点产生挤压。

- 膝盖向下压，以激活屈髋肌群，并使臀肌紧缩。

- 向脊柱的方向收腹；将所有器官有力地提起，向远离地面的方向拉伸。

- 双手在肘部下方对齐，双手不要靠太近。

- 双手向后方拉，对抗摩擦力；不要往下压，只是向后拉，以激活背阔肌和背部中下部的肌肉。

- 轻轻地将肩胛骨向中间挤压，将肘部稍微向中线的方向靠近。

- 将胸骨向前侧墙壁的方向延伸，并

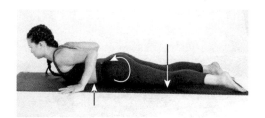

膝盖用力，激活屈髋肌群，在腹部向上提起时帮助稳定腰椎。

轻微地抬起，引导心区上提，避免迫使肋骨随着手臂一起向上抬。

- 轻微收住喉咙，保持后颈的长度（喉部收束术）。

骆驼式

有很多人讨厌骆驼式。我个人认为，这是因为骨盆的推动使得腰部受到压迫。向后和向下伸展的同时骨盆向前突出，会使你在重力作用下压迫腰部的组织。那是不会有好感觉的。

要在这个体式中为自己提供更多的可持续性：专注于肋骨的上提和胸腔的伸展，同时保持核心收紧和骨盆处于中立位，然后慢慢地增强力量。手部位置的变化将帮助你慢慢地在做体式的过程中稳定，并使你能够专注于胸部伸展，减少腰部受压的风险。将手放在骶骨上并不会让你更容易地做这个体式；如果你认真做这个体式，仍然需要很努力。

- 通过小腿和脚面向下压来激活足部收束术并且保持股四头肌的有力。

- 手掌对准骶骨，位置非常低，完全不接触腰椎；小指接触尾骨。（变化体式包括手伸向大腿，伸向放在后面的瑜伽砖，以及伸向后面的脚跟。请先掌握这个初级版本。）

- 将骶骨压在手掌上，将尾骨抬向心区后方，将下腹轻轻收向骶骨；不要抬起耻骨（会阴收束术）。

- 大腿保持向后的动力，在髋部前侧

稍微收紧，以避免第五腰椎塌陷；骨盆微微向前倾。

- 将腹腔神经丛深深地拉向脊柱，拉动前侧肋骨内收（腹部收束术）。

- 收紧喉咙，直视前方。（深度变式中，头可以向后倾斜，仰望天空或后墙，但只在动作起始于颈部底部，而不是头骨底部的时候。）

- 肘部稍微向内挤压，肩胛骨向脊柱的方向移动。

- 肩胛骨把胸骨推向下巴的方向。

- 保持上腹部启动，避免第十胸椎处肋骨外凸塌陷。

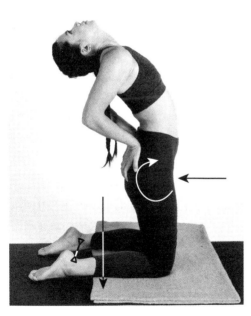

大腿有向后的力量，创造一个稳定的根基，这样心区可以向上提升。

教学实践

纠正

髋部和下肢的个体差异很大，几乎每个人的身体都有独特的状态。然而，有非常清晰的视觉指示来表明体式"应该"是什么样子的。在课堂上，我们尝试做教师告诉我们的事。我们试图将身体摆成被告知的形状。坦率地说，我们自己的本体感觉通常并不准确，所以我们的努力可能未用在对的地方。

作为瑜伽教师，你必须记住，你的工作对象是需要个性化对位的人，这意味着你要帮助每个学生去分辨他们认为正在做的事情和实际发生的事情。重力是永远存在的，会对髋部的平衡造成破坏，特别是在不对称的体式中。后腿一侧的髋部一般都会下沉，而在扭转体式时似乎不可能保持稳定。学生很少知道他们实际上承受重量的身体部位，因此，他们在被要求改变时很难做出相应的调整。

由于大多数人的本体感觉是不同的，因此动手进行体式调整是合理的。使用口令仍然很重要，但更多地需使用手去调整髋部。

你仍然要确保让学生去做这些动作，让你的手或手指（或膝盖、髋部、脚，视情况而定）充当向导。让他们把膝关节推到你的手上，或沿大腿外侧的旋转轨迹移动。尽量不要强迫学生去做任何动作，因为这可能会使他们失去稳定。

站立体式

无论你是在做弓步、战士I式，还是在做战士Ⅱ式，是直腿还是屈膝，你很可能需要调整膝盖和同侧的髋部，因为髋部经常容易向垫子的边缘方向外移。这是一种常见的错位，其原因是学生不知道如何在垫子上摆放他们的脚。如果他们不了解自己的骨骼形状，或如果他们对自己的股骨或胫骨的扭转特性没有认识，他们就很难找到自己准确的练习方向。由于传统上仍然坚持脚趾指向正前方，许多学生会发现这与自己的身体结构相悖，但还在试图做这个相当不合理的对位。你不仅可以在这些体式中为他们提供一些便利，还可以教他们一些关于身体结构的知识。

首先，你要确保他们的双脚确实与骨盆同宽（低位弓步中则关注后膝位置）。前脚向垫子边缘迈去，这通常是不影响稳定的调整，但有时移动后脚是不可避免的。在低位弓步练习中，我经常要求学生移动在地上的那一侧膝盖，以便他们会更加有感觉，因为很多时候他们开始做这个体式时双膝是与骨盆同宽的，把膝盖放下来的时候却放在垫子的中线上。他们需要学会在每次屈膝落下时将膝盖向外侧移动。

有时只调整站姿宽度就可以把前侧的膝盖调整到对位上。但如果发现即使膝盖内扣时拇趾仍难以压实地面，这就清楚地表明，他们的骨骼结构需要髋部外旋辅助。

"让你的脚稍稍向外旋转一点。现在用脚跟向下压，用脚趾轻轻压住地面。"

通常情况下，这种转变会一次性地让膝关节重新在脚踝正上方对齐，又同时允许启动足部收束术。

同样，当膝关节倒向中线时，髋部可能存在错位。因此，你下一步要检查的是髋部是否向中线聚拢。有时，调整脚和膝盖就可以解决这个问题，但如果没有，你可能需要提供最后一个提示。

站在学生另一侧髋的外侧，要求他们向你的方向移动髋关节。

"把骨盆推向我。把髋部压向我的腿……现在让你的前脚脚跟向下压实。让你的后腿支撑你，上提后侧的大腿，上提尾骨……"

至于后侧的腿，我经常用我的脚来对其进行微妙的调整，当小脚趾边缘习惯性翘起时，用脚尖轻压其外缘帮助压实。有时我会把我的手放在地面上以示意他们需要改变其位置或做出一些旋转，通常要求他们往前迈步，或让他们的脚跟靠近垫子的末端。如果他们很难将膝关节伸直（也许是肌肉紧张造成的），他们需要稍微缩短站立足距。

如果你教授一个扭转的体式，学生应将后侧的脚跟像弓步一样抬高，而不是平平地压在地上。如果他们通过让髋部的旋转来代偿扭转，我强烈建议以细微的方式进行调整，帮助他们启动足部收束术并且

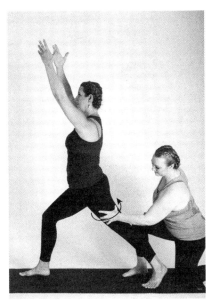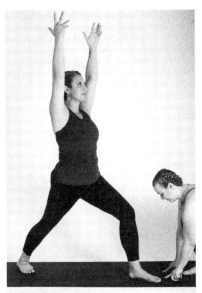

保持平衡。如果你试图旋转他们的骨盆，他们很可能会失去平衡并失去核心的支撑。相反，确保他们使用脚部，并建立腿部旋转稳定性。

将一只手放在学生的脚趾上，轻压，让他们的脚趾向后方下压，另一只手放在他们的脚跟上，建议他们把脚跟向上提起来。然后，你的手指在他们腿的背面从大腿外侧到大腿内侧滑动，同时用手指轻轻握住，向外扭转大腿（外旋）一两度。这条大腿稍微外旋，这将使臀肌能够被启动。用拇趾而不是小脚趾向后压更多，这将使髋部回到平衡状态，唤醒深层核心稳定性，让胸腔获得真正的扭转空间。

在金字塔式中，骨盆可以向各个方向偏离。实际上，这在所有不对称的站立体式中都是存在的，但在直腿的体式中最明显。很多时候，你会看到尾骨偏向一边，

一边的髋部明显低于另一边的髋部，而且下背部向上弓起，尾骨向下掉。

你需要解决的第一件事是尾骨向下掉。用瑜伽砖让他们获得核心的稳定性。如果这还不够，可能需要让他们缩短一点足距，然后让他们向前和向后移动重心。通过这个动作，你会看到髋部左右之间的高度变化。腘绳肌比较紧的人通常会用后脚承担过多的重量，为了试图逃避前腿的拉伸，使前腿一侧的髋部因此降低。当重量移动回来时，髋部会上升，骨盆会变平。待骨盆调平后，把双手放在髋部的两侧，并将尾骨转向后墙的方向来改变尾骨内收的情况。最后，让学生把尾骨上翘，启动下背部的肌肉，使腘绳肌充分伸展。（对于大多数人来说这可能很难受，他们现在感受到的那种感觉正是他们一开始就在逃避的。）

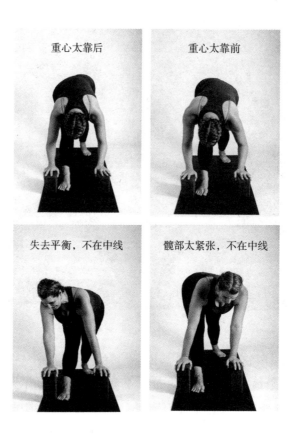

重心太靠后　　　　　　重心太靠前

失去平衡，不在中线　　髋部太紧张，不在中线

　　还需要考虑进行其他的骨盆调整，特别是在战士Ⅱ式这样的"开髋"体式中。考虑到很少有人的骨骼具有非常明确且不受限制的外展或水平外展的能力，所以很少有人能够完全打开骨盆到与垫子的侧边平行的状态。要做到这一点意味着扭转膝盖和脚踝，压迫髋关节和骶髂关节。在垫子上，试图这样做的人会内旋大腿和膝盖以使身体保持中立。你会看到整个骨盆向后移动，试图代偿髋关节的压力。在侧角式和三角式这类体式中，心区会向前移动而髋部会向相反的方向移动。你可以用语言和手来帮助纠正这些代偿，但你首先需要明白过度

开髋往往是罪魁祸首。

　　右脚在前的三角式，注意以下要点。

　　"让左髋稍稍向后、向下转向地面的方向，右侧腹股沟放松。没有必要把左髋叠在右髋的正上方，让右髋从下面支撑你的重量，并将左髋收回关节窝。右脚趾向下扎根，并将右侧坐骨拉向垫子的后侧。保持膝关节放松。将尾骨拉向心区后方，像猫式一样收起肋骨，从肩胛骨之间打开胸部，从颅底拉长。"

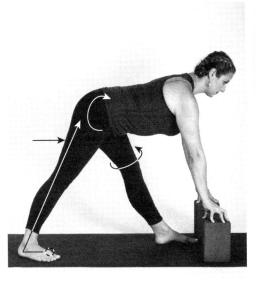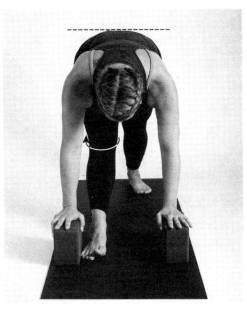

前后和左右的重量是平衡的。脊柱是启动的，所以手部很轻。

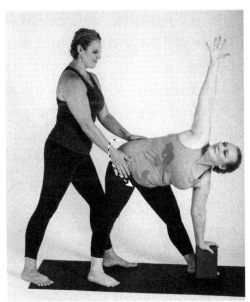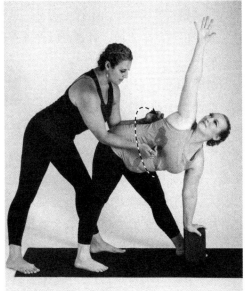

允许骨盆少一些强制性的开髋动作，减轻髋部的压力，为胸腔可以真正打开并旋转提供更大的空间，以使心区开阔。

你可能需要用手来引导骨盆减少一些旋转，同时用语言来解释动作。引导学生更柔和地进行骨盆旋转，然后引导胸腔的扭转，让他们知道这个动作会使髋关节产生堆叠的感觉。

但如果你做了这些调整，然后提示"打开髋"，你会看到右边的骶髂关节塌陷，大部分的腰部稳定性丧失。这种开髋将导致骶髂关节疼痛，时间长了就会造成功能性障碍。

坐姿体式

坐姿体式中的错位往往是髋部的紧张而导致的脊柱塌陷。所以你的调整要么是针对脊柱本身，要么是使下肢放松，从而使脊柱能够自发调整。无论髋部是否打开，我都强烈建议每个人坐在毛毯上，这样在其他事情发生之前，骨盆可以先被支撑在中立位。

你可以通过将髋部垫高，坐在瑜伽砖、抱枕，或者毛毯上，来改变髋关节屈曲的角度。这样可以缓解一些伸髋肌群的紧张。你也可以把膝盖抬高到轻微屈曲的状态，使腿部后侧的腘绳肌放松。如果这些都无助于脊柱保持处于中立位，那可能是脊柱本身肌肉无力的问题，需要直接解决脊柱本身的问题。

在坐姿扭转体式中，可以将膝关节弯曲并拉到胸前，如鱼王式或马里奇式。在这些情况下，一定要让小腿保持直立，脚底均匀地向下扎根。很容易发生的是弯曲侧的膝盖被拉向中线（鱼王式）或倒向

外侧（马里奇式）。请确保你使用正确的口令，让学生保持腿的稳定，不会发生代偿。

"在鱼王式中，向后拉小腿。避免为了强行加深扭转而使它到身体的中间。让脚跟的外侧向下压来激活髋关节的外侧，然后用脚趾向下压以进行反向作用。切勿用手臂强行带动扭转，用坚实的根基和稳定的核心来支撑肋骨的旋转。"

由于马里奇式是一个开放性的扭转体式，所以常见的是大腿向外倒。你可以通过确保脚不落在中线而是保持与骨盆同宽，来避免这种情况，然后允许脚部发生任何适当角度的外旋，并启动足部收束术。这些调整将有助于引导胫骨和大腿更加稳定地直立。

如果在鱼王式中，有的学生觉得膝盖有点扭曲，或无法使骨盆获得均衡的重量，可能需要进行细微的对位调整。一旦脚越过另一侧的大腿，就会有一种脚趾朝向正前方的倾向。我认为这不是很合理，所以你要尝试不同的对位方式，直到其他关节感觉到压力减少。在我自己的练习中，脚趾是指向外侧的，但我的脚趾依然在保持扎根向下。

在髋外旋的体式中，如束角式，膝关节弯曲的程度将影响髋关节的旋转方式。调整脚跟与骨盆之间的距离可以直接影响脊柱保持处于中立位和前屈的能力。有些

人在练习时，他们的脚被拉到骨盆处，膝盖几乎接触地面，但当脚远离骨盆时膝盖也跟着抬高。

后弯

正如前面谈到的，后弯体式需要以一种比较反常的方式让下肢保持启动状态。因为髋部的伸展会导致脊柱的代偿伸展，主流观点认为二者必须共存。我不太确定这是否是事实。髋部的过度伸展会妨碍核心的深度启动，从而削弱有效地利用腰椎发力达到稳定的能力。实际上，屈髋肌群的启动才是重要的。

在后弯体式中，你可以为学生提供的调整通常是温和地告诉他们放松臀肌，在俯卧的后弯中将膝盖压向垫子，在仰卧后弯中内旋和外旋，在直立向后弯曲的体式中找到大腿向后的驱动力。

在眼镜蛇式中，放松尾骨。可以用拳头轻轻地按在骶骨的两侧，这样可以帮助带来觉知并放松收紧的臀部。

在眼睛蛇式中，将膝盖压向地面，而不是将耻骨下压。不要让骨盆完全离开地面，但是让它保持轻盈。两只手放在大腿后侧，位于膝盖的上方，这样可以帮助准确地指出重量应该在哪里。你也可以用手握住脚踝，将膝关节弯曲至90度，并通过腿部轻轻地向下推地面。

在桥式的练习中，同时让脚跟外侧和脚趾向下压，使大腿进入平衡的对位状态，并激活臀部肌肉，且不夹紧。适当调整外旋角度来帮助学生启动足部收束术，然后你的手指按在学生的拇趾上方。如果他们需要更多的帮助，足距可能也需要调整。你的最后一个动作应该是让他们主动将大腿向中线移动，进行的其他调整也应该有助于达到这个目的，除非学生的内收肌群显著虚弱。

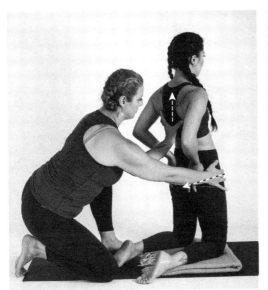
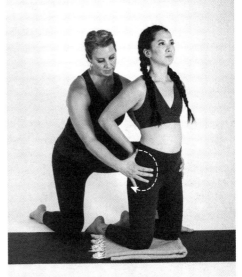

在骆驼式中，不要让大腿向旁侧墙壁移动。双手放在骶骨上，将骶骨向手的方向上推，并朝心区后方上提。髋部的前侧会出现轻微的折叠。允许并鼓励这种折叠，让上提的尾骨支持心区的卷曲，并将胸骨向上提向下巴。蹲在学生的后面，用一只手向后拉住髋部折叠处，同时用另一只手的手指在肩胛骨之间轻轻捏动。将双手放在学生的骨盆两侧，中指放在髋关节折叠处，而拇指放在髂骨后侧，同时用拇指下压并且用其他手指拉动，以鼓励骨盆向前倾斜。在一个或两个动作做完后，放一只手在腹部的位置，提醒他们收缩腹横肌以便提供压缩性的支撑和牵引。

倒立

下犬式就是一个倒立体式，它涉及前屈，以及站立体式。下肢是做下犬式不可或缺的部分，然而我们很容易由于过度强调脚跟压到垫子上，而忽略身体的其余部分。即使能轻松触地的人，多数也会不自觉地塌陷足弓。塌陷的脚导致塌陷的腿和骨盆，进而导致塌陷的脊柱和肩部。从根基开始去观察并且调整所有的收束术。

从脚部开始。双脚应该与髋部同宽。拇趾比小脚趾要更重一些，并且全力地启动足部收束术。现在看膝盖，它是否内扣？它是否被锁死？膝盖偏向中线和被锁死都很常见，而且它们通常都伴随着未启动的足部收束术。

"膝关节放松，将膝盖向外旋转，直到与脚尖方向一致，避免膝内扣。"站在学生的身后，手或手指可以沿着他的大腿

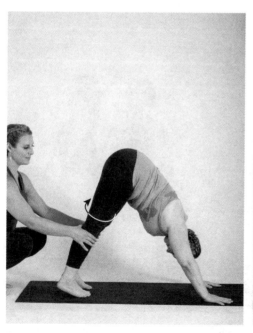
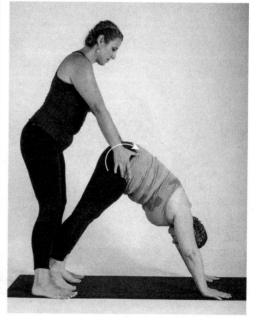

或膝盖后侧外旋。如果存在轻度的错位，也可让其脚跟相触、内踝相贴，或提示"用你的脚踝夹住一个想象中的木块"。

膝盖锁死的错位可能是习惯性的，因为许多学生都被教导在前屈时将内侧大腿向后转，这是一个不正确的但普遍存在的提示。向他们展示有多少能量能够流经他们保持对位的双腿，这能够改变他们对自己练习的认知。

最后，考虑到他们倾斜的骨盆。即使腘绳肌柔韧者，也可能因错误认知而卷尾骨。你需要调整倾斜的骨盆，并上提坐骨，同时保持腹部的收缩。

确保尾骨向天空的方向上提。你可能需要为此在一定程度上弯曲膝关节。在髋关节处找到牛式自然后弯的髋部状态，同时继续像猫式一样收拢肋骨。确保他们的双腿是对位的，并且适当旋转，借此来协助将重量放回腿上。你还要将手放在骨盆上，以增加倾斜度并上提坐骨。

调整

调整区别于纠正。调整是有针对性地改变一个体式的方法，以便适应个性化的限制。个性化的限制可能是髋部的骨骼结构限制，也可能是腘绳肌或整个背部通道的紧张和僵硬，还可能是踝关节活动度不足，以及下肢长度差异。这些差异都会影响他们所做的体式。如果我们不能为其提供新的对位来缓解，其他地方就会进行代偿。

体式调整时可以使用辅具来帮助支撑身体的重力。瑜伽砖、抱枕、瑜伽带、毛毯等都可以用来为身体提供方便，但这并不是说身体不需要继续用力。用力是每个体式不可或缺的一部分；辅具只是有助于使手臂更长一些，髋部感觉更轻松一些，脊柱不那么累一些。在下肢的部分，我们通常试图缓解腘绳肌紧缩而造成的脊柱代偿，或是减轻髋关节外旋的限制而造成的膝关节或脊柱的压力。

站立体式

我在站立体式中使用最多的调整方法就是使用瑜伽砖。手下放置瑜伽砖可以使手臂更长，这样心区可以更高和更轻。当心区变轻的时候，深层的核心可以更轻松地启动，并减少挤压力，这样可以更专注于稳定腿部。在弓式、侧角式、侧角扭转式、三角式、金字塔式中都可以通过使用一块瑜伽砖来帮助减轻心区的负担。

在教授瑜伽砖的使用时，我强烈建议让每个人在每堂课上都拿两块瑜伽砖，并且每次都让他们把瑜伽砖放在垫子前端的两旁。这样当你告诉他们需要用时，他们就能拿到它们。

瑜伽砖是一个有用的工具，有助于支持容易发生超伸的伸直的前腿。在三角式和金字塔式等体式中很适合使用瑜伽砖。将一块瑜伽砖立到最高，放在前侧小腿后面。让学生稍微弯曲膝关节，然后将瑜伽砖倾斜一点，使其顶部与小腿肌肉齐平，底部边缘嵌入垫子。当他们伸直腿时，瑜伽砖会产生对抗力，这样膝盖就不会被锁死，就可以更好地增强力量、稳定身体，以及提升对膝关节的觉察力。

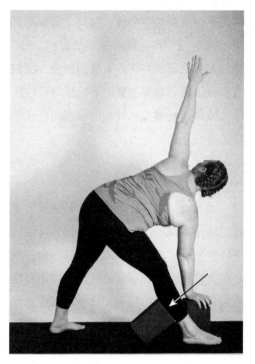

瑜伽砖可以防止前腿的超伸，这可以让练习者在假以时日的练习中增强力量，而不会挤压到膝盖。要确保屈髋肌群启动以防止臀肌收紧（一些人可能需要先弯曲膝关节到90度，来感受到这一点）。

坐姿体式

让每个人都将髋抬高一点，以便需要抬高一些的人不会觉得他们是有缺陷的。事实上，对一些人来说，抬高髋可能是在通往更有力的道路上的一种暂时状态，但对大多数人来说，我们的练习将永远是这样。

说到瑜伽砖，坐在上面并不总是舒服

的。它们很高而且牢固，这正是扭转体式中所需要的。如果你曾经尝试做鱼王式，那么你就会发现，这是一个匪夷所思的体式。如果肩部和髋部需要一些运动空间，抬高骨盆为大腿腾出空间，这将为你提供更大的脊柱扭转空间。

另外的体式调整可能适用于更普遍的坐姿体式和扭转体式。在外展或外旋的体式中，特别是双鸽式，底部的腿会承受巨大的旋转力，导致压力直接转移到膝盖上。因为两边的髋部同时旋转，骨盆所承受的扭转压力可能非常剧烈，这也许对脊柱或膝关节的影响很大。你需要保持开放态度，允许下方的腿伸直，以缓解这种压力。这与在半鱼王式中的调整方式是一样的。在体式调整中，做同样的脊柱扭转，并且不弯曲下方的腿。

后弯

在后弯的体式中对下肢的调整比较少，更倾向于在限制脊柱或上肢的极端性活动方面进行调整。一般来说，我们会做一些小的调整以确保腿部处于正确的位置，来充分支持关节。例如在桥式家族的体式中，我们要确保脚跟在膝盖正下方，同时髋部没有超伸。在眼镜蛇式家族和骆驼式家族中，我们将通过检查保证大腿强力向后推至膝盖上方，而不是向前超出膝盖，来帮助保持髋部伸展。我们会要求双脚启动向下和向内的能量，也可以放一块瑜伽砖在脚踝之间。

我并不真的认为这些是对体式进行的

调整。它们只是让体式达到完整状态所需的激活方式。

练习

现在，本书已介绍完了涉及下肢的口令和对位的要点，下面将介绍一些原则。现在不是讲究简明扼要的时候，而是要尝试使用特定的口令，探索有效词汇，以及实时观察它对学生的影响。有很多方法解释同一个动作，你可以借助这个机会去看什么口令适用于什么人。不要怕说得太多。告诉他们要动什么部位、向哪里动，以及如何做出这样的动作。不要着急，慢慢来，边做边调整。

同样，你可以聚集几个同伴来做这个练习，朋友或家人也可以，这会有帮助。理想的状况是三个人做练习，一个教师对两个学生。

现在你要教的是一个简单的膝上抬的弓步动作。从山式开始，过渡到弓步。尽可能详细地教授这个体式，注意讨论过的对位，然后再回到山式。在提示口令的时候，可以观察如下几点：

- 脚的位置；
- 重量的分布；
- 反作用力；
- 手放在瑜伽砖上或离开瑜伽砖；
- 脊柱的稳定性和对位；

- 骨盆的平面。

如果你是和同伴一起，那么可以在小组中轮流进行，直到每个人都有机会当教师。这个练习的重点是使语言适应不同的情况而不让自己陷入修辞困境中。

教师

使用在本章中学到的新术语。要准确，不要担心你的学生保持某个姿势太长时间。要详细解释并确保他们按你的要求做。你需要用两到三种不同的方式教授同一个细节以得到想要的结果。一个人可能第一次就明白了，而另一个人却无法将你的指示转化为行动。

先使用你的语言，尝试以多种方式提供同一个口令指示，也许可以练习使用不同的术语来强调一些不同的内容。只有在语言对某个特定动作没有帮助时，才可以使用提到过的徒手纠正。

学生

学生需对口令提供反馈。你的教师需要积累实践经验来判断什么可行，什么行不通。只做你被告知的内容。根据你实际听到的口令来进行调整，而不是你期望听到的。就像你第一次做弓步一样，认真听，并执行被告知的动作。如果教师的口令特别令你困惑，善意地指出，并允许他们有机会调整观察角度。

当你完成弓步体式和不同方式的调整后，尝试一些其他基础体式。记住要考虑脊柱是需要稳定还是需要移动。可以尝试的体式有：

- 下犬式；
- 战士Ⅱ式；
- 平板式；
- 坐姿前屈式。

第十一章
上肢：结构和特性

瑜伽练习包含上肢能做的所有动作，对上肢的要求很高，而这并不是专门为上肢设计的。从手部精细的印式到手臂平衡，以及倒立练习中展现的抵抗重力的力量和平衡，上肢为我们提供了人体中最具动态性的力量和活动能力组合。

由于上肢突出的能力，我们必须更仔细地考虑如何在瑜伽练习中使用上肢，以求在不损害组织健康的情况下也能增强力量。我们必须了解这些部位的构造及它们与整个身体的关系，否则会面临严重的，甚至可能是永久性的伤害。练习复杂的上半身瑜伽体式所面临的风险和回报一样高。

本章将自上而下探索解剖学，并审视我们在瑜伽练习中使用上肢的方式。本章将密切关注身体的内在风险，并讨论可以发展的技能，以帮助自己和学生找到理想的练习方式。本章将介绍一些陈旧的错误

提示，并用肩膀、手臂和手腕的生物力学基础知识重新设计练习和指令。

骨骼

上肢是由多个关节组成的复杂结构，它们以不同的动态方式工作，使手臂在空间中移动。这些不同的关节只有组合起来才能使上肢达到全范围运动而不损伤软组织。

上肢骨骼的主要功能是运动，这意味着会有很多肌肉及其在骨骼上的附着点。如果运动方式使这些部位互不妨碍，当然没问题。当身体受到重力和糟糕的力学控制时，软组织就会有拉伤、撞击和擦伤的风险，所有这些都会导致慢性疼痛或更糟的情况。肩胛骨和肱骨都有一些突出的骨，可能会夹到软组织。我们需要做一些

特定动作，以使这些骨之间有更大空间。否则，大量的肌腱、滑囊、神经血管束和软骨会有受伤风险。

请记住，骨骼的形状影响运动范围。上肢就是一个很好的例子。骨骼之间的连接方式，以及软组织附着、越过和移动骨骼，共同构成了奇迹般的运动可能性。当我们逐步剖析组织构造时，要注意复杂的上肢结构。

上肢包含的骨骼如下。

- **锁骨**。锁骨属于长骨，与肩胛骨一起构成肩带。锁骨近端与胸骨连结，形成的胸锁关节是上肢与躯干连接的唯一关节。换句话说，这是手臂与躯干相连的地方。由于锁骨横架在胸廓上方，以及与上方肋骨的关系，它为大肌肉附着提供了表面积，但也可能造成软组织撞击。事实上，重力会持续向下施压来拉手臂。大多数人不了解这个情况，所以会让锁骨压迫肋骨，这一行为导致颈部和胸部的软组织粘连和撞击。锁骨应悬挂于肋骨上方，从一开始就需要这样的意识，这取决于你如何锻炼肩部的肌肉。

- **肩胛骨**。肩胛骨是人体不规则骨之一，它为肌肉附着提供大量表面积。肩胛骨宽大的表面和小突起为肌肉提供安全的附着点，既确保稳固连接，又通过多个杠杆支点扩大活动范围。需要注意的一些小细节如下。

- 肩峰。它是肩胛冈向外延伸的一块骨，与锁骨远端相连接，同时也为斜方肌和三角肌提供附着点。

- 喙突。一块弯曲的小角状骨，从肩胛骨前方突起，自锁骨远侧端弧线之下探出。喙突通过多条韧带与锁骨紧密相连，同时也是胸小肌的附着点。

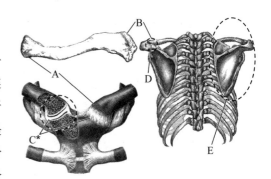

（A）锁骨近侧端（胸骨端），（B）锁骨远侧端（肩峰端），（C）胸锁关节（*切开部分为关节盘），（D）肩锁关节，（E）肩带。

值得注意的是，肩胛骨与躯干并没有形成真正的关节。相反，肩胛骨由一个复杂的肌肉悬吊系统支撑，有点像漂浮在肋骨后面。

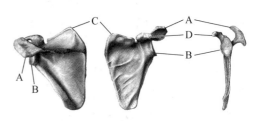

（A）肩峰，（B）关节盂，（C）上角，（D）喙突。

- **肱骨（上臂）**。肱骨充当杠杆。它是一块长骨，具有很大的潜在活动范围，但由于肱骨附近的结节和嵴（大、小结节，类似于股骨大转子），该部位发生软组织撞击的风险较高。它与肩胛骨的动态关系需要我们付出比日常习惯更精细的调控。注意肱骨上方的小空间，那里有很多会被骨面挤压的软组织。

- **尺骨/桡骨（前臂）**。尺骨、桡骨在肘部和手腕形成联合关节。形状复杂的两块骨以精确的方式组合，它

们的活动受限于一个部位，但在其他部位很灵活。当移动手臂和手时，这两块骨真的会互相活动，像在跳舞。形状精确的凹槽使从胸部到手的神经可以通过并得到保护。

- **腕骨（手腕）**。八块短骨的组合像一张3D拼图，与足弓的结构类似。当这些短骨完美地排列在一起，并得到韧带的良好支持时，它们就形成了腕管，并提供了非常灵活的关节系统，使手能够做出丰富的动作。腕管与掌骨结合，提供了支撑手部收束术的结构基础。

- **掌骨（手掌）**。由于腕骨的灵活和掌骨的精确排列，手部才能够灵活

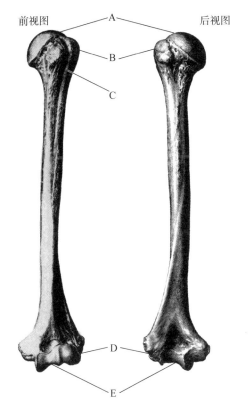

前视图　　　　　　后视图

（A）肱骨，（B）结节，（C）肱二头肌沟，（D）与桡骨的关节连接，（E）与尺骨的关节连接。

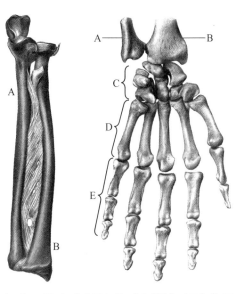

（A）尺骨（形成肘部的"尖端"），（B）桡骨，（C）腕骨（手腕），（D）掌骨（手掌），（E）指骨（手指）。

有力地抓握。人类的"对生拇指"之所以是可能的，是因为掌骨之间的关系，而不是手指与拇指之间的关系。

- **指骨（手指）。** 我们需要学习将手指作为上肢的一部分来使用——不仅是施展有力手印的工具，更是手部收束术的延伸，以及将它作为一个支持负重姿势的重要工具，尤其是在倒立和手臂平衡体式时。

软组织

肩关节的运动离不开软组织，但若动作不当则极易受伤。同样，由于肩膀和手臂天生灵活，如果运动不够小心，以及无意识地使用肌肉系统，软组织可能被骨骼挤压。在肩关节复合体中，压迫最可能造成损伤，因为我们常以不恰当的方式运动并且承受身体的极限负荷。

- **盂唇。** 它是肩胛骨关节窝周缘的软骨。它使关节面看起来更像是一个窝，而不是一块扁平的骨。由于缺乏良好的血液供应，软骨一旦出现任何损伤都是永久性的，至今只有手术才能修复它。

- **关节囊。** 关节囊的纤维层将所有关节包裹在一起。肩关节的关节囊比大多数韧带厚，在功能上替代连接肱骨和肩胛骨的单个韧带。为了保证肩关节的最大活动范围，关节囊下部比较松弛。如果长期活动受限，松弛部分会收缩并粘在一起。这种松弛也意味着球窝关节下方几乎没有张力支撑，肩关节很容易脱臼。

- **韧带。** 关节囊对盂肱关节（肩关节）的作用确实很大，这里提及的是连接锁骨和肩胛骨的韧带。首先由韧带将锁骨连接到肩峰，形成肩锁关节，韧带伸展时会导致肩部分离。接下来由一系列的短韧带连接锁骨和肩胛骨喙突，喙突在锁骨下方突出，同时也是肩部肌肉的附着点。

- **肌腱。** 肌肉多则肌腱多。要特别注意肱二头肌肌腱，由于该肌腱从肩峰下方通过并与盂唇融合，被撞击、发炎和断裂的风险较高。肱二头肌肌腱通过肱骨的结节间沟（也称作肱二头肌沟）到达附着点。另外要注意的是冈上肌，它的肌腱也从肩峰下通过并附着于肱骨，所以也很容易受到压迫而损伤。

为了发挥最佳的杠杆作用，手臂的其余肌肉大多细而长，因此肘部、腕部和手上会有许多肌腱附着。其中一些肌腱被包裹在腱鞘中，腱鞘是光滑的结缔组织层，其作用是减少肌腱活动时的摩擦。每个系统都可能出现问题，并且许多肌腱很容易发炎，特别是用手和手臂以新奇方式负重的瑜伽练习者。

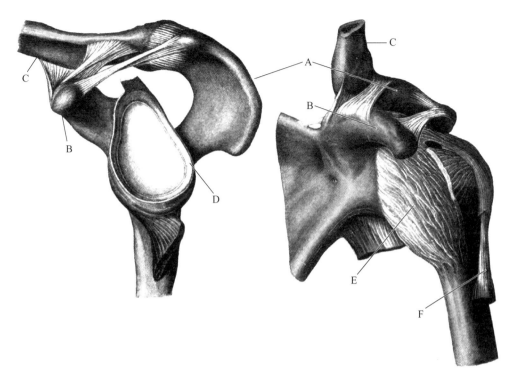

（A）肩峰，（B）喙突，（C）锁骨，（D）盂唇（位于关节盂），（E）关节囊，（F）肱二头肌肌腱（长头）。

- **滑膜囊。**充满滑液的小囊减少了骨与软组织之间的摩擦。它们的理想位置是在粗糙骨边缘的肌腱上，但肩关节的肌腱占据了肱骨和肩峰之间的空间。因此，如果我们不小心移动手臂，它们就会遭受被撞击和摩擦损伤的风险。

- **神经血管束。**静脉、动脉和神经通常结伴而行。只要找到一个，通常就能找到其他的。支配手臂的神经发自颈椎的臂<u>丛</u>，以不同模式结合和分开，支配肩关节复合体及远端区域。有些神经血管束穿过锁骨、腋窝，沿着手臂到达手部。在这条通路的任何部位，通常由于肌肉和筋膜的痉挛或粘连，它们都有被软组织撞击的风险。

- **支持带。**这是一层薄薄的结缔组织带，它将肌腱固定在弯曲部位周围，因此它们在运动时不会凸出。这种情况下，手腕前后都有一个支持带，前面的支持带形成腕管。

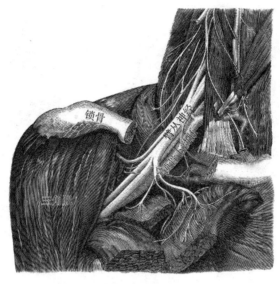

锁骨

三角肌

臂丛神经

大量的神经和血管穿过该堵塞区域。如果锁骨没有
主动从肋骨上方移开，这些组织就会被挤压。

关节

如上所述，上肢是一个由许多关节组
成的复杂系统。与下肢类似的关节相比，
这些关节都很小。除了少数几个以外，相
对于它们的尺寸，它们具有很大的活动范
围。这些关节从近端到远端的顺序如下。

- 胸锁关节：胸骨+锁骨。

- 肩锁关节：锁骨+肩胛骨。

- 盂肱关节：肩胛骨+肱骨。

- 肱尺关节：肱骨+尺骨（肘关节）。

- 桡尺关节：桡骨+尺骨（肘关节和
  腕关节，用于旋转）。

- 桡腕关节：桡骨+腕骨（腕关节）。

- 腕管：腕骨+支持带（结缔组织）。

- 腕掌关节：腕骨+掌骨（鞍状关节=
  拇指腕掌关节）。

- 掌指关节：掌骨+指骨。

本书不会详细介绍这些关节的大部
分细节，但一些功能的细化将更好地服务
于实践。除了肩锁关节，上述所有关节均
为可活动的滑膜关节。肩锁关节是一个韧
带关节，除非已经受伤，否则不应活动太
多。其他关节均有较大的活动范围，毕竟
上肢要用来进行各项活动，因此需要具有
很大的活动范围。

肩带与肩关节

为了理解上肢的复杂性，我们必须
首先分解肩膀的结构。第一部分是锁骨和
肩胛骨，以及将其连在一起并将它们连接

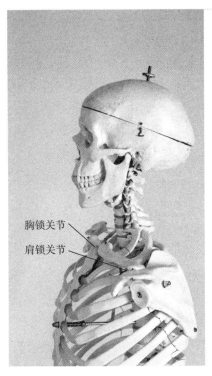
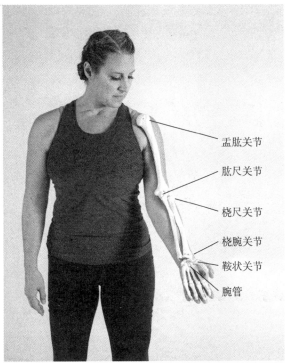

胸锁关节
肩锁关节

盂肱关节
肱尺关节
桡尺关节
桡腕关节
鞍状关节
腕管

到身体的所有小关节。要清楚上肢和躯干之间只有一个小的真正的关节，即胸锁关节。胸锁关节和肩胛胸壁关节共同将上肢固定在身体上，但后者不是真正的关节。由于肩胛胸壁关节不是两块骨连结的滑膜关节，而是肋骨、肩胛骨和锁骨之间的肌肉关系，因此被称为假关节。锁骨、肩胛骨，以及相关关节和肌肉构成了肩带。

第二部分是球窝关节，即盂肱关节（肩关节），由肱骨和肩胛骨形成。这是肱骨和肩胛骨形成的球窝连接结构，也是肩袖肌群的所在之处。这些肌肉的共同功能在于维持关节的稳定性。

- **肩带**：锁骨+肩胛骨+与躯干相连

的胸锁关节+使其运动的肌肉（肩胛胸壁关节）。

- **肩关节**：肩胛骨+肱骨+使其运动的肌肉（肌腱袖）。

这一复合结构如同精密的流体单元协同运作，每个部件都在规定范围内移动，以实现几乎全方向的动态大范围移动。就像脊柱有多个关节突关节能够向不同方向运动一样，上肢需要多个关节的协调运动才能实现全范围运动。了解这些关节的结构和特定运动范围，对于有意识的移动是必不可少的，既能防止受伤，又能支撑我们的肌肉。

尽管球窝关节通常被认为具有无限的

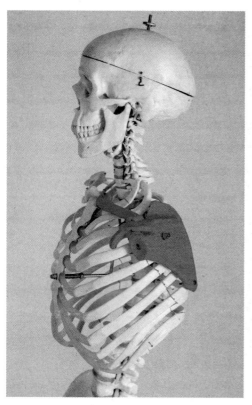
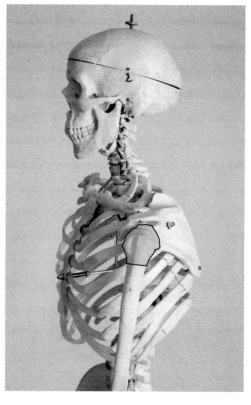

运动潜力，但肩关节的骨性结构限制了它。骨性突起和软组织挤在狭小的空间里，几乎在每个方向上的撞击风险都很高。值得注意的是，肩关节的大部分运动实际上由肩带支持。如果肩胛骨与肋骨粘连，或肌肉痉挛或无力从而导致锁骨活动受限，那么肩关节的活动必然增多，使组织磨损和退化加速。为保证上肢整体的健康功能，有必要使肩带的力量和灵活性最大化。

肘部

　　乍一看，肘部只能进行简单的屈伸运动，但仔细观察会发现肘部有多个关节。肱尺关节作为滑车关节，只能在矢状面做

屈伸运动。桡尺近侧关节属于车轴关节，它与桡尺远侧关节一起，使前臂旋前和旋后。

　　仔细检查这些关节的功能和排列很重要，因为在普通瑜伽体式练习中负重时，个体的骨骼形状和角度特征决定了手的位置如何摆放才能使练习的效益最大化。一旦了解身体结构，就可以更好地利用肌肉，以及肩膀和前臂的反向旋转，为所有负重体式创建非常有力的结构基础。

　　要注意肘关节的侧向偏移，即个人存在的提携角的差异。提携角的差异很大，是影响承重时手部位置的主要因素。如果不加以区分，手腕、肘部和肩膀会有危险。正是由于提携角的存在，我们的最佳姿势

是肘部与肩同宽，而不是手部与肩同宽。

即使负重角度很小，当我们的手比肩膀宽时，物理上的负重效果也最好。就像金字塔的底部更宽一样，这种结构使身体稳定性更好，能更有效地将重力从上肢转移到核心，同时大大降低关节受伤的风险。

手腕

手腕与前臂和手之间存在复杂的关系。为了适应伸手和抓握，手腕以灵活为主要特征。它支持手部的多平面活动，但是，它几乎没有直接的肌肉支持。手腕所有关节依靠韧带支撑来保持骨骼位置，因为手腕在瑜伽练习中的负重远超它本身所能承受的重量，所以当我们把手放在地上时，要深思熟虑如何使用它。该骨性结构密集的区域是手部血管和神经的必经之路，如果我们随意地使用它，这些结构的

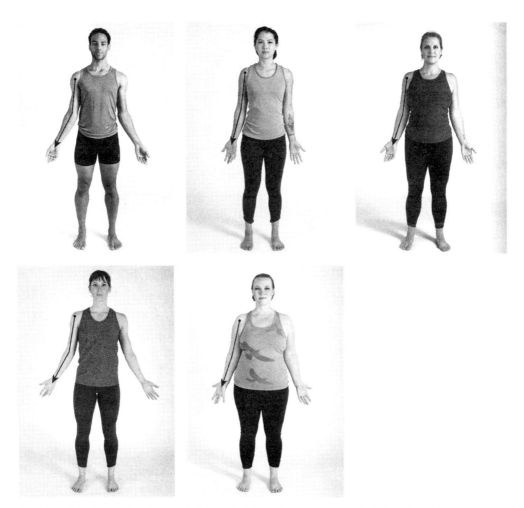

提携角的个体差异很大，说明每个人的手在空间活动或接触地面的方式也会有较大差别。

健康和功能会遭到破坏。

手腕中的一个关节很特别。它连接腕骨与第一掌骨（拇指），被称作鞍状关节。特别提及它是因为它非常脆弱，并且比手腕或手部其他关节退化得更快。在负重体式中，关节错位与负荷过载会形成叠加伤害，导致骨骼扭曲变形和磨损，最终引发关节退化和关节炎。在理想情况下，我们要学会按照自己的方式正确放置双手，动用肌肉，使拇指掌面几乎不承重，而将受力点放在食指和中指的关节上，以减轻鞍状关节的压力。

运动范围

上肢运动范围由肩带与肩关节共同决定。当手臂向任意方向划出最大弧线时，其综合活动范围可接近360度。如果想获得最佳效率，其中一部分来自肩关节活动，其余部分来自肩带活动。

这些结构通过设计精妙的代偿机制协同工作，使上肢实现全范围运动。这种情况下的代偿是好事，它的系统性能够使动作更有效。例如上举手臂时，必须同时从肩胛骨和肩关节开始移动。

肩带

由于肩胛骨不是以滑膜关节的方式与肋骨连接，而是通过锁骨的杠杆作用移动，因此肩带与传统肩关节运动范围的定义差别很大。请注意，不同教科书对肩带运动的定义不同。我研究过很多，在本书中会对肩带的运动范围进行详细的定义。

- 上提/下降：直上/直下。

- 外展/内收：围绕肋骨，远离脊柱/朝向脊柱（肩胛骨靠拢）。

- 上回旋/下回旋：以中心点为轴旋转，肩峰向上/向下移动。

- 前伸/后缩：在肋骨上方倾斜，肩胛骨上角向前/向后移动。

进行全范围运动时，必须结合上述动作以保证肩关节的安全。记住肩带与肩关节的运动是同步的。复合动作对上肢的正常运作至关重要。注意平衡肩带的稳定性和灵活性，保证上肢在负重、伸展和被捆绑时安全且有效地工作。

肩关节

每个肩关节只能单独移动大约30度，其余部分的运动来自肩带。要小心运动，即使是移动30度也有软组织撞击的风险。首先外旋肱骨使骨结节远离肩峰，可以扩大屈曲或外展的活动范围。

- **屈曲/伸展**：向前/向后伸出。

- **外展/内收**：远离身体中线/回到身体中线。

- **内旋/外旋**：肱二头肌朝中线转动/从中线向外转动。

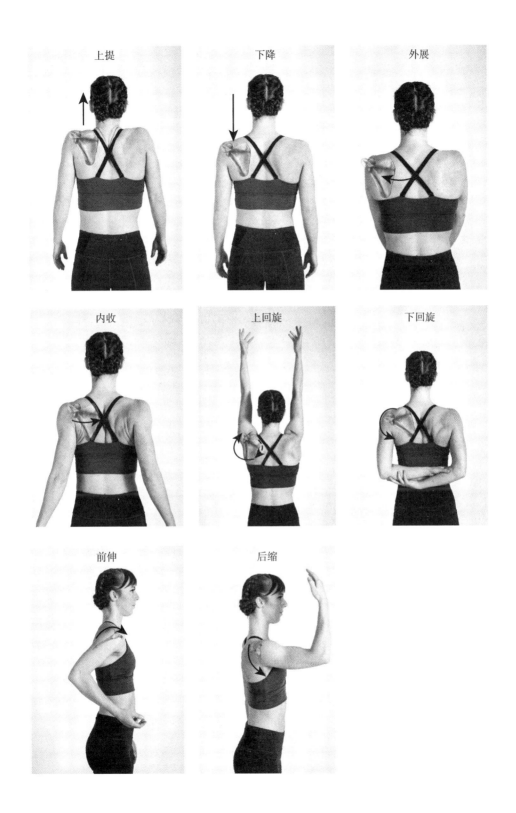

上提   下降   外展

上提   下降   外展

内收   上回旋   下回旋

前伸   后缩

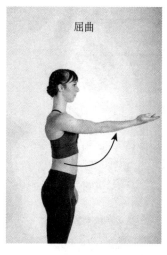

屈曲

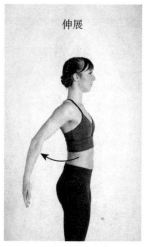

伸展

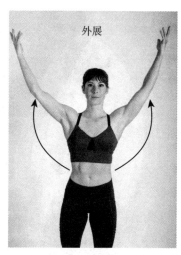

外展

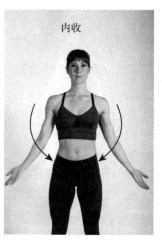

内收

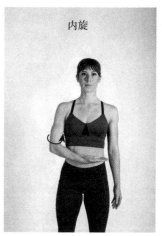

内旋

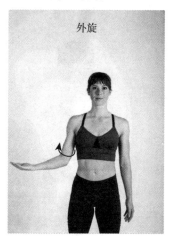

外旋

代偿动作的设计

代偿通常被认为是负面的。在人体的许多部位，关节代偿会导致组织磨损，而这些组织本应受到良好的生物力学保护。但对于上肢，我们要用稍微不同的方式来思考代偿。重要的是要认识到，肩带和肩关节的某些动作是为了一起工作而设计的，复合运动是整个运动范围内最大限度地安全运动的组成部分。抵制或回避复合运动可能会造成伤害。为了动作能达到最大限度，肩关节和肩带需要共同工作。

● 肩关节外展需要肩带的上回旋。

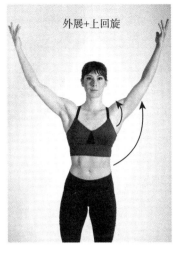

外展+上回旋

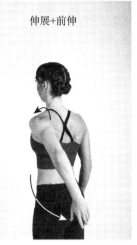

伸展+前伸

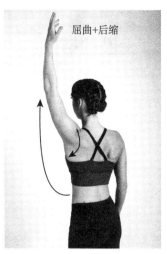

屈曲+后缩

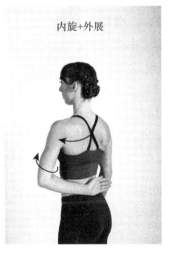

内旋+外展

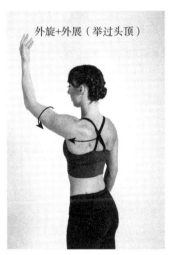

外旋+外展（举过头顶）

- 肩关节伸展需要肩带的前伸。

- 肩关节屈曲需要肩带的后缩。

- 肩关节内旋需要肩带的外展。

- 肩关节外旋需要肩带的内收（当举过头顶时，情况相反）。

这些代偿被设计到系统中来获得最佳效率。当我们将整个系统作为一个整体使用时，工作和压力分给许多肌肉，而不是使一块肌肉超负荷工作。我们不仅能更有效地利用能量，还能减少任何特定点的磨损，减少受伤风险。

上肢的拮抗

如果肩膀内部的拮抗不理想，那么我们如何稳定肩部呢？在考虑肩部时，我们需要观察肋骨、脊柱及肩带的牢固连接情况。实际上，肩带与肋骨和脊柱相连的地方是稳定的。当你伸手或承重时，整个肩带和肩关节系统必须一起工作，因此身体核心开始启动以对抗肩胛骨运动。当上肢到达头顶（肩部屈曲+肩胛骨后缩）时，肋骨必须通过腹部收束术（激活深层核心）和脊柱的轻微弯曲向后挤压肩胛骨。我经常把这描述为猫式动作中肋骨和肩胛骨的相互挤压。任何手臂伸出或向上而肋骨不凸出的体式都是通过肩带的拮抗来实现的。

特别是在负重时，上臂和肘部以不同方式拮抗。上臂和肘部主要以旋转来支撑。当手着地时，你需要稳定手腕、肘关节和肩关节。手腕很容易稳定，只需压在垫子上，垫子起到很好的拮抗作用，但肘部和肩部需要更多来自内部的阻力。由于你已清楚外旋肩关节会更有利，所以在这里激活它。当你使前臂内旋或旋前时，会产生拮抗。你可以通过同时将食指根部压向地面（内旋），以及肘部指向大腿（外旋），从而形成动态平衡。

肘部

因为肘部有两个独立关节，它的活动范围比看起来更广。第一个关节是肱尺关节，它可以屈伸或伸展。由于关节形状的个体差异，可能会有过度伸展的情况。即使关节是基本稳定的，随着时间的推移，任何过度伸展的练习也会导致关节退化和功能性障碍。

第二个关节是桡尺近侧关节，它与桡尺远侧关节共同使前臂旋前或旋后。

手腕/手/手指

腕骨与桡骨形成的腕关节是椭圆关节，可屈曲与伸展、内收与外展。腕骨表面比较平坦，主要由韧带加固。这些关节本质上几乎可以做任何方向的运动，作为一个系统，它们可以做近似圆周的运动。

除了拇指外，手的活动范围是有限的。由于拇指腕掌关节属于鞍状关节，可以做对指运动，即拇指可以越过手掌平面活动。其他腕掌关节也有一定的活动范

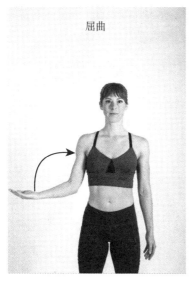

屈曲

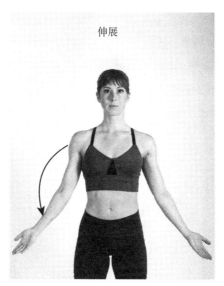

伸展

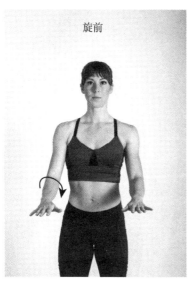

旋前

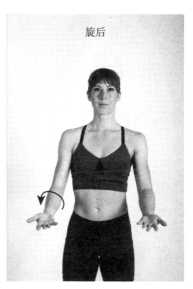

旋后

围，掌骨可以围成杯状。这些动作是由手掌的小肌肉和更有力的鱼际肌完成的，后者能使拇指做对指运动。

手掌和手指的力量实际来自前臂肌肉，但手指内部也分布着微小的内在肌群以控制精细动作。当抓住垫子做手部收束

术动作时，这些肌肉对瑜伽练习都有用。

肌肉

肩膀包含许多小关节，使其运动的肌肉比较复杂。它的运动不像脊柱或臀部那

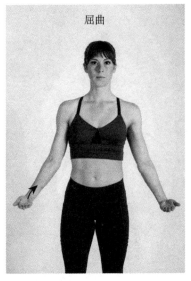

屈曲

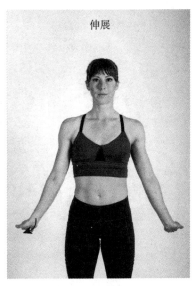

伸展

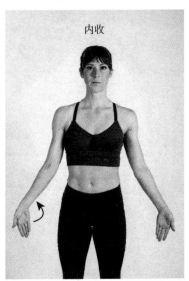

内收

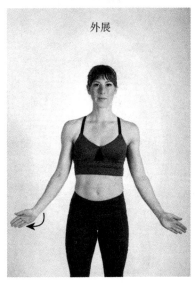

外展

么简单。在脊柱或臀部，一般情况是：后部肌肉伸展，前部肌肉屈曲。上臂和前臂的肌肉也可能适用，但任何穿过肩膀或肩带的肌肉，其运动会更复杂。因此，与前面几章相比，介绍这些肌肉的方式会略有不同。

当你学习以下肌肉时，要知道单块肌肉能做的不止一个动作。许多肌纤维呈多向分布，同一肌腹的不同部位甚至能在同一关节产生不同运动。其中一些可能起稳定作用，比如三角肌，它的前、后肌纤维相互对抗，对旋转运动起到稳定作用。

肌肉的拮抗关系很复杂。由于肩带和肩关节的运动之间存在直接和间接关系，很难定义真正的拮抗。这些复杂的肌肉一起工作，并相互拮抗。你可能需要很长时间才能完全熟悉它们的分层和动作。重复是学习肌肉系统的关键。

现在关注这个知识点：上肢的稳定和活动会依赖非常复杂的肌肉系统。在课堂上学到的肌肉名称和功能，学生最终都可能忘掉，所以简单地让学生活动一下肌肉，比记住它们的名称更重要。

肩带

这一节将讨论直接移动肩胛骨和锁骨的肌肉。记住肩胛骨和锁骨是作为一个整体运动的。如果肩胛骨上提，锁骨也会上

作为杠杆的手臂

我们应注意到，上肢的复杂性在于其很大程度上也使用杠杆。想一下在眼镜蛇式中，双肘并拢（肩关节运动）也会扩展锁骨（肩带运动）。实际上，该动作由肩关节肌肉发起，但它同时也带动了锁骨的运动。这种关系与之前描述的内部代偿不同，如果不注意，它可能会造成损伤。

当你在瑜伽体式练习中应用组合动作、拮抗和调动原则时，你要明白肱骨是肩带的杠杆。虽然胸大肌、背阔肌等连接肩关节的手臂驱动肌并不直接属于肩带肌群，但它们施加于肱骨上的力可能会推动肩带的次生运动。

相反的情况也可能发生，肩胛骨运动改变了肱骨的对位。这种情况经常发生在做四肢支撑式时，上背部和核心力量不足，胸大肌的过度代偿使肩带外展。胸小肌也参与其中，使肩胛骨前伸，导致含胸驼背体态。这种体态使上臂和肩关节内旋，同时使肘部转向外侧。所有这些都给肱二头肌肌腱和盂唇带来巨大压力，并且为了避免摔下来时面部着地，肱三头肌首先起作用。

如果这样做四肢支撑式，肩关节软组织就会反复受压，久而久之，损伤是不可避免的。与代偿的设计不同，次生运动需要积极拮抗，使肩膀能安全承重。在这种情况下，必须加强上背部力量来平衡胸肌的收缩，拉回上臂与肋骨对齐，以及激活核心来减轻肱三头肌负重的压力。

提。回顾一下对肩带运动范围的定义与其他部位的区别。我们以肩胛骨的运动来表示整个肩带运动。

斜方肌。斜方肌可能是很容易辨认的肌肉之一，但只能通过名字辨认。大多数人都不太了解它的功能。这是一块非常大而扁平的浅表肌肉，从颅骨底部跨越到最下方肋骨。在举重界，它被认为是背肌，但在解剖学领域，它的作用是移动肩胛骨，后者属于上肢。

斜方肌的肌纤维分三个方向。上部肌纤维从颅骨延伸到肩峰和锁骨远端。由于这种嵌入式设计，扁平的肌肉组织覆盖于肩胛骨顶部，并包裹其下方较小的肩胛提肌。这种排列使肌腹非常容易相互固定。

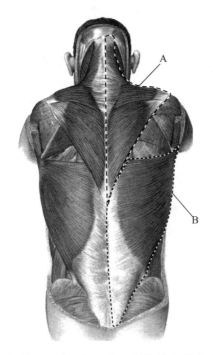

（A）斜方肌（注意三个不同的肌纤维方向：上、中、下），（B）背阔肌。

当脊柱稳定时，上部肌纤维使肩胛骨上提、上回旋，或内收。当肩胛骨稳定时，上部肌纤维使脊柱活动，就像在与眼镜蛇式一样的俯卧姿势中把头部抬离地面。

中部肌纤维从胸椎延伸到肩胛冈，大多呈水平排列。该纤维方向使斜方肌成为强大的内收肌群。一些研究表明，由于肌肉在肩胛骨附着角度的特点，这些肌纤维也可以帮助肩胛骨上回旋。

下部肌纤维起于脊柱，止于肩胛冈根部，这是肩胛冈最内侧的点，这意味着这些纤维被激活时，肩胛骨内侧会向下。这会导致肩峰向上，根据定义，这是上回旋。下部肌纤维也能使整个肩胛骨下降。

肩胛提肌。这块小肌肉从颈椎侧面延伸到肩胛骨上角，被斜方肌的上层肌纤维覆盖。它的作用是协助斜方肌，使肩胛骨上提。需要注意的是肌肉本身而不是如何训练力量，因为它很容易形成粘连和触发点。

菱形肌。菱形肌有时被分成大小两部分，但由于肌腹没有被分隔，并执行相同功能，所以我把它们归在一起。它位于斜方肌中部肌纤维深层，协助斜方肌使肩胛骨内收。菱形肌由于从脊柱的棘突斜向下延伸到肩胛骨内侧缘，也会产生一点向下旋转的力，因此它可以拮抗（稳定）由斜方肌产生的向上旋转的力。这是我之前提过的一种有趣的关系，两块肌肉可以在不同动作中相互支持和拮抗。

前锯肌。前锯肌是一块多腹肌，起

于肋骨外侧，沿肋骨向后延伸至肩胛骨下方，止于肩胛骨内侧缘。由于这种位置和路径，前锯肌很可能与肩胛骨前面粘连。在做不习惯的动作时，它通常会发生痉挛，而且涉及疼痛的触发点指向颈部、胸部和肩膀。当它没有完全功能性障碍时，前锯肌帮助形成悬吊结构，使瑜伽练习者能用手克服重力支撑自己。如果没有发达的前锯肌，要完成下犬式、平板式、四肢支撑式及大多数的倒立动作都是无法想象的。它使肩胛骨靠在肋骨周围。如果合理使用，这个动作可以协助我们的腹部完成猫式，也可以防止倒立时肋骨倒向地面。尽管动作幅度相对较小，这个动作却是我们日常练习的许多简单体式的组成部分。

胸小肌。胸小肌位于肋骨前部，这是一小块很有力的肌肉。它看起来不太像，但它在一定程度上得益于重力和胸腔的大体形状。如果我们没有特别地去观察自己的姿势，那么肩膀就会向下和向前，胸小肌会被动收缩。一旦肌肉记忆了这种错误形态，要重新恢复其修长和强健就很困难。胸小肌是对位失衡的主要因素（比如平板式和其他相关体式）。如果你在这些体式中看到"翼状肩"，这表明胸小肌缩短、前锯肌较弱。如果仅站立时肩胛骨的下角向外突出，胸小肌通常是罪魁祸首。

盂肱关节（肩关节）

运动和支持肩关节的肌肉在设计和用途上各不相同。回想一下，靠近关节的小或短的肌肉通常主要起稳定作用，其次

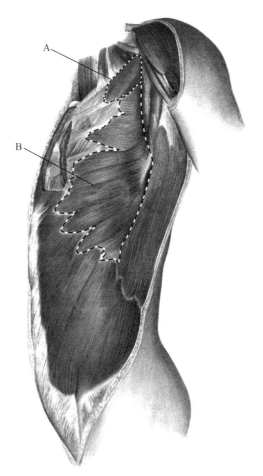

（A）胸小肌，（B）前锯肌。

才使肢体运动。你会注意到这些短肌和肌腹瘦长肌肉的不同组合。关注这些肌肉末端是如何错综复杂地交织在一起的，找到它们的止点——如此拥挤的空间里竟然能完成运动。一旦你了解这些结构的紧密排列，就很容易理解由于粘连、痉挛或拉伤而产生功能性障碍的可能性有多大。

肩袖肌群。肩袖肌群由冈上肌、冈下肌、小圆肌和肩胛下肌构成，这四块肌肉的主要功能是将肱骨固定在关节内。总的

来说，这些肌肉形成活跃的吊索使肱骨固定于关节窝中。不过，请注意关节下方没有明显支撑。就像结缔组织层一样，如果肩关节下方承受合适的力量，就会脱位。这些肌肉与肩关节其他肌肉相比小一些，但它们负责对较大肌肉的动作产生稳定阻力。这个任务很艰巨，只有我们深思熟虑地行动，专注于保持整个肩膀在重力中活动，才能完成这个任务。

冈上肌。冈上肌是位于肩胛骨冈上窝内的细薄肌肉。它的肌腱从肩峰下穿过，止于肱骨。如果肩关节活动过多而肩带活动不足，冈上肌就会有撞击的风险。当肌腹受到刺激时，它会引起肩膀和颈部的疼痛。由于体积太小，冈上肌不能作为一块强大的启动肌，当三角肌使手臂外展时，它会有一点帮助。

冈下肌。冈下肌位于肩胛骨冈下窝内。它的起点涉及范围较大，汇合成一条细长带子后包裹肱骨后部，附着于肱骨外侧的小突起（也就是大结节）。你可能会注意到，在图片中，靠近顶部的肌肉几乎是扭曲的。如果你去感觉它，会触摸到一个脊，在那里它会自己转方向。这个部位很容易粘连，可能会导致冈下肌的活动或最大收缩能力受限。

它是一块小肌肉，是为数不多的可以使肩关节外旋的肌肉之一，它的健康和活力对肩关节稳定性非常重要。在下一章中，你会看到肩关节外旋是保持体式练习安全和良好对位的重要组成部分。它还有助于手臂内收。

肩胛下肌。肩胛下肌隐藏在肩胛骨下方，体积较小，但可能引起大问题。

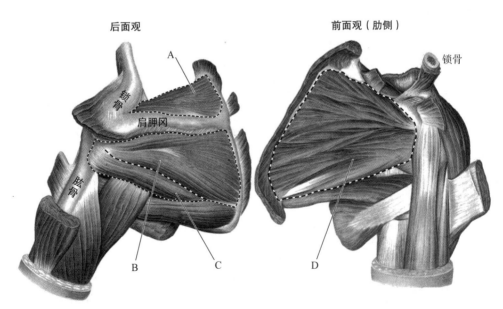

后面观　　　　　　　　　前面观（肋侧）

锁骨

肩胛冈

肱骨

A

B　　　　C　　　　D

（A）冈上肌，（B）冈下肌，（C）小圆肌，（D）肩胛下肌。

在某种程度上，这块肌肉与冈下肌十分相似，它占据肩胛骨的整个前部（面对肋骨表面），然后在腋窝下移行，附着于肱骨附近的小突起（小结节）。这种绕行关节的特殊走位，使肩胛下肌收缩时会将肱骨前侧拉回中线，从而产生内旋。它也有助于手臂内收。

由于这种迂回曲折的路径，肩胛下肌与肋骨、腋窝周围组织产生粘连的风险很高。对大多数人来说，由于内旋在任何时候都是被动姿势，它会导致引起肌腹疼痛的扳机点产生，并将疼痛转移到肩膀、胸部和颈部。

小圆肌。 小圆肌起于肩胛骨外侧边缘大约中间的位置，沿着冈下肌，止于肱骨大结节。由于起止路径的特点，它与冈下肌的功能相同。

背阔肌。 斜方肌很大，背阔肌更大，从肋骨中间一直到尾骨，它连在脊柱上，同时延伸到骨盆的髂嵴，融入下背部厚厚的结缔组织（胸腰筋膜）中。它绕着躯干移动，逐渐收窄成细带状从腋下绕过，附着于肱骨前部的小结节（在肩胛骨下方）。同样，由于背阔肌也穿过肩关节下方，当它收缩时，肱骨前部被拉向中线，使手臂内旋。由于背阔肌位于背部，它能使手臂伸展，如果一开始手臂是屈曲的，这个动作会显得很有力。坦白地说，大多数人上肢的伸展幅度非常有限，所以把手臂从屈曲位拉下来时，常用的是背阔肌。它也能把手臂从外展位拉下来（内收）。

大圆肌。 大圆肌（背阔肌的小帮手）

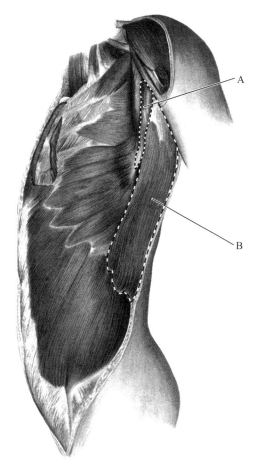

（A）大圆肌，（B）背阔肌。

附着在肩胛骨上，然后穿过腋窝下方，与背阔肌流畅地结合在一起，止于肱骨。它很小，对肩关节的伸展帮助不大，但对其他动作会有帮助。虽然它附着于肩胛骨，但出于某种原因它没有被归为肩袖肌群。你可以想想是什么原因。

胸大肌。 无论胸大肌是否强壮，大多数人对这块肌肉都是很熟悉的。胸大肌是胸部的主要肌肉，由于重力，以及普遍习惯于让它拉动肩膀向下和向前，因此大多数人的胸大肌都较短。

　　胸大肌不是特别强壮，但它很大。它沿着整个胸骨和肋软骨的长度起始。它的起点位置比较宽，然后逐渐收束为一根细小的止点肌腱，这根肌腱同样呈卷曲设计，类似于冈下肌。但更有意义的是，其下部肌纤维实际上比上部肌纤维在肱骨的附着点更高。它会自己翻转，附着在肱骨上。从杠杆的角度来看，这是一个容易操作而高效的设计。现在，胸大肌的上部肌纤维有一个更好的角度来屈曲手臂，而下部肌纤维有更好的角度来把屈曲的手臂拉回（伸展到中立位）。它在功能上帮助了我们，但也为身体练习的安全性埋下了隐患，因为这个小翻转可能造成大量潜在的粘连和痉挛。减少粘连和痉挛是按摩师和手法治疗师的主要工作。

斜方肌和背阔肌也是脊柱肌肉

　　肌动学的原理表明，肌肉会移动它附着的骨。虽然主要是斜方肌和背阔肌控制上肢活动，但它们在脊柱上的起点提示了其次要功能是作用于脊柱。根据你在空间中的位置和想要完成的动作，这两块肌肉可能会起到稳定脊柱的作用，而不仅仅作用于手臂。

　　当你看到这两块肌肉在脊柱的附着处时，你会看到它们约覆盖了脊柱的四分之三。斜方肌从颅骨到第十二胸椎，附着在上方的三分之二，而背阔肌从第八胸椎到尾骨，附着在下方的三分之二。两者在中段胸椎区域重叠。该部位被认定为一个潜在的薄弱环节。用解剖学术语来说，它们就是超级大的背肌。

　　当肩胛骨稳定时，斜方肌的上部肌纤维将直接作用于颈部，使颈椎侧屈和回旋。特别是在负重体式中用手臂支撑身体时，该功能能有效稳定颈部。

　　当手臂稳定时，比如做低位眼镜蛇式时，背阔肌使下背部伸展，并在后弯中保护下背部。它将张力分散到整个腰部系统来保护第五腰椎或第十胸椎的典型折点处。我们可以利用一切可能的方法去实现这件事情。

　　有了这些信息，我们就可以更好地利用支持系统来对抗重力，而不是仅让几块内在的肌肉挑起重担。我们使用的肌肉越多，每一块肌肉工作的次数就越少。

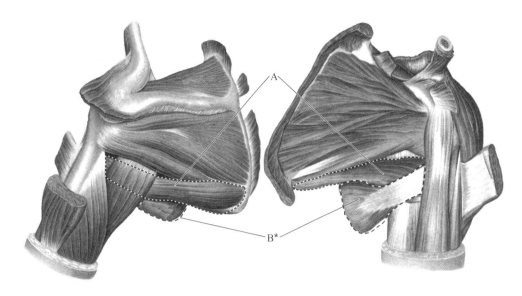

（A）大圆肌，（B）背阔肌（*切面）。

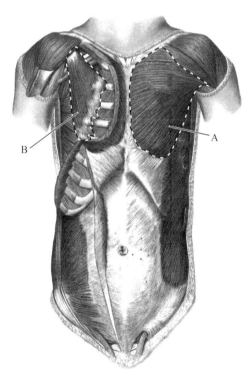

（A）胸大肌，（B）胸小肌。

肱二头肌。肱二头肌因有两个肌腹而得名，它从前面的肘部延伸至肩膀，跨过上臂。肱二头肌长头肌腱位于肱二头肌沟（也称为结节间沟），附着于肩胛骨关节盂上方边缘（也称为盂上结节）。很多时候，肌腱附着点也与关节窝边缘的唇状纤维交织在一起，所以，如果软骨发生损伤，肱二头肌可能会受到影响。肱二头肌短头稍微偏离肱骨，起于喙突，这个小骨从锁骨下方伸出来，也是胸小肌的附着点。长、短两个头结合，提供了良好的杠杆，使上臂在肩关节处屈曲。需要注意的是，肱二头肌起于肘关节远端，所以其也有助于屈肘。肘部和肩膀的肌肉关系意味着，当我们做一些身体活动时，比如双手负重时，需要特别注意这两个关节是如何一起运动的。如果其中一个关节的稳定性不是很好，另外一个也很难进行完整的活动。

肱三头肌。肱三头肌位于肱二头肌对面，沿着上臂后侧移行。肱三头肌包括三个肌腹，但其中两个止于肱骨，只有长头穿过肩关节下方，止于肩胛骨。长头的位置使它在肩关节伸展中提供一定的杠杆作用。与它的拮抗肌（即肱二头肌）一样，肱三头肌也起于前臂，穿过肘部和肩部。这块肌肉可以在肩关节和肘关节处伸展，这意味着当双手负重时，它是平衡双手不可或缺的一部分。

三角肌。它是肩关节最表层的肌肉，即使其不是特别发达也可以辨认出来。三角肌分前、中、后三部分，以一个肌腹包裹肩膀和上臂。

后部肌纤维起于肩胛冈，斜行向下止于肱骨外侧中部。由于它的位置和角度，三角肌能在肩关节处使上臂伸展和外旋。这是除肩袖肌群中的冈下肌/小圆肌组合外唯一一具有外旋功能的肌肉。对于较小的肌肉来说，这是一项很大的工作。

中部肌纤维起于肩峰外侧，向下延伸，止于肱骨外侧中部。中部肌纤维是肩关节外展的主要驱动力。

前部肌纤维起于锁骨远端，斜行向下，止于肱骨。它所形成的角度能使上臂内旋。前部肌纤维对后部肌纤维的拮抗，使这两部分相互稳定。我喜欢把三角肌想象成肩部的臀中肌，它是一块外展肌，在旋转、屈曲和伸展中起着稳定的作用。

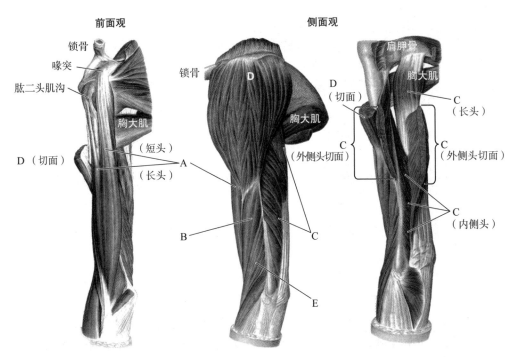

（A）肱二头肌，（B）肱肌，（C）肱三头肌，（D）三角肌，（E）肱桡肌。

胸大肌主宰这个世界

通过观察，我们会看到几乎所有人在站立时的肩膀是向前、向下的，而手臂是内旋的。大多数情况下，我们甚至没有注意到自己在这样做。事实上，很多人的肩部和颈部是紧绷而不是下拉的。这种认知和现实不符。考虑一下，我们移动身体的方式确实有利于肩、颈部向下和向前，而不是向上拉。

此外，为了在空间中向前移动，我们的眼睛长在头部前面，手臂大部分时间都是伸出的。另外，大多数人都没有主动控制自己在重力下的姿势，锁骨和肩膀会重重地落在肋骨上，导致脊柱的弯曲失衡，全靠韧带而非肌肉维系着重心平衡。所有这些都会导致一种十分常见的情况：胸大肌缩短。

因为胸大肌是一块很大的胸肌，其收缩能产生较大力量，但这也意味着很多肌纤维会粘在一起，以及让人习惯于某种姿势。也就是说，当试图扭转身体向前的趋势和打开胸廓时，我们可能会遇到巨大的阻力。这也意味着当我们试图用手臂负重时，胸大肌很可能会先启动。作为上臂最大的屈肌和内收肌，尽管从功能角度并非最佳选择，但它也想要承担支撑整个身体的任务。

我们确实需要激活上背部肌肉来平衡胸部运动。我们需要给胸大肌创造除重力之外的全新对抗力，这意味着胸大肌的整体工作要减少。

肘部

正如在"运动范围"部分中提到的，肘关节实际上由两个在不同平面上运动的独立关节组成：一个属于滑车关节，可做屈曲和伸展运动；另一个属于车轴关节，可做旋转运动。根据它们的附着点，这里列出的肌肉可能会执行不止一种功能，它们可以同时作用于两个关节。关键要记住的是，像肘关节这样的复合关节，在一个需要稳定和活动的复杂运动中，通常有许多肌肉同时工作。越靠近手部，动作就越灵巧，所以更多的肌肉会在对抗和合作中一起工作，以实现精准的控制。

肱二头肌。肱二头肌跨过肩膀和肘

部，所以它能作用于两个关节。由于远端的肌腱附着于桡骨，它可以进行旋后及简单的屈曲运动。

肱肌。尽管肱二头肌通常被认为是上臂强壮的原因，但实际上，肱肌的外形可以使上臂看起来强壮。因为肱肌只跨过肘部，它只负责屈曲运动，不会受到其他关节或动作的影响。

肱三头肌。肱三头肌在肘部充当肱二头肌的拮抗肌，但它只执行伸展功能。远端肌腱止于尺骨近侧后面（尺骨鹰嘴），为手臂的伸展提供良好杠杆。

肱桡肌。肱桡肌比它近端相邻的肌肉要小，并且仅在肘关节负重屈曲时会起到一点作用。当你握手或手持重物对抗阻力时，你可以在前臂外侧看到它。

旋前圆肌。它不是一块很大的肌肉，但对瑜伽练习者的作用很大。在其他肌肉的帮助下，这块肌肉主要能使前臂旋前（内旋）。正是这个动作能够将食指和中指牢牢地压向垫子，而上肢其他部分使肩关节外旋和肩胛骨紧靠腋窝。前臂内旋有助于保护肩膀、肘部和手腕。旋前圆肌也有助于进行手部收束术时获得上半身的力量。

手腕/手/手指

我不打算层层剖析前臂和手，现在只考虑一件事：做一些事时，比如拿铅笔、用键盘打字，或在厨房里挥刀切大蒜，我们需要多少肌肉来控制。为了更精准地控制动作，手部肌肉与手腕、肘

部和肩膀肌肉需要协同工作。我们讨论许多不同的肌肉，同时也必须考虑到所有筋膜层——它们为粘连和功能性障碍提供大量可能性。

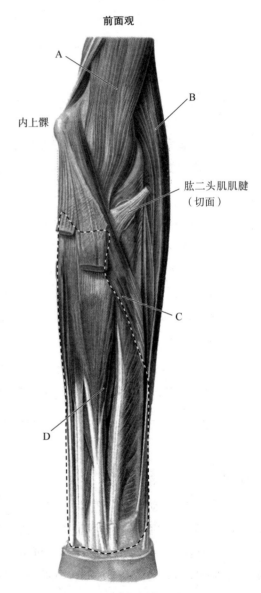

前面观

内上髁

A

B

肱二头肌肌腱（切面）

C

D

（A）肱肌，（B）肱桡肌，（C）旋前圆肌，（D）腕屈肌（中层）。

现在我们将这些肌肉归在一起，并总结一下它们在瑜伽体式练习中起的一些作用。

腕屈肌。这组肌肉分为几层，一些只能活动手腕，另一些则跨过手和手指。腕屈肌帮助我们在负重体式中以手触地。腕屈肌在很多人身上不是很发达，但它们可能会紧绷和僵硬——可能是生活中打字和玩手机造成的。所以，很多人需要付出很大努力来使这些肌肉既能提升身体接地力，又能提升身体上升力，从而轻松地保持姿势，而不是感到疲劳和疼痛。

腕屈肌覆盖前臂前部，通过腕管穿过手腕，止于手掌或手指的不同部位。这组肌肉会全部或部分工作，使手腕、手或手指屈曲。

腕伸肌。人们通常会对他们的腕伸肌如此紧绷感到惊讶。我们一般认为紧绷的肌肉是腕屈肌，因为它是生活中用来抓握的肌肉。我们很少考虑的是，如果长时间使用键盘，是腕伸肌防止我们的手完全倒在键盘上，同时让手指在键盘和鼠标上移动。腕伸肌其实做了大量工作，只是很少被关注。

所以一旦来到垫子上，我们必须承认，腕伸肌可能不会在最佳状态下为做了大部分提举重物工作的腕屈肌提供足够的反作用力。毕竟，当需要保持手腕中立位或防止手背塌陷时，这些肌肉将成为关键的稳定肌群。获得反作用力是保证安全的关键，尤其是对于主要由韧带和肌腱支撑

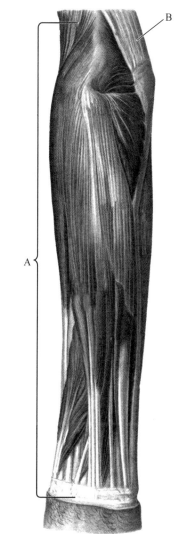

后面观

（A）腕伸肌（浅层），（B）肱三头肌。

的关节而言，肌腱必须在关节两侧保持一些主动张力才能真正地支撑它。

收束术。就像脚一样，手上也有第二个收束系统。束带将上肢连接到核心，使手与腹腔神经丛和喉咙相连。除了肉体层面的联系，我们还应考虑经络，因为它直

接将肢体连接到心、肺、小肠和大肠。这些重要脏器和能量中枢既像神经系统的引擎一样相互作用，又作为我们更深层次身体意识的所在地。学习如何激活手部收束术，尤其是在负重体式中，对瑜伽练习意义重大。就像你用脚部收束术固定下半身于地面上，为会阴收束术提供接地力和上升力，使能量从上到下流动一样，作用于上半身的手部收束术也如此。无论你的手是否触地，肌肉和能量的激活都将帮助肢体和核心融为一体。

体验式学习

毫无疑问，到目前为止，你已经认识到上肢的复杂性。相比之下，脊柱看起来就非常简单。所以从长远来看，在你开始将其融入教学之前，清楚这些部位的基本功能很重要。为此，我强烈建议你暂时不要锻炼肌肉。你对它们已有大体了解，也知道了它们的存在。现在暂时将它们放在一旁。

我邀请你制作一些抽认卡来帮助区分肩带和肩关节。也许你可以为系统中的每块骨制作一张卡片，并简单地训练自己以熟悉哪些骨属于哪个组。你还要了解肌肉最终的附着点。它们叫什么并不重要，重要的是你意识到它们的存在。

接下来，你可以把这些骨连接到构成上肢的关节上。

- 这是真正的关节吗？

- 它的运动范围很大还是活动受限？

- 每个关节可做哪些运动或在哪些平面运动？

- 一个关节的动作如何影响下一个关节的动作？

你可以请一位朋友做模特，主动或被动地移动他们的手臂，在实践中观察手臂移动时，肩胛骨和锁骨会发生什么。记下你所看到的，然后把它们转换成学过的专业术语。这个练习将帮助你弄清这些动作，同时也有助于为你后面的学习打下基础。

缺陷

虽然整个上肢都是为灵活而设计的，但也有一些特殊的限制值得注意。这些限制来自骨骼或软组织。由于运动范围很广，我们很容易认为可以随心所欲地进行极限运动，而事实上，在对位不良时，肩关节复合体很容易受伤。如果我们能意识到软组织的活动空间很小，或者小肌肉有可能负荷过大，我们会更加谨慎地练习体式，保证安全。

常见的骨性限制

上肢包含许多关节，因此，骨骼形状的个体差异很可能会影响练习中的对位。锁骨长度、曲度及肋骨形状，可能或多或少会影响到这些结构之间的软组织。当手负重时，手臂长度的差异会对肩膀和脊柱的排列产生重大影响。肱骨的扭转及远端形状会影响承重时手在垫子上的位置，也会影响手指的方向。在帮助学生找到最佳的肩膀/手臂/手的排列方式时，既可以粗略观察，也可以寻找细微的线索。

肱骨。首先，我们应该考虑肱骨的形状。由于很多肌肉附着在它上面，肱骨的表面有许多突起。这些突起称为嵴、粗隆或结节。由于肩峰和肱骨的关系，这些突起尤为重要。突起之间有很多黏性软组织，它们不太乐意被卡在骨和坚硬的地方之间。任何时候，无论是屈曲还是外展，重要的是要尽可能通过外旋肱骨来避开这些小突起。即使这样，一旦外展达到约90度，肩胛骨必须动起来，否则就会对盂唇、滑囊、肌腱，以及穿过这个小空间的

神经血管束造成伤害。肩胛骨上回旋是保证手臂安全地全范围运动所必需的。当肱骨完全伸展时，肩胛骨在前伸时必须向前倾斜，以避免盂唇受到剪切力。这些都是必须设计好的代偿，以保证肩膀安全。

肘部。大多数人的肘关节都会侧偏，这在山式中很明显。当你观察以山式站立的学生，他们的手臂笔直，而肘部的形状尤为突出。因此，当手在垫子上承重时，自然对齐的手应该比肩宽，目的是使肩膀保持最佳对位，并降低受伤风险。肘与肩同宽，但双手间距更宽一些。

肱骨和尺骨的形状也会影响肘部伸展时的感觉。此处的骨与骨的接触是设计好的，但滑车关节的形状和大小将影响肘部

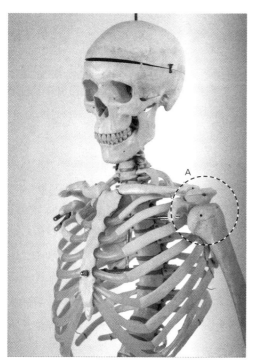
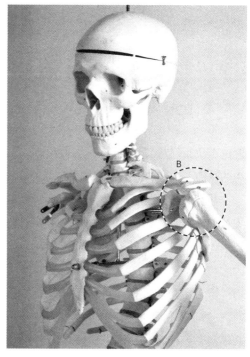

（A）肩峰和肱骨结节之间的空间很小。（B）外展时，穿过该空间的软组织几乎会立即受到压迫。

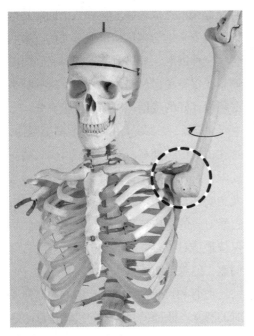

肱骨外旋能避开结节，从而提供更多空间，但肩胛骨的上回旋仍需肱骨完全超过头顶。

运动：拇指向外伸展、向前和向后伸展、穿过手掌伸到对面的小指。当手掌的拇指侧承载太多负荷时，会使掌骨与腕关节对位偏移，并对鞍状关节施加巨大压力，导致此处损伤、退化和功能性障碍。至关重要的是将手骨对齐，使体重有效地分散到手掌的其他部位，尽可能避免鞍状关节承重。手臂外旋，食指和中指关节压实地面，以支撑我们的体重。

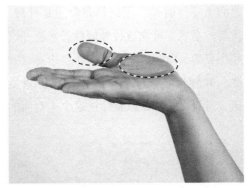

拇指和手掌不在同一平面。注意手指的指腹向上，拇指的指腹面向掌心。它通过鞍状关节"悬高于"手掌之上。

能否伸展到180度（有些人无法做到），或者超过180度（称为过伸）。即使你的骨骼允许过度伸展，这也不是好事，由于韧带仍然可以伸展，随着时间的推移，关节可能会不稳。我的左侧肘关节原来不过伸，但由于负重时被锁住，多年之后变成了现在的过伸。请多加小心，注意保护好关节。

手腕和手。连接拇指与腕骨的是鞍状关节，它比较特殊和脆弱，很多人会首先在这里患上关节炎。这在一定程度上是因为它与手掌或手指的其他部分不在一个平面。看看自己的手掌，它位于其他掌骨正前方并向内旋转，拇指的指腹指向手掌，而不与其他指腹在同一个平面。在这个位置上，鞍状关节的形状允许它做以下特定

腕管综合征是由骨骼引起的一种特殊情况。你可能听说过它。它是支配手部的正中神经被卡压的特殊情况。疼痛一般出现在手部腕管中，通常由构成腕管的骨骼发生功能性障碍引起。它能引起麻木、刺痛、酸痛、放射痛和无力等。其他神经也会发生撞击综合征，这些症状通常被误诊为腕管综合征。如果学生告诉你他患有这种病，明确诊断后，你才能给予适当指导。如果没有，要让他们去看医生。

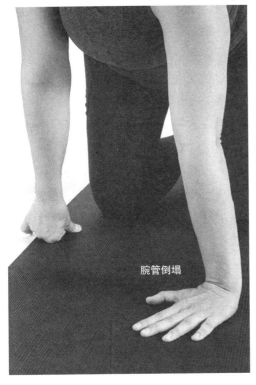

腕管倒塌

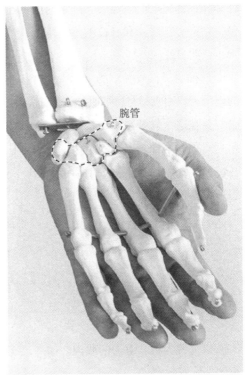

腕管

常见软组织限制

运动范围会受到软组织压力或张力的影响。以下任何一种情况都会影响肌肉的运动范围：

- 肌肉力量太弱；

- 肌肉短缩或痉挛；

- 明显的筋膜粘连；

- 肌肉僵硬（可见于过度训练、肌肉体积明显增大及筋膜增厚的人身上）。

当肌肉层相互粘连时，会严重破坏上肢的杠杆系统。在观察肌肉网络交叉和重叠时，你可以想象每个粘连点是如何以直接和间接的方式影响上肢关节的。由于肩关节复合体是为上肢达到最大活动限度而设计的，同时加入互补和代偿性运动，对该模式的轻微破坏也会产生连锁反应。

肩带和关节。 在肩带中，典型的粘连存在于支撑肩胛骨的肌肉中。斜方肌和菱形肌会卡在颈部或肋骨的深层结构中。当这种情况发生时，肩胛骨在肋骨上的活动受限。颈部肌肉会出现痉挛，很难收缩，所以肩胛骨几乎不可能进行精细运动。胸部里面的小肌肉变硬，使锁骨无法抬离最上方的肋骨。胸小肌变短和痉挛，使肩胛骨固定在前伸位。肩胛骨深面的前锯肌，几乎总是短缩、无力和粘连的，使肩胛骨外展并且一开始很难恢复到中立位。所有这些因素加在一起，造成弯腰驼背，给上背部和颈部施加巨大压力，随着时间的推移，它会影响肩膀和脊柱的活动范围，弯腰也会明显受限。

肩袖肌群在肩关节的运动中起着不小的作用。肩袖肌群与肩带肌群相比非常小，它们要在这个复杂系统中找到力量平衡需要克服很大困难。当虚弱、痉挛或被卡住时，它们要稳定肱骨在关节窝内就更难了。想一想，有多少肌肉使肩关节内旋：

- 胸大肌；
- 背阔肌；
- 三角肌前部肌纤维；
- 肩胛下肌。

以上皆为粗壮有力的肌肉。而与之抗衡的外旋肌仅有：

- 冈下肌、小圆肌；
- 三角肌后部肌纤维。

这意味着必须确保那些大肌肉可以变长，但也要确保冈下肌是健康和有力的，这样才能形成有效的对抗。

此外，很多人的身体都有扳机点，它们可能产生疼痛，即使在身体允许的活动范围内，其运动也会受限。如果你主观抗拒，那么关节活动度便失去意义。关于扳机点的问题是，它们是产生疼痛而不是功能性障碍的部位。所以要找出问题的症结就更难了，而且在如何调整或引导学生稳固对位时，教师会感到比较困惑。我会建议学生在强化更好的运动模式之前，做一些身体活动来帮助缓解疼痛。

肘。肘关节是上肢的一个关节，肌肉过度疲劳会导致活动范围缩小。当肱二头肌过于发达（肌肉僵硬或纤维化难以有效伸展）时，可能会限制骨骼允许范围内的伸展。肱三头肌的刺激或过度疲劳也会产生类似的结果。

滑囊炎在肘部很常见，表现为肘部尖端出现肿胀和球形突起，而且通常会突然发生。它一般是良性的、无痛的，但也可能引发疼痛和紧张，导致前臂或肘关节无法受压，并限制屈伸活动。

由于很多前臂肌肉跨过肘部，这些肌肉及其筋膜的状况会影响前臂的旋转。这种影响可能会限制学生找到上臂和前臂之间的外旋/内旋的强烈反作用力，而这种反作用力是进行负重体式所必需的。

虽然以下情况很少见，但肯定会出现，特别是当你教学生做投掷动作，并将其作为训练内容的一部分时。由于肘部神经离表层近，我们要意识到肘部神经本身可能会卡在周围的筋膜中，在滑车关节受到撞击（特别是在过伸时），或者在极端情况下，神经可能会完全滑出容纳它们的神经沟。这可能是他们上课时会经历的一种慢性病，可能会影响手臂的运动质量和力量。神经受到刺激会直接影响肌肉的收缩能力，使整体力量减弱。

手和腕部。手腕的稳定特别依赖其上下方肌肉的力量。由于实际上只有肌腱跨过手腕关节，在负重时，反作用力是防止手腕塌陷的关键。如果腕屈肌或腕伸肌出现明显的无力、粘连或痉挛，学生很可能在练习上半身支撑动作时会感到吃力。

前文提到，腕管综合征会损害手腕。其原因可能是骨折，也可能是腕部支持带或手部肌肉的挤压、变短、变硬，而使腕管受压。在这种情况下，伸展手掌及在负重时主动收缩肌肉，可以作为一种缓解性练习。

值得注意的是，这些症状可能由上游软组织的压迫引起。沿着这条途径的任何部位（颈部、锁骨、胸小肌、肩袖、肱二头肌、前臂……），肌肉都会挤压神经，造成腕部和手的疼痛、麻木或无力。这种情况通常与典型的腕管综合征不同，它影响的是中指、无名指和小指，而不是拇指、食指和中指。不管实际撞击点是什么，当表现出这些症状时，就被称为胸廓出口综合征。

风险

- **撞击：** 软组织（通常是肌腱或神经）受压，可能发生在肱骨和肩峰之间，也可能发生在尺神经，因为它从肘关节后部穿过。我们通常认为这种情况发生在骨骼与软组织之间，但当肌肉痉挛或紧绷时，它会压迫神经或血管来对抗骨骼或其他肌肉，从而会发生撞击风险。上臂、前臂和手腕都有此类风险。

- **盂唇撕裂、肱二头肌肌腱撕脱伤：** 除了外科手术，这类损伤不能通过其他康复治疗得到治愈。很多人身体恢复能力很强，在盂唇轻微撕裂的情况可能会来上课。这种特殊情况下，要确保你的学生在最佳运动范围内以保护该部位。

- **肩袖肌群拉伤/扳机点：** 肌肉撕裂或结缔组织变形。冈下肌、大圆肌或肩胛下肌撕裂会导致颈部、肩膀、手臂疼痛。

- **肌腱炎、神经炎、滑囊炎：** 组织局部发炎常见于肩关节、肘部和手腕。

- **胸廓出口综合征：** 臂丛神经在行进间受到骨骼或肌肉的撞击。典型的

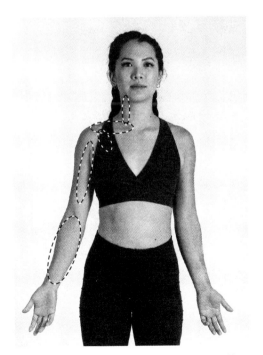

臂丛神经和血管在行进间的任何位置都可能受到骨或软组织撞击。

部位包括颈椎、锁骨、胸小肌、肱二头肌等。

- **鞍状关节退行性改变和关节炎：** 影响手腕和手。通常需要交替使用或改变手的放置，以及使用楔形物、衬垫、折叠垫子来支撑掌跟。

- **腕管综合征：** 可能导致手腕或手的疼痛、麻木和无力。需要个性化的调整来防止进一步卡压，持续练习可能使症状加重或减轻。

第十二章
上肢：教学原则与实践方法

从人类学的角度来看，上肢主要用于伸手。我们的祖先不得不伸手去摘树上的果子、在地里挖树根、灵巧地建造和使用工具、爬上岩壁……出于这些需要，上肢的运动范围很广。

上肢是为了伸手、抓握、推动和拉动而设计的，但在瑜伽练习中，我们把手放在地面上，承受整个身体的重量。我们用双臂搂住腿和躯干，利用杠杆来扭转身体。即使我们可以用胳膊和手做这些事情，但这并不是它们必须要去做的。这意味着我们必须非常仔细地教学生如何做新的动作和捆绑体式。如果我们随意地从事这些行为，则会伤害自己。

教学原则

作为教师和从业者，我们必须开始强调肩带和肩关节的分离或整合意识，应将运动范围作为焦点——根据个人情况，适当地扩展或主动限制它。因为肩膀和手腕特别容易发生肌腱和韧带损伤，所以我们在垫子上的位置及如何在重力下支撑自己，将对关节和组织的功能产生持久的影响。努力为结构及功能效率找到最佳的对位方式将有助于防止受伤，增强力量，并提升以令人兴奋和丰富的方式进行练习的能力。我们需要了解肢体与核心的协同关系，以确保它们相辅相成。如果有一个工作模型来研究能量系统，将能够大大增强我们对自认为可能已经非常熟悉的体式的体验。

本节主要介绍上肢如何在重力的作用下工作，同时与深层核心整合，平衡灵活性与稳定性。当然，我们需要探索个体差异及它们如何影响实践。我们需要学会观察在垫子上的身体。我们需要习惯颠覆一些长期持有的传统的对位观念，并将其个性化。我们将淘汰过时的引导指令，从生物学本质重新审视身体，改进教学方法，引导学生找到每个体式中最适合自己的动作模式与完美对位。

观察技巧

作为教师，我们必须善于看到最危险的错位——通常是手腕和肩关节处的错位。这些错位往往比下肢的错位更不易察觉，因为我们通常可以非常清楚地看到下肢主要关节是否彼此对齐。然而，关节堆叠在上肢可能不是最有效的对齐方式，至少在手碰到垫子并且承受重量时不是。当肢体向空间伸展时，关节对齐或垂直排列则更为合理。为此，学会放柔视线——这样你不仅能看到骨骼的对位，还能看到能量在结构系统的流动——这有助于你进行个性化的调整，帮助你的学生充分展现每个姿势。

当然，你仍然需要观察衣服（这是筋膜模式的忠实代表）和骨骼标志，但我们需要找到其他方法来观察错位或塌陷：

- 观察负重时手腕处的皮肤如何起褶皱；

- 评估肩胛骨之间的空间或空隙缺失；

- 肘部指向的方向；

- 手掌是否向内塌陷到拇指上；

- 核心是否启动，脊柱是否处于中立位；

- 肋骨或臀部是否下垂或突出。

只有当你首先学会看到骨骼线和筋膜线相互支撑的方式时，你才会熟练地看到能量线。这与臀部、膝盖、脚踝在一个平面的对齐不同，大多数时候，手不直接在肩膀下面。你需要洞察重力传导至核心的最高效路径：手指、手掌、手腕、肘部、肩膀、肋骨……它不是一条直线，但却是连贯的能量通道。

上半身比下半身具有更微妙的向前或向后的交互，这反映在静态姿势和从一个姿势到下一个姿势的过渡中。比如在平板式及过渡到四肢支撑式时，我们就会看到这种交互。由于肩胛骨和盂肱关节可活动，以及那里存在的固有风险，我们必须快速评估使伸展安全、流畅且与核心整合的旋转。当我们将伸手和负重结合起来时，就像我们在下犬式和倒立体式中所做的那样，可以观察得更加全面。

伸手

上肢是为我们伸手而生的。但是，我

们并没有像祖先那样做。每天，他们可能会从头顶的树上摘水果，或是爬上岩壁和树木去抢鸟巢里的蛋。而现在，我们甚至很少把手伸到橱柜的顶层架子上去拿零食。我们日常生活中的大部分动作都很简单。我们向前伸手，但并不会太远。我们创造了一个可以很好地容纳所有的生物力学不足的现实世界，同样也强化了我们许多不良的姿势习惯。

于是我们开始练习瑜伽。

在瑜伽体式练习中，我们伸手到达头顶，随后向后伸展；有时我们甚至以奇怪的角度将手臂缠绕在身体的其他部位。由于我们并不善于察觉身体的常态姿势，因而缺乏判断基准来评估如何正确完成这些高难度动作。这就需要教师去发现学生无法即时感知的问题。

外旋。由于存在提供肌肉附着点的骨性突起，因此我们需要以特定方式移动肱骨，为盂肱关节的软组织腾出空间。肱骨外旋是手臂到达头顶时保持安全不可或缺的。

你会看到什么：肘部通常朝向外侧，肩胛骨向脊柱方向内收。因为背阔肌往往很短，而且因为它是伸肌，所以在到达头顶时屈曲肩膀会对它构成挑战。请记住，背阔肌也是内旋肌，因此为了获得补偿，它会尝试在肩膀屈曲的同时通过内旋手臂来获得松弛。这也导致了肩胛骨代偿。

为了解决这个问题，外旋手臂，将肱三头肌转向中线，并将两侧的肱二头肌彼此分开。两手之间不需要保持较短距离，

让它们比肩稍宽一些。

肩带耸肩。很多人说他们"把压力扛在肩膀上"，因为他们在肩颈区域感到紧张，所以他们认为（许多教师也是如此）肩胛骨总是向上提向耳朵。然而，如果你真正观察学生，你会发现，一百个人中也许就有一个人会真的蜷缩颈部。仔细观察，你会发现大多数人实际上都把肩膀下沉压向肋骨并前伸。这会使胸部变短，颈部过长、过伸。这种拉紧的感觉被解释为紧绷，但这完全不准确。

你会看到（和听到）什么：当学生的手臂伸到头顶时，有经验的学生几乎会自动下拉肩胛骨。新手通常不会把胳膊一直放在头顶上，而是会环顾四周，看看自己做的是否正确。如果你正好是课堂上的一名学生，你会听到一个无处不在的提示，"双肩下沉，远离耳朵"。我认为你应该忽略这一点。

相反，采用我们之前讨论的外旋：将肘部弯向中线，肩胛骨将稳定在肋骨上的适当位置。颈部有足够的空间，无须刻意下沉。请记住，肩胛骨的上回旋是外展或弯曲手臂时的必要运动。所以，让它发生，不要把这些骨拉下来压迫盂肱关节的软组织。

核心整合。当上肢到达头顶时，脊柱第十胸椎几乎普遍存在代偿。由于太多人的背阔肌过短，随着上肢越过头顶时，他们的脊柱通过在第十胸椎处的塌陷来代偿，前面的肋骨凸出。上举动作不应该自

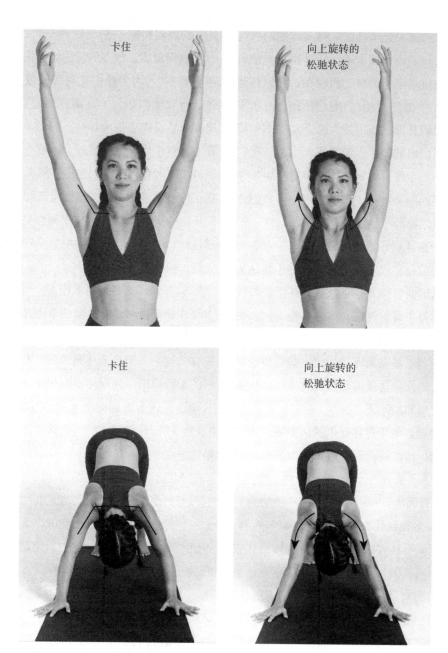

卡住

向上旋转的
松驰状态

卡住

向上旋转的
松驰状态

下拉肩胛骨时形成的锐角会在肩关节处产生撞击。

动变成后弯。即使在克服背阔肌较短的同时，也要保持脊柱中立位的稳定性。你需要在课堂上纠正这一点。因为学生将终生训练这种稳定性，所以你几乎要在课堂上反复示范正确与错误的区别，并坚持这样做。

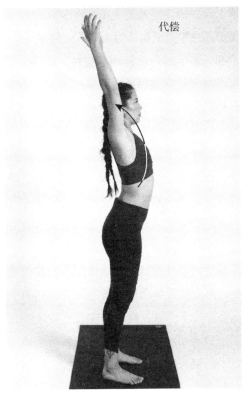

代偿

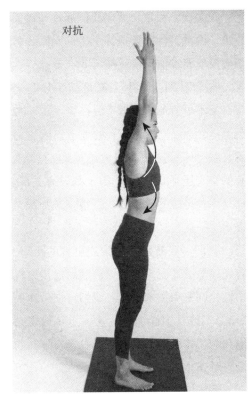

对抗

负重

　　人类的身体结构本就不适合像瑜伽练习中那样频繁用手支撑体重。但是，由于我们确实经常把手放在地上，所以需要建立一个结构健全的基础。这意味着要以最有效传导重力的方式排列骨骼，而不等同于关节的简单堆叠。我们每个人都需要正确理解这个概念。我们需要了解自己的骨骼、身体比例、弯曲和扭转能力及其优势与劣势。作为教师，我们需要承认，这是我们可以教给学生的重要的事情之一。

　　如何通过手臂将能量从地上转移到身体核心？你应该能够看到手掌如何与地面相互作用，这种作用如何通过手臂转移到心脏和喉咙中心。随着时间的推移，这些观察能提供更精细的调整、更细腻的动作和激活技巧，同时会帮助我们在地面上感到更加轻快与优雅。

　　双手间距是否足够宽? 传统的对齐方式要求我们将手放在肩膀下面。但这到底意味着什么？又是为什么呢？就像将双脚放在一起似乎是一个武断的指令一样，这个提示并不源于生物力学。但是，因为很难对自己的手臂朝哪个方向有准确的判断，所以这种对齐方式得到了加强。当我们从自己的角度向下看手臂的长度时，会产生很多视觉假象，所以我们通常会欺骗自己。因此，你需要成为学生的眼睛，你需要反复要求他们信任你。

你会看到：学生无论是新手还是老手，都不可避免地会把手放在胸下8～12英寸（约20～30厘米）的地方。因为肩膀和垫子一样宽，所以无论他们是1.6米高的女士还是1.9米高的男士都没有关系。这是一种传统的看手方式，很多教师都会提示这一点。

我们需要鼓励学生找到更宽的距离。首先以垫子宽度作为引导，然后逐步进行个性化调整和技术细化。我们将在后面的"口令实践"中详细讨论这一点，但现在你知道，如果一个人的拇指内缘与腋窝的褶皱对齐，那么双手就太窄了。

适当地外转。为了充分及安全地与地面接触——要有力量地向下扎根，并轻松

地上升，而不是通过关节向下挤压——你需要通过手掌平衡压力。为了做到这一点，手部骨骼需要与手臂和手腕对齐，以便使能量从手指流向肩膀。如果采用"中指或食指指向前方"的传统对齐方式，许多人的手指最终会失去与地面的联系，并在掌根处塌陷，卡住手腕和拇指。在这个姿势下，很难通过指关节扎根，甚至很难正确对齐手臂以保护肩关节。

你会看到：食指和中指的指关节会抬起，手掌会弯曲。拇指侧的手腕褶皱会更深且更多。这种情况通常伴随手肘朝向外侧，有点像斗牛犬的姿势。如果他们的手部姿势过于内收，这种表现会更明显。

这表明肘部指向后方（肩膀的旋转），但手还没有充分地伸出以使手腕、肘部和肩膀对齐。把整只手向外转，直到食指和中指可以放平在垫子上，同时手腕的皱褶

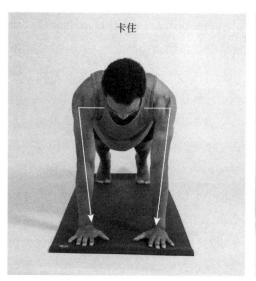

卡住

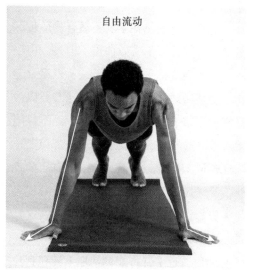

自由流动

恢复均匀分布。

双手放在肩膀前面。手臂在承重中最终调整为前后对齐。如果学生仍然坚持

"肩下"对齐，即使进行了之前的调整，他们依然有可能把手放在胸下太靠后的位置。该姿势使手腕过伸，并阻止其充分

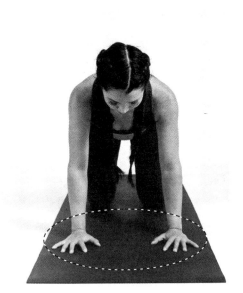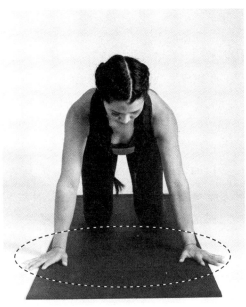

注意第一幅图的食指和中指弯曲。当双手向外转时，肩膀可以外旋，而手不会抬离地面。

卡住

自由流动

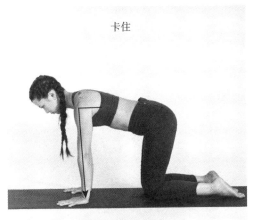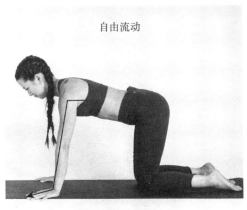

手腕过伸不在中立位，因此很难充分激活腕屈肌来支持手腕或支撑胸部的重量。

利用前臂力量。这对肌腱和腕关节来说是有风险的，整个系统会比在正确的位置上更快疲劳。

你会看到：在桌式或平板式中，肩膀会在手上方伸出，腕关节会形成深折角（明显小于90度角）。手腕处会形成很深的褶皱，掌根会紧压垫面。即使适当外转，也很难保持手指扎根于地面。

此时需要引导整个手臂前侧平面与手腕皱褶对齐，这可能需要膝盖或脚向后调整。

过伸与提携角。观察到两者的差别非常重要。过伸指矢状面上的过度伸展，所以肘部向后过度弯曲。提携角是关节结构的横向偏斜，使前臂自然向两侧外展，但不会影响关节活动度。此外，提携角是有目的地为身体而设计的；它算一种进化优势，便于更有效地携带东西。尽管这两种情况在机制上区别很大，但在体式练习中很难分辨。

你会看到：任何时候，当双手放在地上并且肘部锁定时，学生普遍过伸。当学生按照你的提示"旋转肘部向后指向大腿"时，过伸通常会被放大。如果他们没有意识到肌肉的对抗，并且锁住关节，你会看到肘关节"眼窝"前突、关节塌陷。在严重情况下，从侧面观察，肘部实际上完全在错误方向上弯曲。提携角较大的人可能会出现肘部指向中线的情况，特别是在双手距离不够宽时。

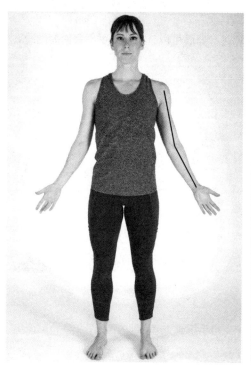
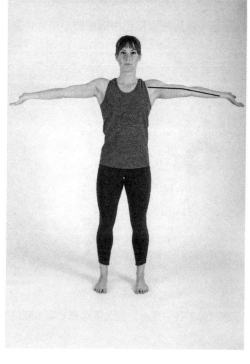

你要指示学生肩膀外旋到中立位，而不是肘部指向中线。调整双手在垫子上的宽度，适当地外转，使肘关节在肩膀下对齐，而不是手腕在肩膀下对齐。这将创建合理的使肩与肘对齐的几何结构。

在下犬式中，由于我们既承受着重量，同时双臂又举过头顶，甚至需要利用更多的反作用力。某些具有夸张的提携角并且能有效运用反作用力的人，可能也会表现出过伸。虽然一个人可能同时出现这两种情况，但如果实际上并不是过伸，那么进行调整是有风险的。

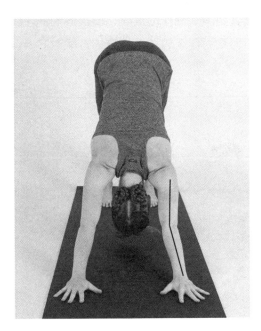

如果你要求学生的肘部弯曲变软，而他们唯一的选择似乎是肘部向外，或者肩膀向颈部塌陷，那么很有可能你认为的过伸实际上是提携角带来的视觉假象。你首先需要保持肩膀安全，因为它最有可能受

伤，而肘部的调整会直接影响肩部。

核心整合。我们需要时刻警惕上肢与核心的脱节，这种脱节可能同时体现在生理机能和能量传导两方面。随着时间的推移，你会具备看到这两者的技能。

你会看到：普遍的塌陷在肩带和肋骨之间。尤其是对于刚开始练习的学生来说，他们对肩带的感知不够敏锐。由于前锯肌、斜方肌、腹部核心力量薄弱，重力会完全落到手臂上。之前的一些特征也会在这里出现：肘部向外、手腕塌陷、指关节翘起。即使纠正了这些问题，还有其他更直接的线索来说明肩带特定的功能性障碍。

在这种情况下，你还会看到肩胛骨从肋骨和脊柱表面凸起。有时表现为肩胛骨之间形成深谷状的塌陷，有时像肩胛骨的

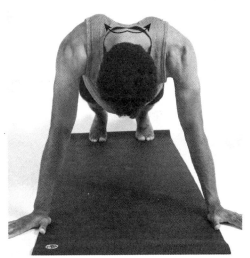

前锯肌未充分激活，使肋骨下垂及肩胛骨向外展开。

是提携角还是过伸

要确定学生是否有提携角或过伸，首先让他们坐下来，手臂像山式一样垂落于身体两侧，肘部伸直，肩关节处于中立位。确保他们的手臂自然下垂，没有任何外展。掌心朝前，评估他们手的距离是否比肘部宽。如果是，则存在提携角。

现在让他们伸出手，手肘与肩同高。看看肘部，注意它们可能会以不同的方式呈现。我自己的一侧肘部有点过伸，另一侧没有。在这个位置，你可以观察前臂是否低于肩膀或肘部。如果前臂低于肩膀或肘部，肘部看起来向后弯曲，就说明存在过伸。

通过上述行为，你会清晰地看到学生是否有提携角、过伸，或两者都有。有了这些信息，你就可以为他们提供更多规范性的指导、调整他们的负重姿势，他们也会更了解自己应该如何及为什么应该以特定的方式对齐双手。

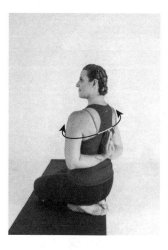

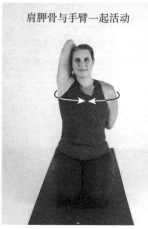

肩胛骨与手臂一起活动

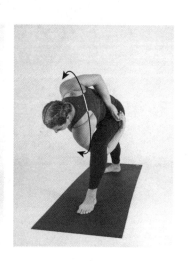

顶部倾倒在胸部的肋骨顶端，而肩胛骨底部的尖端从胸廓向外伸出。在任何一种情况下，你都会看到肌肉失衡对核心功能造成的严重破坏。但是，许多教师提供的解决方法是将肩胛骨往下拉，这会产生其他问题。

我们真正需要的是手臂外旋，这将有助于通过代偿运动重新对齐肩胛骨；同时利用前锯肌和腹肌来帮助提升胸腔，使其与肩胛骨贴合。后面还将对此进行具体介绍。

捆绑

从某种意义上说，瑜伽中的捆绑是伸展练习的延伸。在我们的日常生活中并没有完全发挥伸展的作用，因此，进入这些体式时往往会陷入四肢纠缠的混乱状态。如果不清楚肩部的复合运动，捆绑将成为高风险关节系统的又一个麻烦来源。

我们通常在探索瑜伽的早期就开始练习简单的捆绑，比如双手在背后并拢。只要稍加练习，我们就会忍不住想要伸手绕到腿上，把身体扭起来。即使是简单的捆绑也具有欺骗性，因为手臂和肩胛骨的联合运动必须十分精确才能安全地完成这个动作。不了解运动之前就贸然活动，容易受伤。

你会看到：在捆绑中，我们一直错误地调整肩膀，所以你很可能会看到学生因为错误感知而过度代偿。即使是简单的背后捆绑，人们也会把手掌紧紧相握，同时锁住肘部。这些动作导致肩关节外旋、肩带内收和胸腔向外凸出。从生物力学的角度看，这并不合理。

虽然我们通常鼓励外旋肩关节以创造空间，但在捆绑中，这样做实际上对身体不利。这就是为什么骨骼的机械优势取代了肌肉的作用。毕竟，要想将手伸到背后，需要肩关节内旋和一定程度的肩带外展。我们必须这样做，以保证肩关节的有力与对齐。我们依然可以挺起胸腔，避免伴随这些肩部动作而来的驼背，前提是承认脊柱实际上可以独立于肩膀活动。不必牺牲一个来换取另一个——如果我们以明智且积极的意图行动，它们能够并且会相互支持。对于任何一种捆绑，无论手臂是举过头顶（牛面式）还是在背后，尊重肩带和肩关节内在的共同努力而不是对抗它们，这对我们肩膀的安全是不可或缺的。

我们还需要问一下，手臂捆绑到底是主动的还是被动的。想象一下在桥式中，双手被捆绑在身下。一旦你双手并拢，肌肉就会放松，你开始完全依靠骨骼互相滚动来保持肋骨的高度。脊柱活动减少，核心激活减少，对脊柱进入后弯的整体控制减少。但当双手松开并与肩膀在一条直线上时，你可以再次积极调动上背部肌肉，连接深层核心，收缩整个脊柱，同时从尾部到颈部形成一个完美的后弯。

当你以鹰式捆绑手臂时，通常会把手臂快速甩动完成最终抓握。最好的方法是拆解动作，比如肩胛骨的深度外展、手臂的水平外展、肩关节的外旋、前臂的深度内旋，都是完成鹰式所必需的。如果你在每个动作之间停顿，你的大脑就有时间弄清楚要激活哪些肌肉来完成这些动作。随着时间的推移，力量会增强，肌肉募集会增加，以达到最佳效率。

上述要点适用于所有捆绑：评估关节的联合动作，利用深层核心和脊柱来创造稳定的反作用力。同时，确保肌肉主动发力而非依赖骨骼机械连接。从长远来看，这些努力将带来安全、强大，以及更自然的捆绑。

体验式学习

在体验式学习中，我们将看到同伴的上肢运动。我们会看到一些触地和负重的例子。你需要评估其肢体实际空间位置与理想位置的差异。首先进行提携角与过伸的评估。观察同伴将手臂平行放于身体前方，以及向两侧打开。在实践中要确定他们是否有特定的对位方式。

观察练习。一开始只和一个人合作。在尝试同时评估多人之前，要习惯于观察并讨论上半身对位的细微差别。从桌式开始，观察手落在垫子上的位置。

- 它们的距离是否太窄？你怎样知道的？

- 它们是否正确旋转？你怎样知道的？

- 相对于肩膀，它们是否太靠前或靠后？你怎样知道的？

确保自己了解上肢的几何形状，便于进行调整。用胶带在垫子上标记新宽度可能会有所帮助，有了视觉提示，双手距离就不容易变窄。

现在练习用具体方法来解释新的对位方式。首先让学生坐回脚跟，把手臂伸向前。帮助他们将肘部与肩膀的实际宽度对齐。对齐后，让他们翻转双手，观察双手接触垫子时需要保持的宽度。确保他们真的在看。当他们把手放到地面上时，他们会被诱导，甚至是无意识地将手带回中线。当他们的手还在空中时，为他们提供一个视觉参照，比如说："请注意，现在你的双手比肘部宽，更接近垫子宽度，甚至可能比垫子略宽。这样也没关系，只需保持双手间距不变地落到地面。"

一旦双手贴地并开始承重，请再次评估。确保没有改变双手宽度。注意手掌及它们是如何与垫子接触的。指关节能均匀下压，还是食指和中指根部会上翘？手腕是否能承受所有重量？注意肘部和指尖的位置，是向外、向内还是笔直向后？手、手腕和肘部之间是什么关系？这对肩膀、锁骨和胸部有什么影响？肋骨是否形成连贯的力线？如果位置、旋转、重量或平衡改变了，它们是如何变化的？

在反复观察对方从习惯到新基准姿势的调整后，请换其他人继续验证。在接下来的几天里，与尽可能多的人重复上述步骤。你观察的身体越多，你就越能注意到骨骼的严重错位，并会开始看到更多微小动作是如何改变整个体式的能量状态。你将能够看到能量是自由流动的还是卡住的，这会在你提示更复杂的体式时起到很好帮助。

语汇

关于上肢运动的新观点可能是学生最难理解的部分。他们被教导要把肩膀往下拉，以特定的方式放置他们的手。他们一开始可能会抗拒你的新指令和引导，因此你需要清楚地告诉他们，为什么这些转变对他们而言至关重要。这也是个体差异性得到最大程度尊重的时刻。

毫无疑问，会有不听你的话而只相信他之前所获得的指导的学生。你可以借此机会向全班同学解释一下他们各自的骨骼差异。即使是在每天的瑜伽课上，练习手臂的形状和位置也能颠覆他们对上肢练习的认知。为了做好准备，要清楚地了解提携角和个体差异、运动范围不恰当的练习对软组织的风险、手部收束术对激活身体核心的重要性，以及负重体式中上肢与重力之间的关系。

及时地讨论这些，会让你的学生更容易接受你所建议的调整。从长远来看，"为何改变"比"如何改变"更具说服力。

口令原则

手部收束术

这里涉及一些基本的工程原理。手腕无法在过伸、倾斜或扭曲的姿势下负重。因为肌肉太长而无法有效发挥力量，而且腕关节也承受巨大压力，这会导致炎症、退化和功能性障碍。找到最佳的对位方式，让重量从手掌外缘传入，再经掌心中央"上提"，以此来获得前臂的力量，形成类似足弓的吸盘效应。在脚上，称为脚部收束术；在手上，称为手部收束术。

当将手骨对齐到合适位置，并利用肌肉撑起掌心时，手部收束术就由肌肉产生了。而如果体重是通过拇指和鞍状关节向下分布的，这种情况就不会发生。从地面到胸部最有效的能量线从第二、三掌骨（食指和中指的手骨）之间的空间穿过。当前臂旋前时，这个空间与尺骨和桡骨对齐，就像我们把手放在地上一样。因此，有效的负重部位是那些骨。

如果你仔细地观察人们做桌式或平板式，你可以看到这条能量通道，你也可以看到它是卡在手腕处的还是在手上自由流动的。练习者的手因用力而变红或变白，这通常是因为所有重量由手来承受，而没有获得反弹的好处。他们没有建立地面与身体核心之间的联系。通过双手的精细工作，他们会感受到一种能量，这有助于他们锻炼核心肌肉。一旦建立并重新适应，使用手部收束术会直接将大地能量传到胸部、心区和腹部的深层。这些对所有负重体式的稳定性都是不可或缺的，尤其是在倒立和手臂平衡体式中。

口令实践

首先需要找到双手摆放的合适宽度，然后才以最佳的方式向外转。这有助于找到最有效的手掌重量分布模式，而不用压迫拇指或手腕。接下来你需要移动肩膀和手臂的整个平面以对准腕关节褶皱后面（我建议腕关节弯曲约95度）。然

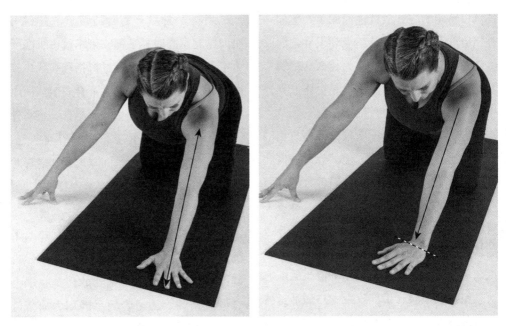

我们希望手、手腕、前臂和上臂的骨骼以这样一种方式对位，即重力可以平稳地上下移动，而不会卡在任何一个关节处。

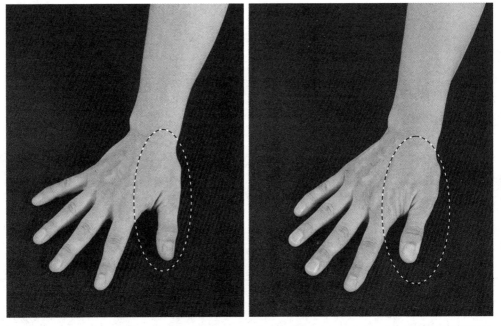

这很微妙，但你可以看到第一张图的拇指很轻，指腹仍轻微地朝向手掌。第二张图的拇指扭转并向下按压地面。

后注意当旋转肘部指向后方时，手掌是否可以平放。如果食指和中指的指关节向上翘起，需要外旋手臂或手，轻微朝外，直到指关节能够有力地向下扎根。这是重力通过关节转移到核心的有效方法。你需要时间来培养必要的力量来维持这些动作，但为了长期保护手腕和拇指，你必须这样做。

这里有一些练习手部收束术的具体提示。

"向下按压食指和中指根部（即连接手指和手掌的指关节）。用力按压，直到掌根开始离开垫子。左右手开始交替揉搓垫子，有点像猫用爪子抓挠毯子一样。"

"用右食指勾左手掌边缘。全神贯注于手掌边缘，想象掌心变得中空。将手掌轻轻地放在垫子上，只允许相同的边缘负重。慢慢增加压力，同时也调动肌肉，使掌心离开地面。"

"想象你有一个垒球，每只手握一个。用整只手握着垒球，试着做出你能做得最圆的形状。重复这个动作，每次轻微挤压时尽量少用手指。再次放大双手，就像拿着一个沙滩排球一样，逐步撤回手指直到主要用掌心发力。你会发现手掌的敏锐度越来

越高，同时微妙地激活了前臂和手部肌肉。"

在垫子上的个性化方案

正如前面关于提携角的讨论，当你看到一个人做山式，双臂垂在身体两侧，手掌张开，面向前方的墙壁时，你会注意到他们的手很少直接从肩膀上垂下来。这种特征在我们日常放松站姿（掌心放松朝向大腿）中并不明显，但在解剖学姿势中，可以看到提携角的本来样子。由于肘部侧偏，手自然会比臀部宽，甚至比肩膀更宽。站立时，如果调整双手与肩同宽，会感到不舒适，可能会更愿意让手恢复到更自然的状态。事实上，肘部会与肩关节对齐，而手会稍微向两边张开，或者略微张大。按照这个思路，任何时候手臂举过头顶或放在垫子上，有效的骨骼对位方式是肘部与肩同宽，而双手根据个体提携角需求自由展开。

当把双手放在地上时，该结构的影响甚至更加深远，因为手部的摆放方式会通过骨骼传递到肩带，进而影响核心。双手的摆放方式不仅影响手腕和肩关节健康，还会极大地影响肌肉组织负重的效率。如果骨骼没有处于最佳对位状态，那么将很难募集手部、前臂、上臂、胸部、背部和核心部位的所有肌肉。所以我建议，每次把手放在垫子上时，都要密切关注它们是如何着地的、在哪里着地的。大多数瑜伽练习者，即使是身材

娇小、肩膀较窄的人，也需要将手放得足够远，使小指能触碰到垫子边缘，而身材较大的人很可能需要把手放得更宽。在标准宽度的垫子上，我的手着地时，只有中指和食指还在垫子上，无名指和小指（及其相连的手掌部分）着地，离垫子很远。这是可以的。事实上，这完全没问题，因为需要承受大部分重量的部位是中指和食指的指关节，也就是手指和手掌的连接部位。

提携角较大的人（以及许多没有的人）可能也需要进行旋转调整，以保持手与垫子的良好接触。根据我的观察，当他们的手指向前时，很少有瑜伽练习者的手腕或肩膀会保持良好对位。许多人需要更多外旋才能使骨骼正确对位，以避免腕部撞击或鞍状关节塌陷。当你把双手放在垫面上时，如果食指和中指根部离开垫子，手腕很可能会过伸，腕骨、拇指根部（鞍状关节）会承受太多重量。这些既不会使手腕或手健康，也无法获得必要的力量来实现你想要的倒立和手臂平衡体式。

说到过伸，非常重要的一点是，你要将肩膀对准手腕褶皱的后面，否则无法充分利用前臂的肌肉力量。根据适中范围原则，手腕需要保持大于90度的弯曲，否则会有拉伤腕屈肌肌腱和肌肉的风险。当你在做桌式、牛/猫式，或者平板式等以手负重的体式时，请遵循这项原则。

口令实践

既然这是一种个性化的练习，那我们

如何有效地提示整个班级呢？我们能提供一个更通俗的方案，然后在更极端的情况下进行细微的修改吗？答案是肯定的。

桌式是一个理想的开始。就像山式是所有站立体式的标准一样，桌式是所有手部体式的标准。下面是一个通用的开场白：

> "确保双手宽度与肩膀宽度相适应。你的拇指之间的距离会比腋窝远，所有人都会用小指碰到垫子边缘，但有些人的双手会需要打开得更宽。为了避免手腕过伸，你需要将整个身体向后移，直到手臂平面位于手腕褶皱的后面。转动手肘向后。当你这样做的时候，如果食指和中指根部翘起，请把整只手向外转一些，直到指关节能够牢牢地向下扎根。食指甚至中指都不太可能指向前方，这没关系。"

脊柱整合

值得注意的是，肩带肌群在功能上与身体核心是一体的，它们不能被分开。斜方肌、竖脊肌、前锯肌、菱形肌、胸肌和背阔肌之间以筋膜相连，形成支撑和稳定的吊索。因此，肩带的轻微失衡会影响脊柱或核心的功能，反之亦然。有些筋膜延伸到手臂，有些则一直延伸到腿部。这个系统太过复杂，无法在此详述，但认识到这些连接的存在仍然非常重要。

由于这些关系，我们的稳定对抗机制不见得会很明显，因为它们不仅仅存在于四肢，更是肩部和核心动作的组合。对于每一个向前动作，我们都要配合一个向后动作。例如，当肩胛骨在肋骨上后缩时，需要激发上腹部来抵消，以防止前肋骨凸出。肩胛骨的活动范围在此具有迷惑性。前伸/后缩机制意味着，在功能上，前锯肌将肩胛骨下角向前拉向肋骨，我们可能会关注上角向后倾斜的动作。

口令实践

动作需要发生在手、手臂、胸部、上背部和腹部。对于负重，它听起来可能是这样的：

"用食指和中指的指关节下压，肘部指向大腿。锁骨变宽（将肩胛骨轻微拉向脊柱），肩胛骨底部的尖端压向肋骨。最后，深提心区、拉向脊柱、防止脊柱弯曲或中背部塌陷。"

无论是伸展还是负重，这些对位原则都是有效的。以侧角式的上臂，或者任何伸展手臂的扭转体式为例。上臂很容易向后摆动到心区后方，令人感觉胸腔打得更开、扭转得更深。当然，这是一种错觉，感觉可能很好，但这种方式缺乏整体性，对体式功能无益。相反，我们需要利用内在阻力来真正体现打开胸腔。通过激发腹腔神经丛将肋骨向后拉，启动腹部收束

术，后缩肩胛骨，向前按压手掌，就像按压心区平面。这种前推力与肋骨的后拉力形成对抗，并使肩带与核心成为一体。

因此，如果你伸展手臂，就像在侧角式中一样，你可以这样提示：

"抬头看看你上方那侧的手。注意它是否落在心区后方。用猫式的力量把前方肋骨向后拉。向前按压你的手，以满足向后的动力，两者在中间相遇。"

下半身与核心的整合

本节描述身体各部位的全面整合。在深入研究之前，确保你对脊柱如何与臀部结合及肩膀如何与脊柱结合有清晰的认知。以下信息将解决一些困扰你的潜在问题，并使你感到好奇。

站立和负重体式都得益于核心和上肢的整合。因此需要精准激活那些能使二者融为一体的对抗性发力模式，这涉及肩膀后缩与腹腔神经丛（上腹直肌和深层核心肌群）激活的关系。收紧上肢部分的肌肉动作有助于整个上半身的整合。

此外，腰大肌与下半身存在微妙的联系。为了充分利用腹部收束术的力量，腰大肌必须在胸腰椎连接处施加一点向前的张力，否则就会导致较大幅度的弓背，而不是从骨盆向上延伸。屈髋肌的这个动作抵消了许多人站立时骨盆感受到的向前的动力，在髋关节处建立中立稳定状态，同时为腘绳肌和臀肌提供阻力，促使进行髋

部伸展或骨盆前推。我们以一系列弯曲/伸展的反作用结束，身体呈之字形向上，从脚踝和膝盖开始，向上通过脊柱中部和肩膀，最后通过喉咙向后拉，以延长后颈部并通过头顶上升。

无论你是保持直立还是以平板式在地上长时间工作，这些对抗点都是必要的。每处关节铰链都需要反作用力来防止塌陷，同时将整个身体整合在一起。想一想，索桥是只在两端有支撑时，还是桥全长的上下都有支撑时，两者的稳定性差异。张拉整体性原则表明，脚与手和头相连，一个部位的活动会影响另一个部位，越是充分运用骨骼之间的连接，这些部位需要单独工作的量就越少。

如果练习时只放一只手在地上呢？在侧板式中，除了所有前/后肌肉工作外，还必须将肩部和手臂与腹斜肌、椎旁肌和髋外展肌结合起来。无论膝盖或脚是否支撑在地面上，下肢必须靠在垫子上，以推动臀部向上。侧腰会收缩，以支撑下背部骨骼，同时结合背阔肌、前锯肌和其他肩带、盂肱关节肌肉的工作，以肌肉吊索的方式提起肋骨。如果你松开手或腿，体式

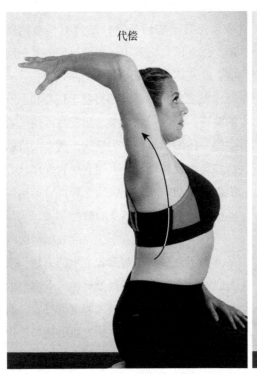
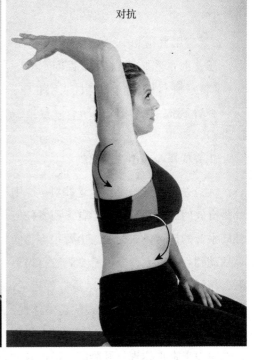

肋骨、脊柱用于对抗和稳定上肢的动作。

便会显得滞重下沉，而非轻盈悬浮。同样前后反作用力也发挥着作用，但在这里，它们被用来保持身体侧面的平衡，以防止前后倾斜。身体侧面在重力中充当引擎。如前所述，上臂需要与脊柱配合。

口令实践

在平板式中，你必须将深层核心与四肢结合起来，重要的是要提醒学生脊柱的动作，以及如何在上半身获得力量的同时保持脊柱中立。随着时间的推移，腿部和足部的参与会使核心和上半身感到更加轻松。无论膝盖是否落地，以下所有提示都适用。

"从桌式开始。用食指和中指的指关节按压，将肘部指向大腿后方。锁骨展开（将肩胛骨略微向脊柱方向拉），将肩胛骨底端压入肋骨。深深提起腹腔神经丛，将尾部稍稍拉向心区后方；不要绷紧臀大肌。右脚向后伸展，收拢脚趾，然后左脚向后撤。双腿向后足够远，

使脚跟刚好位于前脚掌正上方。通过脚掌而不是脚跟的按压来激活脚部收束术，你可能会感觉到小腿被抬起，然后是大腿。收腹，打开前胸，拉长后颈部。不要锁住肘部。"

单手支撑的侧板式的整合略有不同。因为上面的手可以任意活动，下垂到心区后方，给人一种胸部要打开的感觉，因此要注意让它直接对准心区。

"注意上方那只手，观察它是

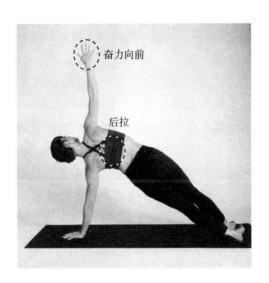

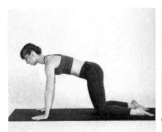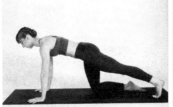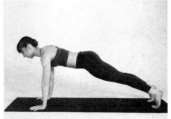

随着双腿移动并转向采取平板式时，上肢和核心保持稳定。

在你身后摇晃还是伸向天空？像猫式一样，通过深深地向后拉肋骨来整合整个手臂。当前面的肋骨向后移动时，将手稍微向前压，这个动作应源自肩带深层。一直按压，直到手直接对准心区的中心——既不在面部也不在腰线，而在肋骨中心。这感觉就像肋骨和手彼此相对，在中心平面相遇并拥抱在一起。这种抵消作用稳定了上部核心，甚至可以减轻撑于地面的那只手的压力。

捆绑

捆绑在瑜伽练习中是有趣的一部分。即使是最简单的捆绑也可以使体式提升到下一个层次，增强感觉和视觉冲击力。这些动作体现了肩带和盂肱关节的全活动范围。正如前面所介绍的，传统提示强调的是反作用，这种方式可能会对盂肱关节造成损伤。为了达到全活动范围，必须充分接纳肩胛骨的代偿性动作，再以精细的方式反向调节。联合作用在捆绑时是必要的，否则会对盂唇和肌腱造成损伤。

口令实践

从简单的站立或坐姿开始。这个练习对于评估肩胛骨灵活性，以及肩关节和肩带统一运动的敏锐性至关重要。

"双手背在身后，手指紧地交织在一起，但手掌张开，向耳朵方向耸肩。尽量不要锁住肘部。开始将肘部从背部抬起。克制住把肩膀拉在一起的冲动，相反，让它们上升并向前倾斜。肩胛骨的下角将远离肋骨，锁骨将向上抬并远离上部肋骨。感受颈底部与肩膀顶部之间形成的塌陷区域，并将呼吸注入其中。"

起初进行这样的练习会感觉很奇怪，但是随着时间的推移，你会发现它是非常自由的。机械优势被削弱，手肘锁死的倾向减少，更需要有意识的肌肉收缩。这是在深度伸展中运动的自然方式，能培养不依赖重力即可进入更大开度的力量。当你在前屈体式的捆绑中运用重力时，你会发现将获得比压缩肩胛骨的传统方式更大的活动范围。

当练习深度旋转的捆绑时，比如鹰式或牛面式，让肩胛骨随着旋转自然移动是很重要的。若过度对抗，所有的力都会集中在盂肱关节的软组织中，随着时间的推移，这些应力会损害软组织。你真的不需要为了练习而记住这些复合动作——当手臂移动时，你可以感觉到拉力。我鼓励你做这些动作，真切体会与旋转及外展动作对抗时的感觉。在教授这些捆绑动作时，应清楚地了解如何去提示复合动作，这样就不会产生太多的对抗作用。当你的学生在接触肩胛骨的运动时，会发现其活动范

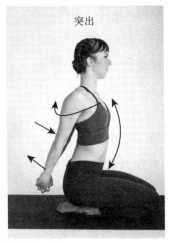
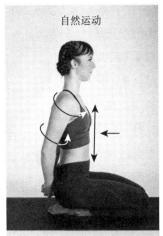
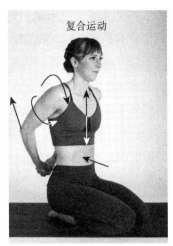

| 突出 | 自然运动 | 复合运动 |

我们很容易锁住肘部，使机械优势来辅助运动，但这会对肩膀软组织施加过多剪切力。相反，在肌肉可控范围内运动，遵循肩关节自然的复合运动轨迹，随着时间的推移增强力量和灵活性。

围会比预期的大。

让我们用牛面式来充分感受这一点。右臂举过头顶，左臂置于背后，以下是为保持安全所需的复合动作提示。

"右侧肱三头肌向前和中线旋转，允许肩胛骨向前包在腋窝周围。向上伸展肘部，让肩胛骨抬起或向耳朵方向耸肩。颈部放松，头部摆动。

"左侧肱三头肌向前旋转，轻轻拉动肩胛骨，使胸部绷紧。你应该感觉到前臂和背部之间产生了一点空间，使你的肘部更靠近侧腰，肘部弯曲得更深。

"抬起胸部，上背部用力，但要注意不要迫使肩胛骨向脊柱并拢。肩胛骨向前环绕肋骨，而在心区后方感受到一个轻微的反

作用力是合适的。"

无论是侧角式或天堂鸟式，还是所有的马里奇变式，只要背后有捆绑，这些提示在任何时候都适用。

手臂平衡

手臂平衡的范本是四肢支撑式。我们需要足够时间才能精准地熟悉四肢支撑式。

- 增强前臂力量，有效运用手腕或手指的弯曲，并保持手部收束术。

- 习惯肘部与手腕对齐，而不要超过手腕。

- 将肩胛骨与肋骨整合在一起，保持良好的对位和衔接。

- 保持从肩带到脊柱、核心和下肢的连续性。

虽然从根本上来说，要让手臂平衡，就要找到平衡点，我们需要更多的心理练习而非单纯依靠力量，但通过双手和手腕的灵活性和耐力将确保我们有足够的时间来锻炼更深层次的核心力量和动作。在所有屈肘式手臂平衡中，当利用骨骼对位优势而非关节或肌腱代偿时，才能发挥最大力量。如果我们习惯了在不过伸的情况下将肘部对准手腕，就可以使用更多的骨骼支撑，并将肌肉意识转移到核心，这才是手臂平衡真正的发力源。

总之，要保证足够的前臂力量，在深度伸展的同时保持适当的屈曲动作，然后我们就可以专注于手腕和肘部之间的平衡。通过有效结合肩带和深层核心的动作来创造提升感，所以无论脚是否留在垫子上，躯干都会感觉很轻。

口令实践

从有力的平板式开始。为了在四肢支撑式中实现最高效的身体架构，你需要不断加强平板式的对齐点，同时也要以精确的方式在空间中移动。如果核心、脊柱、下半身的任何部位退化，四肢支撑式都难

以维持，并且肩膀、肘部或手腕会承受过多压力。

"用脚趾推动整个身体向前，肩膀越过手腕。不要向下看你的臀部或脚，也不要看前面的墙；保持后背和颈部拉长。呼气时，开始有控制地缓慢弯曲肘部，在到达90度之前停下来。将肘部拉向肋骨，肩胛骨拉向脊柱，提起腹腔神经丛。保持肘部在手腕正上方，肩膀在指尖上方。保持脊柱处于中立位，不要让臀部下垂或抬得太高，保持臀部与心区水平。"

你会听到故意将手腕过伸的特别指示。虽然通常想避免这种情况，但在这个例子中，我们在这里只停留一会儿，以建立必要的几何结构来找到最终的对位。尽量避免过伸，这样就可以为完成四肢支撑式积蓄力量。如果你没有准备好身体前移，当弯曲肘部时，肩膀就会在手的上方而不是前面，这对任何人来说都不是一个有力的姿势。首先将身体向前，当肘部弯

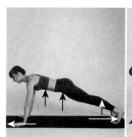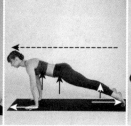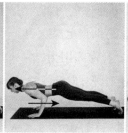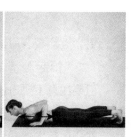

曲时，就可以拉回肘部与手腕对齐，同时心区和头顶继续向前延伸。唯有如此，才能在手臂形成漂亮直角，同时也能保持核心完全激活和脊柱处于中立位。

如果你没有尝试过这个向前动作，我强烈建议你练习简单地向前和向后移动，不要做四肢支撑式。一旦感觉舒适，你可以在保持腹部和臀部提升的情况下这样做，然后在弯曲肘部之前练习放下膝盖。确保胸部展开，不要降得太低。确保你的肘部往后拉，以降低上半身，但肘部只叠在手腕上方。

流瑜伽

现在我们已学会观察脊柱、下肢和上肢，我们可以把它们放在一起来完成许多流瑜伽课程核心动作。虽然我自己并没有像许多流瑜伽教师那样经常教这个序列，但它仍然是许多课程的教学重点，这意味着我们应该充分了解它的技术性细节和组成体式。

然而，体式并不是我们唯一需要注意的事情。强调动作转换的敏锐度对安全练习不可或缺。如果我们只是把体式拼接在一起，我们会忽略每个体式的力量和完整性，也会忽略动作转换本身的细微差别。这使所有人都会受到潜在的伤害，尤其是肩膀和手腕的组织。

所以，对于还没有接受流瑜伽这一理念的人来说，这其实是从拜日式中选取的一组体式。以下是概要：

- 前屈体式或平板式（有时会直接跳到下一个体式，或者从别的体式进入，比如下犬式）；
- 四肢支撑式（或平板式，一直降到地面）；
- 小眼镜蛇式/眼镜蛇式/上犬式；
- 下犬式。

这个序列经常被用来连接其他简短的站立系列体式。由于它被重复得太多，许多人已经习惯这样去练习。如果他们只是装样子或顺从于他们不了解的运动模式，那么他们会强化坏习惯，受伤风险也随之增加。

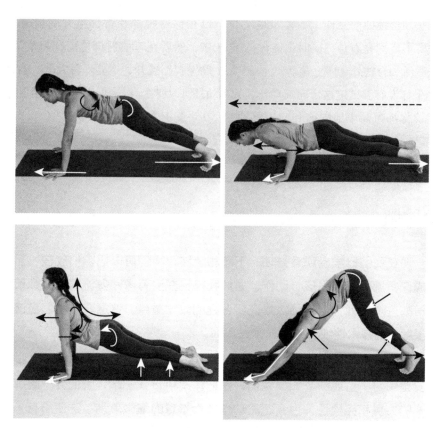

感受到一种持续向前和向后的动力感，有助于保持整个身体的活跃和脊柱处于中立位（后弯除外）。

你可能会看到很多人从下犬式开始，做一个俯冲向下的动作，拱背进入后弯，脸部位于两手之间，并在撞向地面之前迅速抬起，头部向后甩到眼镜蛇式和某些版本的上犬式之间的最高点。他们实际上并未进入标准体式，在这个过程中他们很可能会伤到肩膀和腰部。事实上，为了保证安全并真正有机会体验流瑜伽的每一个体式，这些体式之间的转换是有规律的。

我将要描述的内容听起来会非常枯燥，但按照这种方式去做，整套动作从开始到结束会是流畅的。

- 无论是从下犬式或站在垫子前面的站立体式转换到平板式或四肢支撑式，脊柱需要保持处于中立位。当肩膀和臀部做一些漂亮的动态动作时，核心必须保持活跃并且是有控制的，特别是你选择向后跳时。所以，我强烈建议你暂时放弃向后跳，或者至少在你熟悉每次转换的感觉后再向后跳。事实上，你可以从平板式开始，这样你就能弄清楚这个序列的细节。

- 从平板式开始。确保双手和双脚是活跃的，同时启动手部收束术和脚部收束术。你需要全程抓紧垫子，防止手腕塌陷。现在你应该向前移动，一直向前，让肩膀越过手腕，推到足尖最前端（甚至完全滚过足尖），要始终保持脊柱处于中立位或臀部的轻盈。此时，你可以根据需要放下膝盖，屈膝之前要向前移动。

- 四肢支撑式。你可以开始向后屈肘，将肘部重新对齐到手腕上方，如果从侧面看，前臂基本与地面是垂直的。如果双手间距很宽并足够外转，从手腕到肘部可能会有轻微的向内倾斜。要注意的是，你可能在屈肘90度之前就实现对齐，这是可以的。在我看来，90度是一个大概角度。重要的是培养能以这种屈肘姿势保持超过一个呼吸周期的力量。并且，你还要避免胸部塌陷、臀部下垂，以及脊柱偏离中立位。如果你不能达到上述要求及保持顺畅呼吸，我强烈建议你练习将身体慢慢降到地面，或者屈膝来逐渐增强力量。

- 上犬式。在前面的步骤中，胸部没有下降到低于肘部，它只是停留在那里或稍高一点。转换到上犬式时就没有那种跳水的感觉，相反，这感觉有点像来自胸部下方气垫的反弹。手臂向后，就像做引体向上一样，胸部向前打开，肩胛骨内收并后缩，在心区后方卷起。臀部不要下垂，双腿发力大腿上提，尾骨向心区方向牵拉，形成一个没有在肋骨或骶骨处中断的连续弧线。你展现了一个长而优雅的眼镜蛇式，它被长而有力的手臂抬离垫子。

- 下犬式。由于脚和腿已经向下压，大腿也在上犬式中抬起，你只需增加这些动作的力度来转回下犬式——至少从表面看是这样的。你的确在继续那些动作，同时进行深层的腹部收束术，或者猫式的上腹部动作，所以上半身和下半身一样主动提升。髋关节的铰链向身体提供向后的动力和向上的升力。胸部轻轻着地，悬挂在肩膀之间，不会因为腋窝塌陷而挤向地面。即使膝盖放松，双腿仍然保持活跃，脚跟向后拉而不是向下。当通过手和脚向外挤压时，有一种向中心铰链聚集的感觉。这些反向力促进了身体的提升。

实践方法

对下面的每个体式，我都列出了上肢的基本对位点。在学生承重时，教师需要考虑个体差异，并为每个学生做出适当的调整。你很快就会发现这是一种重复练习。这里的关键是，当你伸手时，你需要利用核心、肩胛骨和手臂之间的反作用力来整合核心；当双手承重时，你需要运用反作用力来稳定从地面到核心的整个系统。这里的提示是针对上肢的，但你应该同时关注脊柱的运动。

请记住，我们是在一个系统的范围内运动，但这个系统不是为了完成我们要求它做的事情而构建的。这并不是说我们不应该做这些事情（除非某个身体部位强烈抗议），而是我们确实需要在做这些运动时保持警惕。我们必须考虑身体组织，比如骨骼和柔软的部位，当我们做体式时，它们是否舒适。

站姿伸手

站姿伸手得到的关注很少，因为我们对自己的动作范围做了太多的假设。记住这条有助于强化运动范围的规则：盂肱关节实际活动范围在任何方向都只有30度。当伸手时，你必须移动肩带以安全地对位和移动。此外，记住外旋是肩带的关键动作，这个简单的动作将改变手臂、肩膀和上背部的协作方式。

手臂上举式（Upward Facing Hands，Urdhva Hastasana）

手臂上举式是在一节典型的瑜伽课中会经常练习的动作，它也成为经常被忽略的体式之一。学生可能已习惯伸手时自动沉肩，这是必须努力改掉的坏习惯之一。学生一开始可能会抗拒，但如果你解释做这些动作时肩膀发生了什么，他们就会改变习惯。通常通过前后对比两种姿势，会让人感觉到什么是限制、什么是自由。

- 脊柱处于中立位，腹部激活，胸腔稳定。

- 上臂在肩关节处外旋。

- 肩胛骨外展并向前靠紧腋窝。

- 肩胛骨上回旋，允许肩峰上抬，即使内侧缘略有下降。

- 保持双手举过头顶时与肩同宽。

- 手臂初期可位于头部前方而不是耳旁，以保持脊柱和肩带的完整性，同时避免短缩的背阔肌和肩部肌肉的代偿。

- 保持腹部收束术的活跃。

战士 II 式（Warrior II，Virabhadrasana II）

- 脊柱处于中立位，不要卷尾骨，稳定胸腔。

- 转动胸腔，同时打开髋部并对齐。

- 手臂在肩关节处外旋。

- 肩胛骨处于中立位，没有代偿或使用过度的稳定动作，然后：

  后缩，启用腹部收束术；

  外展/内收。

- 手臂在大腿上方对齐，避免后侧手臂向后旋转，用力做更深的扭转。

- 双手抬起，与肩同高，从肩膀及心区向外延展，手指向空间延展。

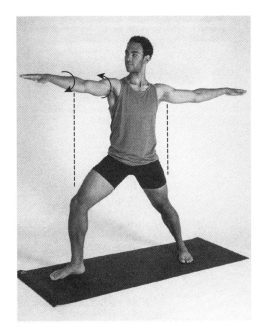

后弯

在后弯练习中，上肢可能会有一些与直觉相悖的动作。因为肩关节和肩带之间需要产生复合动作，你需要非常精确地提示这些体式的细节。你可以想象，肩关节屈曲和伸展在后弯中有很大差别。

请记住：在每次后弯中，肩带的主要作用是为胸腔和心区提供支撑。肩带如何帮助胸椎伸展？这是需要通过正确的对位来回答的问题。

眼镜蛇式或上犬式（Upward Facing Dog，Urdhva Mukha Svanasana）

这些后弯练习（眼镜蛇式或上犬式）将肩关节处于中立位及伸展结合起来。手臂处于中立位或略微伸展，利用地面的摩擦力吸引背阔肌和前锯肌的参与，稳定肩带，使背部肌肉能充分伸展脊柱。

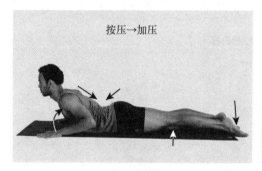

按压→加压

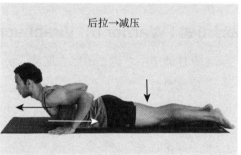

后拉→减压

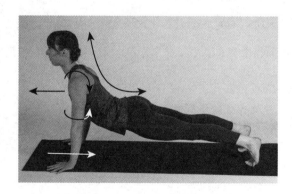

- 调动腹部核心，腰椎前凸，避免在第十胸椎处中断。

- 肘部在肩关节下方对齐，双手保持适当间距并外旋。

- 肩胛骨内收，后背、胸腔不塌陷。

- 肩胛骨后缩，贴靠在肋骨上，但不要向下压；避免颈部肌肉过度伸展。

- 手臂内收并外旋至中立位；肘部指向后方，不要锁紧；保持每个关节的肌肉活动。

- 手和上臂向后拉，调动背阔肌，创造胸部和心区向前的动力。

- 膝盖下压以启动屈髋肌群（眼镜蛇式）；做上犬式时，双腿充分参与和稳定，双脚向下压实，保持膝盖稳定但不要锁紧，将注意力放在屈髋肌群上，保持臀部抬起和脊柱伸展。

反弓式

反弓式及其同类体式使用了上肢的屈曲动作。背阔肌、胸肌和肩部肌肉的伸展性不足，很容易导致脊柱骨折。你必须保持腹部稳定，努力伸展背阔肌、胸肌及肩部肌肉，适当调整肩带，为肋骨和心区提供必要的支撑。从脊柱的角度看，虽然桥式通常被归为这一类，但它并不完全符合——它的上肢动作混合了眼镜蛇式和骆驼式。

- 调动腹部核心，腰椎前凸，避免在第十胸椎处中断。

- 双手保持适当间距并外旋。

- 手臂在肩部外旋，肘部会内收；即使没有产生动作，内收肌群也需保持激活状态。

- 肩胛骨外展，作为肱骨外旋的复合动作。

- 肩胛骨上回旋。双手需要越过头顶，所以该原则仍然成立，并且对盂肱关节的安全很重要。

- 肩胛骨上提，轻微耸肩。因为身体上下颠倒，这个提示可能会让人感到困惑，需要与外旋力量平衡，两者不可相互压制。

- 肩胛骨后缩并通过肋骨固定，以促进胸椎伸展。

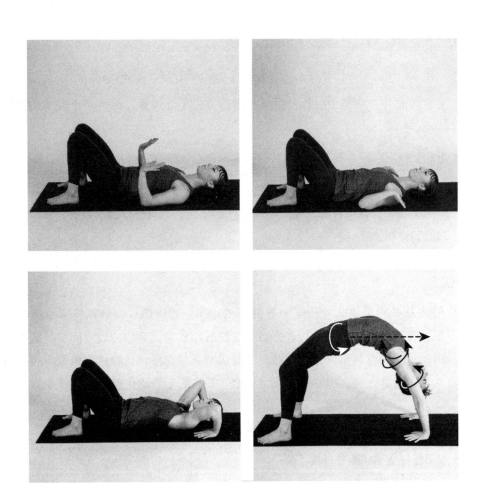

在整个过程中，根据提携角找到最佳手部位置，然后同时外旋手臂，外展并后缩肩胛骨。

骆驼式

骆驼式的后弯要求完全伸展手臂，直到身体能完全落下和收回，在这种情况下，你必须按照反弓式的提示来做。

- 调动腹部核心，腰椎前凸，避免在第十胸椎处中断。

- 手臂伸展。手可能会放在骶骨或大腿后部，或者向后伸展并最终放在脚跟或与脚跟对齐的瑜伽砖上。

- 手臂在肩关节处内旋（在有些变式中会保持前臂旋后）。

- 肩胛骨后缩，支撑并促进手臂的完全伸展。

- 肩胛骨外展以稳定其前伸，同时支撑胸部扩张和胸椎伸展。

扭转和捆绑

请记住，扭转时上肢应作为感知通道而非发力杠杆，捆绑时需要使用肌肉而不仅仅是骨骼的机械优势。这类对位细节需要许多小而精细的动作，而不是大幅度的动作。要知道这个体式的核心是什么，以及上肢如何支撑它，而不是手臂如何使这个体式看起来多华丽。

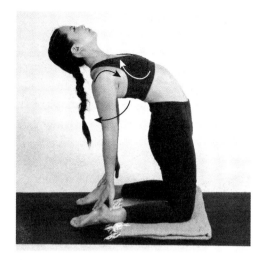

肩部伸展需要配合肩胛骨后缩，但仍然可以通过脊柱伸展和腹锁的激活来提升胸腔。

兔子式（Jackrabbit，Sasangasana）

下面的说明更像是专门为婴儿式的变式提供的。无论你坐着还是站着，对上肢的要求是相同的：必须通过肩胛骨前伸以实现完全伸展，因此你必须通过抬高上肢来腾出额外的空间。

- 从婴儿式开始，手指在下背部交叉以捆绑双手，但手掌打开。

- 手臂在肩膀处伸展，不要锁紧肘部。

- 如果双手不好移动，释放捆绑并使用瑜伽带辅助。

- 肩胛骨前伸，双肩靠向地面，同时双手从骶骨向上抬起。

- 肩胛骨上提，在锁骨和肋骨之间创造空间（为前伸留出更多空间）。

- 肩胛骨内收，这是一个非常微妙、温和的对抗，不会影响肩胛骨前伸。

鱼王式（无捆绑）

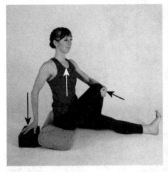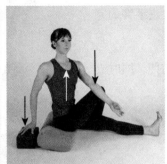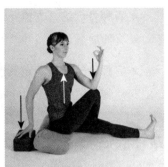

用手臂增加脊柱高度，而非强行扭转以加深旋转幅度。

扭转通常伴随着捆绑，但许多人发现这样会使脊柱偏离轴线和塌陷。你应该首先利用手臂来支持核心。一旦身体稳定，就可以进行捆绑。无论下方的腿是伸直还是弯曲，核心必须保持直立，手臂是用来稳定而不是偏离核心的。

在下面的提示中，假设身体向右扭转，右脚跨过左大腿。右臂是支撑臂，而左臂跨过腿部。

- 肩胛骨处于中立位，避免肩胛骨向下压向肋骨。

- 伸展的右臂起稳定器而不是曲柄的作用。

- 开始扭转前，右手应宽于肩膀。指尖保持高位，以避免脊柱塌陷。

- 肘部与肩同高，以避免肋骨塌陷。

- 通过弯曲的腿直接向后拉，不要摇动。我喜欢用拳头碰到腿，以避免抓住膝盖或胫骨，不经意地把它拉过我的中线。

牛面式（Cow Face，Gomukhasana）

牛面式的常用提示与你现在所了解的肩带和肩关节的正确生物力学复合运动相反。在接下来的对位要点中，我特别支持肩胛骨外展以适应肩关节所需的深度旋转。这可能会让人感到困惑，因为一侧手臂内旋，另一侧手臂外旋，但由于每侧手臂不是屈曲的就是伸展的，这些旋转都会使肩胛骨远离脊柱。初练时可能令人困惑，但亲身感受并观察他人动作远比死记硬背更有效。

关于上方手臂的提示。

- 手臂在肩膀处屈曲，在脊柱没有挤压或代偿的情况下达到最大限度。

- 手臂在肩膀处外旋，为肩关节留出空间。

- 肩胛骨外展，作为实现手臂完全外旋的复合动作；肱二头肌直接指向身后。

- 肩胛骨上提，为锁骨下方留足空间。前面的动作会确保肩胛骨不会过度上提。

- 肘部深度屈曲；手指轻拍颈后、脊柱中心，或同侧肩胛骨，根据肩膀的旋转情况而定。

- 前臂旋转到中立位。

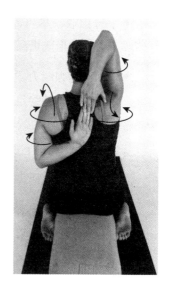

关于下方手臂的提示。

- 手臂在肩关节处内旋，在肩部没有下垂或脊柱代偿的情况下达到最大限度。

- 肩胛骨外展，这是肩关节完全内旋所必需的。

- 手臂后伸并内收，使伸展的手臂拉向身体中线，靠近脊柱。

- 肘部深度屈曲，尽可能使前臂与脊柱对齐，手指向上指向心区。

- 前臂内旋；手背靠在脊柱上，掌心完全朝外打开。

- 避免双手捆绑在一起，直到仅凭肌肉运动就能保持双臂稳定。

鹰式（Eagle，Garudasana）

鹰式是瑜伽练习必不可少的体式，因为它可以帮助打开和加强后部的肩袖肌群，这些肌肉很容易受筋膜束缚。练习的关键是真正去使用肌肉，而不是依赖捆绑本身的机械优势。我经常让学生在没有捆绑的情况下练习一段时间，保持前臂平行而不是交叉，肘部与肩同高，以增强上背部的弹性。他们并不总是喜欢这样，但从长远来看，他们会变得开放和强大，并最终认可我的做法。

- 手臂在肩部屈曲，尽可能保持肘部与肩同高。

- 肩胛骨外展，以便进行下一步。

- 手臂内收，尽可能使双臂在肘部上方交叉。这将形成更深、更内在的捆绑。

- 屈肘以增强耐力。一旦完成捆绑，肘部轻微伸展以保持稳定，前臂压向前方，远离脸部。

- 前臂交叉，通过肩关节深度外旋来实现。观察交叉时肱二头肌向外翻转。

- 前臂彼此相对内旋（一旦完成捆绑）以创造微妙的内部阻力，帮助提升整个系统并感到轻松。

- 肩胛骨轻微内收，以稳定捆绑，记得不要过度。

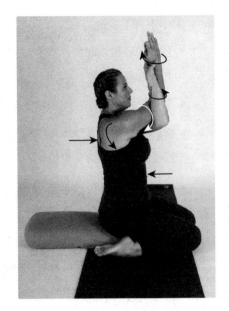

倒立

倒立要求我们用上肢去做一些不是我们天生能做的事。因此，保证练习的精准性非常重要，从一开始就应该改进练习，而不是事后再考虑。就像倒立时的颈椎一样，肩膀在承受重量时也特别脆弱，所以任何用来实现倒立的冲力都应该最小化。在稳固的基础上，通过缓慢而从容的动作增强力量，避免随意跳跃和手脚乱动。这个体式总是以完善的手部收束术开始和结束。

下犬式（Downward Facing Dog，Adho Mukha Svanasana）

虽然下犬式是一个典型的倒立体式，但很少人会这样认为。在这个体式中，尽管下半身依然承受部分重量，但实际上身体是上下颠倒的，并且心区还低于臀部。在我看来，这个体式是其他倒立体式的预备体式。我们在完成每一组串联体式后在下犬式保持一会儿，有助于学会找到脊柱的中立位和保持稳定，同时通过双手承重。当我们用手部收束术完全连接到地面，并开始通过腹部收束术提升时，我们会第一次体验到轻盈的感觉。正是在这里，我们增强了上背部、肩带和肩关节的耐力，学会伸展而不是缩短上肢。

- 双手间距足够宽，适当外旋；你应该能够做到手部收束术，食指和中指的指关节向下，拇指轻触地面。

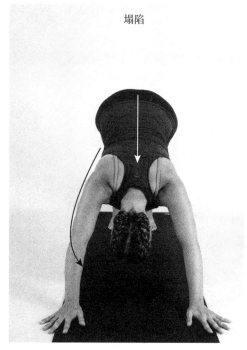

塌陷

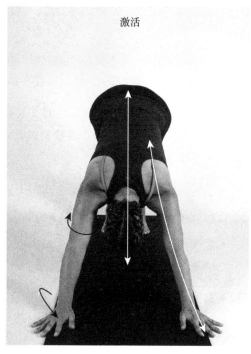

激活

虽然与直觉相悖，但耸肩可以创造所需要的空间，以便外旋手臂并通过髋部向后伸展。

- 肘部放松，无锁定；肩膀略微伸展，好像把手臂拉到下方。

- 手臂外旋；肘部应该尽量指向大腿，而不是向外。要完全实现这一点，可能需要双手更多地外旋。

- 肩胛骨外展（肋骨不应塌向地板）；积极使用腹部收束术来激活核心，肋骨会自然在肩胛骨之间微微上提。

- 肩胛骨后缩，避免从肋骨处向外伸展。激活前锯肌有助于上提肋骨贴向肩胛骨。

- 肩胛骨上提，肩膀微微耸起，同时肩关节外旋，引起手臂向上和向后伸展，为头部留出足够空间。

头倒立式（Headstand，Sirsasana）

头倒立式有很多种形式，在我看来，如果头在地面上（即使接近地面），而臀部在空中，就是头倒立式。这个体式并不取决于双脚离开地面。因此，没有理由使用跳跃或其他形式的冲力离开地面。事实上，如果你想让头倒立式到达想要的程度，你不应该练习它；你应该重新锻炼核心力量，这样你就可以保持在自己想要的位置，即使脚触地。

下面描述支撑头倒立式（Supported Headstand，Sirsasana I），肘部放于垫子上，双手紧握，原理与三脚架相同，你只需要在垫子上直接启动手部收束术。

- 手臂在肩关节处深度屈曲，肘部屈曲并扎根于垫面，双手紧握。（手的松紧因人而异，本人更喜欢松一些。）

- 手臂在肩关节处外旋；这个动作用来抵抗垫面的摩擦力，但必须保持不变。

- 肩胛骨外展，这是实现肩关节完全外旋所需的复合动作。

- 肩胛骨上提（将肘部压在垫子上）；避免肩带塌陷，不要让头部承受全部重量，大部分重量应该通过手臂来承受，而不是颈部。

- 肘部伸展（将手腕或手压在垫子上以保持稳定）；你应该感觉整个前臂嵌入垫面，而不仅仅是肘部，否则头部会感觉太沉重。

- 肩胛骨后缩，像猫式一样，努力通过胸部或腹腔神经丛来对抗肩胛骨后缩；收紧肋骨并贴向肩胛骨。这个反作用力能使头部和颈部提升，并减轻它们受到的压力。

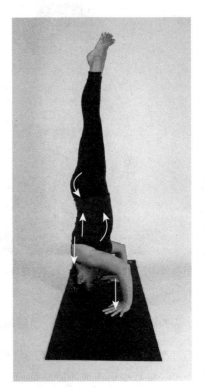

微微耸肩，帮助抬起肋骨，并减轻头部受到的压力。

前臂倒立式（Forearm Stand，Pincha Mayurasana）

在前臂倒立式中，为了避免塌陷和脸着地，增强肩带力量是很重要的。但对许多人来说，平衡才是这个体式的重点。找到合适的重心所在位置，利用核心并保持平衡，这意味着不需要用手臂来控制体式的其余部分。只要保持扎实正确的对位和高度觉知的核心意识，那么你就不需要有举重运动员那样的上半身力量来做这个体式。

借助腹部和背部力量，身体应该是笔直的，防止背部塌陷，这不是后弯体式。

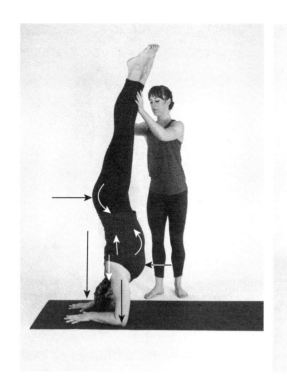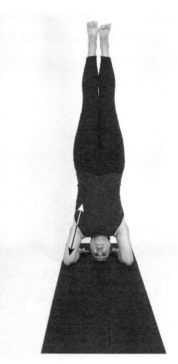

整个肘部、手腕和手必须均匀向下压，形成平稳的根基，帮助找到重心。不要把重量压在某一点上。

- 肩关节屈曲至最大限度。如果不能完全屈曲，你也可以做这个体式，但它需要肱三头肌和三角肌发挥更多力量。

- 肩关节外旋，形成与垫面摩擦的反作用力，但必须持续保持以避免手臂张开和塌陷。

- 前臂内旋，使双手牢固而均匀地扎根于垫面。

- 肘部伸展（将前臂、手腕和手压在垫子上以保持稳定）；要保持在高处，就要持续下压。你的重心会略微向前，因此手臂将成为起稳定作用的重要部位。

- 启动腹部收束术，不要让脊柱塌陷。猫式的核心发力模式可有效维持脊柱中立位。

手倒立式（Handstand，Urdhva Mukha Vrksasana）

手倒立式很像前臂倒立式，需要平衡感和反作用力，而不只是蛮力。如果你不想借助墙壁来保持这个体式，关注核心是重点。不要让脊柱塌陷。身体的前后部分必须保持平衡，同时形成一个深层的、基本的反作用力。

上肢是核心的组成部分。建立独立于下肢的强健上肢力量与耐力，才能为双腿提供稳固基础，这需要缓慢控制的深层核心发力。如果你只让自己向上跳并碰到墙，肩膀和深层核心就会错过从前屈到倒立过程中各角度的力量构建机会，你会永远离不开墙。

同时也要注意，这个体式相比头倒立式和前臂倒立式，你双手的覆盖区显得非常小。这意味着你需要更充分地利用手部收束术及所有手指来帮助保持平衡。

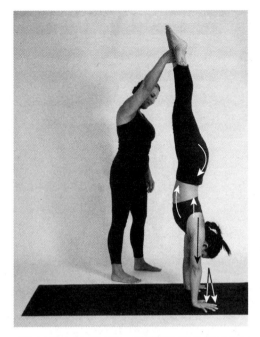

允许双手自然向外转，使肩部有更多空间来完成这个负重体式，而不会挤压软组织。耸肩也是将肋骨举向上空的关键。

- 双手充分展开并适当外旋；你需要运用手部收束术，而不是压塌拇指和手腕。

- 手臂在肩关节处充分屈曲。如果在体式中手臂不能充分屈曲，脊柱很可能会塌陷。

- 肘部放松，无锁定。对于一些上肢力量不足的人来说，为了完成手倒立式，肘部会轻微锁定，但倒立后应有意识地保持屈肘，以建立对抗性力量和耐力。

- 手臂在肩关节处外旋。双臂上举时仍需遵循这一原则，尤其在你还是负重时。

- 肩胛骨外展，这是实现肩关节完全外旋所需的复合动作。

- 肩胛骨上提，防止肩带塌陷，这是使肩关节感觉轻松的方法。

- 肩胛骨后缩，将肩胛骨"推入"肋骨。

- 运用腹部收束术来稳定肩胛骨的后缩。这个反作用力提升了整个胸腔、延长了整个身体，帮助你感受漂浮和整合。

平板式和手臂平衡

平板式为四肢支撑式奠定了基础，而四肢支撑式又成为其他手臂平衡体式的范本。这意味着练习强有力的平板式，会使手臂强壮。手部收束术是这些体式的组成部分，应该在每个体式中被反复强调。在这些体式中，手腕比其他部位更用力，所以如果双手外旋不够准确，那么你很快就会感到手腕被挤压。某些体式需要过伸，但在过伸时很难保持手部收束术，所以在平板式和四肢支撑式等中间体式中逐渐增强力量很重要，这样才能够应对其他难度更高的手臂平衡体式。

平板式（Plank，Phalakasana）

平板式是所有上肢负重体式的基础，而双手正确摆放是关键。你需要对双手摆放的位置做出清晰评估，确保适应你个人的提携角和扭转。对某些人来说，这可能意味着手指更多地指向两侧，而不是向前。手臂有很多种变式，所以花时间找到适合你的对位方式，然后观察和调整学生的动作，有助于增强负重体式要求的力量和稳定性。

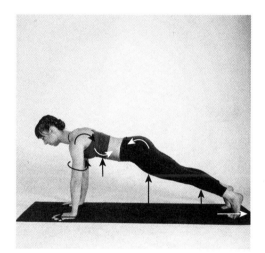

请记住，下半身在很多这些体式中都非常重要，但现在忽略这些提示。有关这些动作，请参阅有关下肢的章节。

- 双手间距适度并适当外旋。

- 肩关节在手腕折痕后面对齐（避免过伸），微调即可。手腕弯曲95度，而不是90度。

- 启动手部收束术，向下按压向中指及食指关节。如果不能这样做，可能是双手向外旋的幅度不够，也可能是力量的差异。（学生可能需要逐渐知道这一点，学习使用肌肉积极地将重量往前推，而不仅仅是向前移动。）

- 肘部指向后方（内收和外旋）。这有助于肩胛骨在肋骨上保持处于中立位，并使肱骨安全地对准关节窝。

- 肩胛骨处于中立位（用外展和内收来稳定）。利用上背部肌肉的反作用力来保持肩胛骨中立位，否则胸肌主导会导致过度外展。

- 肩胛骨后缩。与上一步类似，利用前锯肌收缩使肩胛骨前伸的反作用力来平衡肩胛骨后缩，但不能抑制肩胛骨之间上背部的内收（斜方肌和菱形肌）。

- 启动腹部收束术，这有助于保持肋骨和脊柱向上，防止脊柱塌陷。当俯卧时，这个动作对保持脊柱处于中立位是必不可少的。

侧板式（Side Plank，Vasisthasana）

前面的提示也适用于侧板式中负重的手。一般来说，我们希望在这个体式中保持脊柱处于中立位，尽管也存在主动侧弯以对抗重力的变体。下方的提示将指导如何整合上肢和身体核心。

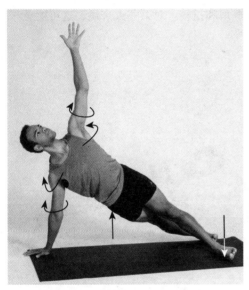 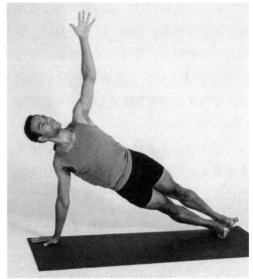

关于下方的手。

- 从平板式开始，调整每只手的位置和向外角度。

- 手在肩膀前方对齐（避免手腕过伸），手腕弯曲约95度。

- 启动手部收束术。向下按压中指和食指的指关节，使掌心轻微上提，确保拇指没有受压。

- 肘部指向脚的方向，不要锁紧，保持关节轻微弯曲及肌肉的反作用力来维持稳定。

- 肩胛骨轻微外展，将身体推离地面，而不是下垂到肩带。你应该感到胸腔舒展，并被抬离地面。

- 肩胛骨后缩，肘部指向大腿后方，可以帮助后缩时激活前锯肌。

- 启动腹部收束术；肋骨应该压回肩胛骨，利用反作用力，使身体感觉更轻盈、更有浮力。

关于上方的手。

- 手主动向上伸（肩胛骨外展），对准心区正上方。如果有手或手臂向后及肩带塌陷的倾向，应尽量避免这种情况。

- 手臂外旋，肱二头肌转向面对前壁，以确保肩关节有足够的空间。

- 肩胛骨后缩（通常在外旋手臂时自然发生），把肩胛骨固定在肋骨上。

- 前臂轻微内旋，使手面向外侧；反作用力使手臂伸直，有力地抬起，而不是落在肋骨上。

- 启动腹部收束术，激活腹腔神经丛，防止肋骨凸出。

- 手臂轻微水平外展，以稳定手臂和腹腔神经丛之间的位置；当肋骨向后拉时，将手朝向外侧。避免手落在身后，完成上肢与身体核心的整合。延长脊柱长度，并提升下方的手。

四肢支撑式（Low Plank，Chaturanga Dandasana）

四肢支撑式及其转换过程引起的瑜伽损伤不在少数。一个强壮而稳定的四肢支撑式对几何结构有很多精确的要求。我们之前已经讨论过转换过程了，说明了如何使身体所有部位对位，以保持强壮和身体高度。假设你已经在做这个体式，并了解保持肩膀正确对位所需的主动因素，从而避免盂唇和肱二头肌肌腱损伤。

我强烈建议在这个体式中膝盖着地，这样可以逐渐增强上背部、腹部、三角肌、肱三头肌和肱二头肌的力量，这将是支撑你保持姿势所必需的。无论是否愿意承认，许多人在一开始就不够强壮，无法在整个运动中保持正确对位。很多时候，它甚至与你是否强壮无关，这是一个以正确的顺序和时间募集适当肌肉的学习过程。为了避免受伤，有必要进行调整，直至肌肉力量和募集适当为止。即使膝盖着地也很难进行这个体式，你仍然需要非常努力地练习。

- 双手间距适当并适当外旋，以减轻拇指的负重。

- 启动手部收束术。在这个体式下要启动手部收束术很困难，但你必须用力按压指关节，以防止手腕塌陷。

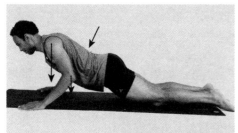 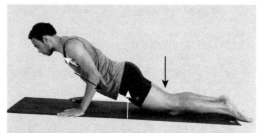

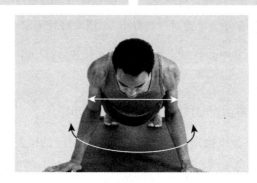

- 胸部落在手腕前面（屈肘前将整个身体向前移动）；主动延长胸骨，保持颈部处于中立位。

- 肘部位于手腕上方/后方（手腕无过伸）；前臂叠在手腕上，而不是手上。

- 肘部屈曲大于90度。为了保持肱二头肌和肱三头肌在适中长度（一个主要作用于肩部，另一个主要作用于肘部），屈肘本不应该超过90度，但为了避免肌腱负担过重，建议增加角度。

- 手臂内收；肘部向内拉向肋骨，直到指向后方，不需要完全挤压肋骨。这有助于保持肱骨位于关节窝中心，并防止一些复合代偿。

- 肩胛骨外展和内收；就像平板式一样，你需要使胸部和上背部的反作用力相互平衡，以保持肩胛骨处于中立位。

- 启动腹部收束术。激活腹腔神经丛，上提肋骨与肩胛骨相接，带来更多的轻盈感，让脊柱保持处于中立位，没有后弯。

乌鸦式（Crow，Bakasana）

四肢支撑式后，瑜伽练习者接下来通常会学习的手臂平衡体式是乌鸦式。从某种意义上说，这是一个在四肢支撑式的手臂上完成的猫式平衡动作。高阶的乌鸦式中的动作是完全伸直手臂，但只有你的核心和肩带变得敏锐后，才能尝试这样做，以帮助身体感觉更轻和身体中心提升更多。从根本上说，乌鸦式是从身体中心开始，最重要的是在手上找到精确的平衡点而不是手臂用力的问题，同时利用肩带、核心和骨盆来激发离地反弹的效果。

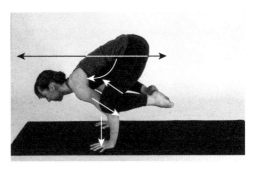

目标是让身体伸展且轻盈，而不是臀部高高翘起。

当你转向其他手臂平衡体式时，你会发现总有一种前后能量相互抵消的感觉，以及一种同时在做猫式和牛式的感觉。每种体式对平衡要求会稍有不同，但都需要腹腔神经丛的深度上提，否则你会倒下来。

学习该体式的关键是提升臀部而不是核心部位。虽然下半身的动作有助于完成这个体式，但必须理解下肢、核心与躯干在手臂平衡体式中终将融为一体。这一点非常重要，不要只是抬臀，然后想为什么你的头会如此沉重。抬臀只会让你头重脚轻。若为高阶手臂平衡体式奠定基础，上升动作必须来自肋骨和腹部。

- 双手间距适当并适当外旋。

- 启动手部收束术。不要让拇指一侧或手腕承受体重，整个手掌的反作用力至关重要。

- 胸部落在手腕前面（屈肘前将整个身体向前移动）。如果胸部在双手之间，前臂就不可能直立，你就会倒下来。

- 肘部位于手腕上方/后方（手腕无过伸）。如果手腕过伸，腕屈肌就无法活动，这样你的肌腱和韧带就无法支撑你。如果过伸，你几乎不可能停留在平衡点上，你也不会有力量去整合胸部与核心。

- 肘部屈曲大于90度（在高级版中手臂伸直）。不能让胸部低于肘部，否则脸会着地。

- 手臂内收。向下的力量会试图把肘部向外推，你会因此摔倒。你的上臂必须向中线靠拢来保持身体平衡。

- 肩胛骨外展。像猫式一样，肋骨在肩胛骨之间向上压，使后背变圆。

- 启动腹部收束术。像猫式一样，提升后背中下部。

下肢有以下几种工作方式。

- 启动脚部收束术。确保双脚即使离开地面也保持稳定。脚晃来晃去意味着没有能量供给根基。

- 小腿主动向下压。弯曲的膝关节有轻微的伸展动作，但还不至于使臀部抬得比心区高。

- 大腿在髋关节处内收。将大腿挤压到中线，可以提升下半身的力量并保持稳定，同时也有助于形成会阴收束术。

- 髋关节屈曲，这意味着提升下背部。

- 腹直肌收缩。将耻骨拉向胸骨，以帮助脊柱弯曲，并加强会阴收束术和会阴收束术之间的联动。

教学实践

纠正

正如本书中所讨论的，上肢个体差异的存在意味着我们需要做出许多个性化的调整。也就是说，我们需要摒弃许多普遍存在的提示，并用更相关的提示来代替。也许上肢比其他地方需要调整更多，如果没有其他原因，人们只是对我们对他们之前的训练指出的问题感到困惑，我们就需要改变措辞，并进行更多的调整。

改变你面前每一个学生的思想和身体不是你的工作，你的工作是向他们提供准确和相关的信息，以便他们在实践中做出更好的决定。告诉他们，他们正在量身定做自己的练习，为自己的身体框架和适当对位制定全新的方案。

伸手

当伸手或举过头顶时，我们必须高度重视肩关节的软组织。因为很多学生都反复听到要下拉肩膀，所以在重新训练他们创造空间时会面临很大的挑战。从引导外旋开始。你自己会想重复这个动作。

当手伸向两侧时，即使只到肩膀的高度，旋转也是必要的。

"确保双手向外侧旋转。当你伸出手时，无论双手最终做什么，肱二头肌朝上。"

你可能需要为部分人提供实践指导。对大多数人来说，轻触是有效的，它提供了一种触觉提示配合"外旋"的语言引导。

一只手放在手臂上，另一只手放在肩胛骨上，用轻触的方式展示外旋是如何将肱二头肌远离面部（举过头顶时）的。肩胛骨上的那只手可以帮助引导肩带内收，这是外旋的复合动作。

"看到旋转是如何拉动肩胛

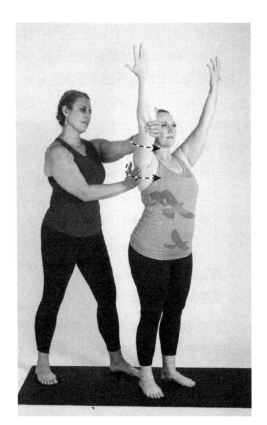

骨到肋骨周围的了吗？会让腋窝区域产生塌陷。这对肩部组织的健康非常重要，有助于肩胛骨处于最佳高度。在向上伸展的过程中加强这个动作真的很重要，这样当我们开始在下犬式承重时就会熟悉它。"

通过这种方式，你可以让人们注意到，这不是一个随意的选择，基于试图建立的安全顺位原则。当去掉"下拉"提示时尤其如此。很多学生在没有被告知的情况下这样做，因为已形成了习惯。你需要鼓励他们耸耸肩，并解释这是安全的。你有时需要详细解释为什么这个提示被替换了，你需要让他们感受两个版本的不同，有意识地关注肩关节本身。一旦你向他们展示了这一点，并允许他们这样做，甚至一开始就坚持让他们尝试，你就会明白这样做的意义。

对一些人来说，你需要给他们时间来做出改变。对其他人来说，他们可能只是坚持认为自己比你懂的更多。在这种情况下，我建议你退一步，把注意力放在教室里愿意接受你指导的人身上——他们才是你真正的学生，你的关注点在那里会更有意义。

下犬式

由于下犬式很常见，又让高举的手臂承受重力，我们要清楚这种旋转调整的技巧。对于大多数人来说，旋转僵硬或锁紧的肘部会很困难。首先放松肘部，或许以拇指轻触"肘窝"来屈肘。然后引导肘部向后，而不是向外。手指沿肩胛骨滑动，显示它们将如何变宽，然后微微耸肩。最后，轻触腹部或前肋骨，鼓励肋骨向上提升，进入由肩胛骨伸展所创造的空间。

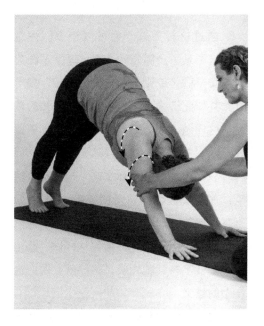

负重

负重姿势很常见，但大多数人都没有按照自己的骨骼排列做正确。一旦双手着地，我会以手势或模仿来进行调整，因为当别人的手扎根在地面上时，很难抬手。再一次地，给全体学生提供一个通用的提示，让他们的双手分开一些，然后提供个人校准建议，这样做会很有帮助。

提携角

你的学生很可能不知道他们的提携角，从第一次踏上垫子开始，他们就被告知要把手放在肩膀下面。事实上，许多瑜伽教师培训中都明确提示这种对齐方式，所以这不是一个容易改掉的习惯。多年来我一直对同样的学生重复这句话："确保双手足够打开。"当骨骼到达正确位置时，你的学生会发现他们更有力量和稳定。这是帮助他们调整身体的机会，让他们意识到自己是如何运动的。请记住，保证肩膀和手腕的健康是首要任务，所以即使体式看起来与瑜伽杂志上的照片不大相同，只要你能看到盂肱关节和手腕折痕处于健康位置，你就是正确的。

我总是给全体学生提供一个通用提示，包括找到肩膀在手腕后面的步骤，然后鼓励需要者采取更外旋或更宽的站姿。考虑所有你可以亲自调整的方法——喊他们的名字，指向目标位置，模仿他们的动作等。你还可以向他们展示肘部应该有多宽，以及双手应该落在哪里。

让全体学生看看他们的提携角。坐回脚跟（跪坐姿势），双臂向前伸出。

"双臂伸直向前。现在将肘部对齐肩关节正前方。确认肩关节就在腋窝褶皱外面。"

你很可能需要动动全身，调整触觉提示。不可否认，要真实地看到自身的宽度有点困难，因为存在一些视觉假象。

"现在注意你的手比你的肘部宽吗？如果没有变宽，那你就会感到很奇怪。这个提携角是与生俱来的构造特征，忽视它就等于所有负重体式建立在一个错误的基础上。"

一旦对齐，你就有机会将学生与他们旁边的人进行对比。我不会在每节课上都这么做，你可以经常在一门课上专门这样做。提醒学生，保持手腕和肩膀健康将帮助他们在未来的几十年里继续练习。

"臀部收紧，双手按原样放在地上。不要冲动地把双手拉向中线，即使超出垫子宽度也无妨。瑜伽垫对大多数人来说都不够宽。一些人可能只有食指和中指直接放在垫子上，这没关系，因为这是承受大部分重量的地方。"

对于不自觉向中线靠拢的学生面前做手势，鼓励他们挑战垫子的边缘，并提供个性化的指导。

如果某个学生的提携角很大，双手需要更大程度地向外旋时，不要感到惊讶。我见过一些学生，由于他们的骨骼结构和肩膀对齐方式，他们的手指几乎指向两侧。这似乎很不可思议，但肩膀和手腕的健康是要优先考虑的，要遵循骨骼结构的

自然指引。对某些个体而言，极端调整恰恰是最合适的选择。

他们首先要放松肘部并指向后方，然后评估手对旋转力的反应。让食指和中指的指关节均匀地向下按压是通过手臂获得适当反作用力的关键。如果手不能在那里扎根，就无法整合上肢和核心。

这里的调整是微妙的，除了外旋动作外，主要目的在于强化指关节的根基感与手腕的轻盈感。

确保双手间距适当，然后指导外旋，根据需要做手势。你可以特别提到他们的手指可能根本不需要指向前方。你还可以问他们以下问题。为什么手指要指向前方？谁说的？这有什么好处？如果他们没有答案，那么他们很有可能听你的，并尝试新方法。

"注意，一旦你的手向外旋，你就可以更容易地通过指关节而不是手腕支撑。这需要一些时间来适应，也需要更多时间来建立使手腕感觉真正轻盈所需的力量，但至少现在你可以开始获得这种力量。"

一旦他们做出调整，轻轻按压指关节根部。这种触觉会强化目标区域的感知，让他们能感觉到。一旦他们真正开始做动作，这将使它更容易激活。

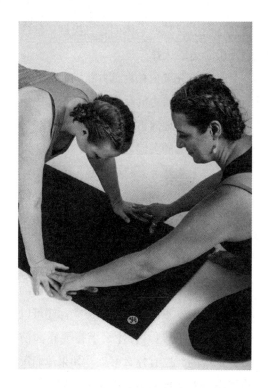

由于这种对齐和行动有助于建立地面和心区之间的联系，因此提示这种联系是非常有益的。描述在肩胛骨（内收和外展以稳定在肋骨上）和腹部收束术的作用下，手臂（在反作用力下的旋转中）所做的工作。通常，学生不会意识到，即使他们积极地参与其中。

捆绑

由于肩关节的脆弱性和肩胛骨卡住的相对普遍性，我对大部分捆绑的调整都是口头完成的，而不是亲自动手。强迫这些部位向任何方向移动都有可能对肩关节组织造成严重损伤。

但有一个例外，那就是简单延伸的捆绑。在兔子式中，学生可能需要一些耸肩和前伸手法的额外指导。多年来，他们一直被告知在这个体式中要把双肩往下拉，因此，尽管我们的版本将帮助他们完成更深入、更安全的整体动作，但他们很可能会忽略有利于使肩关节运动的提示。

首先，用一只手轻柔地握住他们的手指，可以帮助缓解当前伸展状态。然后让他们把肩胛骨向耳朵方向靠近，微微耸肩，接下来指导肩峰向前压向地面或心区（取决于他们所做的体式）。

为了鼓励他们这样去做，我在他们的肩胛骨上轻柔地触摸并沿着动作方向走。有时我会把手放在上面，这样我的拇指就放在肩胛骨上，同时我的手指伸向锁骨下方或肩胛骨外侧缘，创造微妙的摇摆动作，这就是前伸。我会特别指出这种空间感的可贵。

借助语言强化这些调整后的对齐是使学生长期采纳的关键。当学生能够感受到两种版本之间的差异，并且允许他们做一些感觉更自然的事情时，他们更有可能坚持下去。他们会采纳你的建议，即使其他教师提供了别的选择。

重新学习如何提示和调整捆绑最困难的部分是，必须考虑并阐明肩带和肩关节健康所需的复合动作。直接记住这些动作很难，除非你有超能力。在这种情况下，请思考，当手臂内旋或外旋时，肩胛骨会自然地做什么。去做，去感受，然后指导学生。

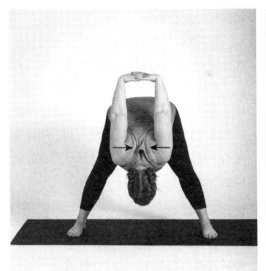
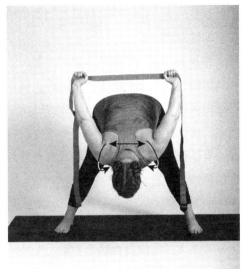

瑜伽带使肩膀后部有足够的空间进行更多运动。否则，后面的关节就会卡住。

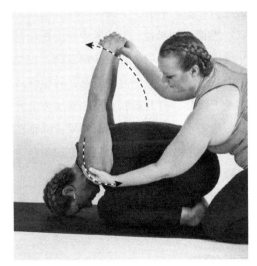

鼓励从肩带开始运动，而不仅仅是把手举得更高。

调整

调整有多种形式，可能由于多种情况需要进行调整。当学生来到教室，接下来的课程会对他们的身体产生影响。在上

肢，一些症状可能与力量缺乏一样常见。在许多情况下，颈部、肩部或手腕可能会受到损伤，从而使运动范围、力量或收缩能力受限。由于大多数人在生活中没有正确地使用身体，而在瑜伽练习中被要求做一些不是天生就会做的事情，所以我在上肢的教学中可能有点保守。既强调努力练习，也允许更多的休息。我会特别关注姿势错位，并坚决推荐使用辅具。瑜伽砖用于站立体式，瑜伽带用于捆绑。更多的空间通常意味着更安全的移动。

请记住，有些学生会试图忍住疼痛，因为他们认为自己只是虚弱，或者是练习不够才感觉很糟糕；有些学生稍有不适就会退缩。我们的工作是试着梳理每个人的情况，鼓励他们与内心对话，弄清楚他们是在经历成长的不适还是受伤的痛苦。我们需要在适当的地方培养耐力，也要知道

如何调整体式，以保持这些易受伤部位的安全和健康。

情况并不总是明确的。我们需要问一些具体问题，并能够做出一些解释，而不是试图去诊断。请记住，承认你自己不是医生，请医疗专业人员评估你的学生的状况。有了正确诊断，你才能进行更有针对性的调整。

肩部损伤及状况

很多人的上半身会缺乏力量，尤其是女性。她们需要锻炼肌肉来增强力量，我们需要为她们设计安全的练习方式，而不是强迫她们过度练习。练习太多和太快都会导致肌肉拉伤。考虑到这一点，我们需要经常调整负重，这意味着要调整下半身而不是手臂。假设你已经让学生达到最佳姿势，学生只需要把膝盖放在地上，以便更好地发挥杠杆作用，直到在上半身、核心和下半身之间建立协同能力。

颈部、肩带痉挛或紧张

对于大多数肩颈部疼痛或紧张的学生来说，这是肌肉被过度拉伸引起的。肩膀和手臂由于重力而下沉，斜方肌则紧紧地抓着它们。这些部位缺乏良好的血液循环，因此需要收缩肌肉。它们需要力量、血液流动和筋膜运动，而不是拉伸。

所以不要做会使肩胛骨下降和颈部侧屈的动作，我们应指导学生伸出手、举过头顶让他们练习耸肩。锻炼这些肌肉，让它们在重力的作用下支撑肩带，并随着时间的推移变得强壮。

学生说"我的颈部和肩膀变得超级紧绷，因为要坐在计算机前、伸手去扶方向盘、弯腰趴在厨房柜台上等"，这是在要求你帮助他们练习手臂上举式、椅式、平板式和下犬式。他们需要锻炼肩膀，所以你要给予机会，并教他们完整和对位良好地做这一切。

神经压迫和胸廓出口综合征

在做出假设之前，确保对学生情况的诊断可靠。如果他们的神经有感觉，那么罪魁祸首可能是肌肉痉挛，而不是骨骼撞击。如果他们的颈部或手臂感到刺痛，那么他们可能就不适合上课。

然而，如果他们被诊断患有上述任何一种疾病，放松肩带将是一剂良药。在此之前，他们需要收缩肩膀上部，将锁骨从肋骨上抬起，打开胸腔和肩袖并加强上背部。他们不需要拉伸颈部。如果拉伸粘在神经筋膜上的痉挛肌肉，只会更加刺激神经根。

因此，再次鼓励进行上举、伸展、延展及简单的手臂和肩膀捆绑练习。

盂唇/肩袖

在大多数情况下，肩袖撕裂是医生对病人的临床诊断。这个用词比较模糊，你需要询问以下问题。

- 你拍片了吗？（核磁共振成像是唯一能完全确诊的方法。）

- 他们说是肩袖撕裂？

- 他们是否说你有肌肉拉伤？（肩袖实际上是一组肌肉，所以区分是肌肉损伤还是肌腱损伤很重要。）

- 他们是否谈到肱二头肌肌腱？（因为肱二头肌肌腱经常紧贴或穿过盂唇，这可能导致大问题；也可能是单纯的肱二头肌拉伤、拉长或撕裂。）

更清楚地认识到肩膀系统的复杂性之后，也许你就会知道如何进行调整。以下是伸手时的一些调整指南。

- 伸手时，强调手臂外旋，确保有足够的空间容纳组织。

- 耸肩是必要的，配合一点肩胛骨外展。

- 当他们向两侧伸手时，手臂不必完全举至与肩同高。

- 向两侧伸手时，深度屈肘会使筋膜松弛，从而调整杠杆作用，使肩膀不必那么用力。

- 肩部屈曲时，手臂不必一直举过头顶，与耳朵成一条直线。有些人将手臂放在脸的前方即可，而另一些人则需要将手臂放在前面，低于肩膀高度。

负重会给肩袖带来一些额外的问题，因为身体并不是为此设计的。这就是我尽量不强迫学生的原因。若出现研磨感、挤压感、弹响及断裂声，无论有无疼痛，都表明可能会造成更多损伤，我会建议学生暂停，直到他们可以通过针对性的治疗减轻症状。

如果他们真的想继续尝试，这里的一些调整方法可以使症状得到缓解。

- 有些人在负重体式中会感觉肘部更稳定，因为这改变了手臂杠杆，使他们的肩膀或手臂旋转更固定。

- 即使肘部完全屈曲，学生也可能会感觉不稳定，因此他们可能会像在下犬式中一样，肩膀叠在肘部上方或刚好在肘部后面，而不是将手臂放在耳朵旁边。

- 如果学生能做到侧板式，那么他们需要特别注意保持肩胛骨后缩，旋转肘部指向大腿，从而实现肩关节外旋并促进肩胛骨的稳定。

臂长差异

如果学生手臂的长度差别很大，你可能需要让他们的手在垫子上错开一点，尤其是在做下犬式时。我自己也需要这么做。如果我不这样做，我的脊柱会代偿并最终会侧弯，我的臀部会完全失衡，而肋骨会代偿性地出现奇怪的旋转。这种情况下深层的核心肌群也难以有效启动，这会让我的胸部塌陷。如果我将短的那一侧的手往后退一点，错位问题都会自行解决。

这对于有骨骼差异而不是功能性差异的人来说是正确的。但是，如果学生有明显的肩胛骨粘连或肩关节软组织受限，且

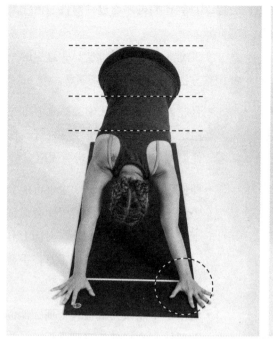
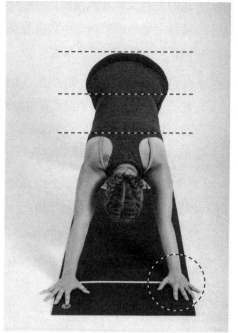

如果一侧手臂明显比另一侧短，那么当手在同一条线上时，整个身体就会偏离中心。此时调整手的位置，肩膀、臀部和脊柱就不再出现代偿。

重复上述动作也无法明显改善症状时，则可能需要调整其双手的错位摆放。

手腕损伤

对于手腕有问题或活动受限的人，你可以为他们提供额外的道具，比如楔形垫、衬垫、毯子等。有时只是衬垫就可以，还可以折叠垫子前缘，或在垫子下面加层毯子。有些人明显需要改变手腕角度，因此楔形垫的效果最佳。对于手和手腕有慢性问题的人，你应让他们的膝盖着地，减少总负重，并调动下半身的联动和收缩，从而减轻手部的一些压力。

有些情况下，用拳头代替手掌可能

会有所帮助，但这也不是万能的。如果手腕较弱，这可能不是一种更好的支撑。另外，指关节本身也需要额外的衬垫，比如双层垫。从桌式和平板式转换到下犬式时，必须将握拳调整为放平手掌或前臂。

肌腱炎

由于肌腱炎是肌腱的炎症，而许多肌腱穿过手腕，大多数肿胀都由拉伸、收缩及负重姿势下对组织直接施加压力引起。因此，重要的是让学生明白，如果他们被诊断为肌腱炎，对他们而言休息是最好的选择。他们还可以练习瑜伽，但应有意识地选择不负重的体式。

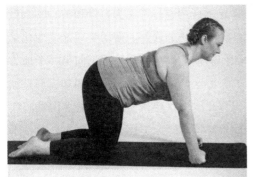

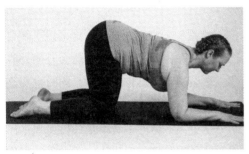

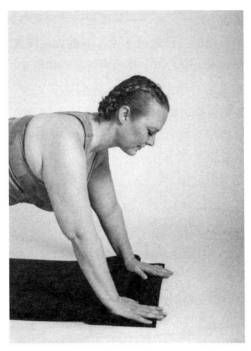

此时将支撑点移至肘部是合适的。可以选择用拳头，但因为肌腱仍然需要发力来稳定手腕，所以可能会引发刺激。如果他们选择这样做，请为他们的指关节提供额外的衬垫，并提醒他们转换时可能会感到笨拙。当他们在串联体式中从拳头支撑过渡到肘部支撑时，需要保持核心的稳定，这样他们就不会通过代偿动作而不经意地扭曲下背部或骶髂关节。

腕管综合征

值得注意的是，患有腕管功能性障碍的人需要解决一系列个人层面上的问题。我通常支持尽可能正确地使用双手，随着时间的推移，这有助于增强力量，在症状较轻的情况下，这有助于缓解症状。如果

腕管已经完全塌陷、神经损伤严重，或者力量严重不足，那就需要道具来减轻手腕压力。

拳头可以用在猫式/牛式或平板式/四肢支撑式中，但不适合下犬式或上犬式。在手腕下垫楔形垫或折叠垫子可以减轻手腕的压力。

如果一名学生被诊断出腕管综合征，不妨提出以下问题。

• 受伤的手做过手术吗？

• 这种情况是骨塌陷还是肌腱发炎导致没有足够的空间？

• 有没有发现会明显加重症状的行为？

虽然你不能做出诊断，但了解这些

情况有助于你提供更好或更合适的调整。如果他们已经做过手术，好的方法可能是加强力量，但一开始可能需要楔形垫。如果是骨塌陷引起的，他们需要力量，也需要额外的衬垫来缓冲。任何加重症状的行为都可能提醒你，他们是否应该负重。

练习

当你教上肢体式时，要非常清楚那些细微动作。在伸手和捆绑时，将手臂和肩胛骨的互补动作联系起来非常重要。大多数学生都没有听过关于这点的提示。正如我们所知，他们听到的可能恰恰相反。现在我们要慢慢解除那些旧观念和行为，所以不要着急，开口去说，不要羞于解释这些是如何改变及为什么需要改变的。

练习基础动作的教学：手臂上举式、平板式、兔子式。考虑手臂的大幅度动作、肩胛骨的支撑作用、前臂和手的精细调节。如果你反复练习，会为大多数体式做好准备。

教师

观察从地面到手臂，再到身体核心的能量。考虑根据提携角和肌肉张力的个体差异进行调整。考虑为力量和核心整合做些调整，比如屈膝。密切关注这些变化是如何影响能量从一个地方流向另一个地方的。心区是如何改变的？颈部和头部是如何变化的？这些调整能使体式更协调吗？如果是这样，一定要大声说出来，鼓励学生为未来的练习思考这些变化。

学生

这是一个难得的机会，你可以了解自己的身体和排列。你个人可能会有额外收获。按照教师告诉你的去做，同时也要交流你一路走来的感受。你有没有注意到手的力量更大？你的手是不是外旋得太远？你的前臂屈肌有需要加强的地方吗？当你调整上半身时，你的腹部核心有什么不同？与你的教师及时分享这些经验，你们都能从交换意见中受益。

当基础上肢体式练习熟练后，可进阶到过渡动作练习。我认为接下来要做的是基本串联体式，因为这些动作在当今是如此普遍。从平板式到上犬式，再到下犬式，特别关注手臂和肩带动作，这会帮助你提高技能。随着时间的推移，你将能在课堂上流畅地练习，而不必过多考虑过程。

第十三章
统一练习

现在已经来到了最后一章，请大家回顾之前自己在对位、个人练习、练习风险和瑜伽放松方面的观点。你是否使用了一种全新的方法练习？

同时还可以再思考一下，了解本书关于观察和体验的精确方法，是否对练习其他瑜伽流派产生了影响。在这个过程中，你获得了哪些方法，可以和身体及生活产生更深层的连接？

体式练习的目的之一是教你如何观察，发现内在和外在。这并不是要逃避烦恼的日常活动和压力，相反这是真正体验这些并检查压力根源的途径。瑜伽练习要求我们正视恐惧、感受不适、内化痛苦，这些都是为了确定积极的改变方式，并找到一条前进的道路。

当然这并不是说所有的练习都必须是令人不舒服的，但当它是令人不舒服的时候，我们应能够和身体对话，发现为什么

会不舒服。"这是成长的不适还是受伤的痛苦？""我感觉到的是身体上的阻力还是心理上的阻力？""为什么我在这个动作上感到压力，而在另一个类似的动作上感到轻松？"瑜伽练习让我们发出这样的疑问，目的是让我们在走下瑜伽垫后能增强自我意识。

本书的意图是提供打开身体第一层的观察镜。要将首条原则"不伤害"应用于内外世界。努力保护自己免受伤害，同时也让身体为自己努力工作，你便以更明晰的认知践行非暴力之道。

虽然本书关注的是身体，但也提供了一张指导图，有助于我们更清楚自己的身体部位，更深入地研究自己的动作，锻造转向内在的利器，并将观察技能应用于呼吸、思维、情绪，最终洞悉自己反应模式的根源。当你一无所知，你便无法改变。本书提供了一些方法使人们更关注细节，

开始质疑旧的范式并形成更有见解的观点。你的体式练习是在瑜伽垫上进行的，但这些方法会潜移默化地影响你。

瑜伽练习为我们提供了一条道路——成长为一个更好、更有观察力和有同情心的人。我们不能半途而废。我们身上的热情是真实的，它驱散我们错误思想的阴霾，用真理照亮我们的视野。只有通过努力，我们才能找到自己的节奏。

谢谢你打开这本书，谢谢你走过这条路，谢谢你的好奇心和质疑，谢谢你对成长的追求。当然这些并不是我感谢的全部。本书是一本关于改变视角和行为的书，这同时也改变了我自己。瑜伽练习会培养好奇心——在写这本书的过程中我的好奇心得到了极大的激发。我希望通过阅读这本书也能激起你的好奇心。

当我们对任何事物感到好奇时，我们会寻找新的声音、新的资源，让我们发现更多的方向，而这一过程会引发我们探索更多的问题。这是我喜欢的！我希望随着时间的推移，你的好奇心会引导你走上未知的探索之路，发掘你潜在的兴趣。你会继续发问、思考，并以新的方式与世界联系，而这些也是我想做的。

本书是经数十年来的观察、实践、研究、质疑、练习和不断发展汇编而成的。我在自己的练习中一直遵循本书所介绍的内容，我也期待着与你们分享这些劳动的成果。由于我们的练习是有生命的，会随着时间的推移而变化，因此我希望你能随时告诉我你的进度和探索过程。本书是对话的开始，而不仅仅是一本说明手册。

在我们再次见面之前，我祝愿我们都能以澄明之心、慈悲之念、优雅之姿和虔诚之志前行。

致谢

凯瑟琳·史蒂文斯

凯瑟琳·史蒂文斯为这本书贡献了她作为摄影师的天赋。凯瑟琳已经练习了20多年的瑜伽，现在是一名刚接受培训的瑜伽教师。她在美国俄勒冈州波特兰市的家中，致力于融合多种具身化技法进行教学。她的身心练习滋养艺术创作，反之亦然，这一切都是循环的。

里歇尔·施耐德

里歇尔·施耐德为本书绘制了部分插图。她是一名画家、插画家、混合媒体艺术家，目前与她的伴侣马特和她的猫奥斯卡住在美国新墨西哥州的阿尔伯克基市。里歇尔拥有美国俄勒冈州波特兰市太平洋西北艺术学院的艺术学士学位。

莎莉·伯格森

莎莉·伯格森为本书中的模特们提供了服装。她是西雅图女子运动服装公司Oiselle的所有者和创始人。莎莉是一位营销天才，一位社会活动家，一位舞蹈爱好者，一位爱笑的女士。她的公司从2015年开始，就一直在设计瑜伽教学和练习所需的着装。

艺术作品来源声明

所有原创插图均通过委托提供，由里歇尔·施耐德创作。版权所有。其余插图选自公版领域的 *Anatomy of the Human Body*、*Atlas and Text-Book of Human Anatomy*。由凯瑟琳·史蒂文斯与作者共同完成标注工作，包括删除过时标注并添加与当前内容相关的标注。

所有摄影作品均为凯瑟琳·史蒂文斯的原创作品。编辑、标注及注释工作由凯瑟琳·史蒂文斯与作者共同完成。版权所有。

本书模特包括贾万·芒格雷佐、埃琳娜·张、杰西卡·麦卡锡、卡肖娜·贝尔，以及作者本人。

关于作者

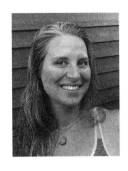

里歇尔·里卡德是一名教育家、身体理疗师和运动专家，她在太平洋西北部及其他地区的工作为她赢得了"解剖学女孩"的美誉。自2008年以来，她一直在教瑜伽教师关于解剖学、运动学，以及如何在体式练习中预防损伤的知识。她进行了20多年的体式练习，了解关于对位和动作的批判性思维的价值，这使她更深入地理解练习瑜伽的方式和原因。她为世界各地的教师培训编写教材，并希望通过共同努力，瑜伽教师可以转变教学方式，从研究反复练习转变为密切观察个体差异及体式练习中更深层的能量系统。

里歇尔目前正致力于为本书和她的其他教师培训项目设计在线支持课程，并继续教授瑜伽。她很喜欢海滩、高山、小说和热水澡，这些对她释放压力很有帮助。

关于译者

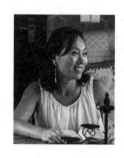

邱源

　　身心康复治疗师，健康养生康复专家，毕业于北京体育大学运动医学专业，加拿大皇后大学医学院康复医学硕士。邱源瑜伽理疗学院创始人，云南民族大学瑜伽专业硕士生导师，美国注册瑜伽理疗师，多伦多康复中心脊柱损伤康复小组成员。

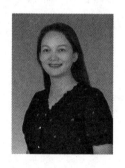

许婕

　　北京体育大学运动人体科学博士，西北民族大学体育学院副教授、硕士生导师。康复医学治疗技术（师），国家中级瑜伽指导师，运动解剖学省级一流课程负责人。致力于瑜伽、普拉提和运动解剖等方向的教学和研究工作。